D1657727

JUDITH SCHRAMMEL

SCHWANGER DURCH DIE JAHRESZEITEN

Naturheilkunde und Kräuteranwendungen

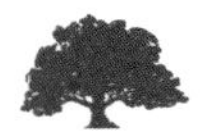

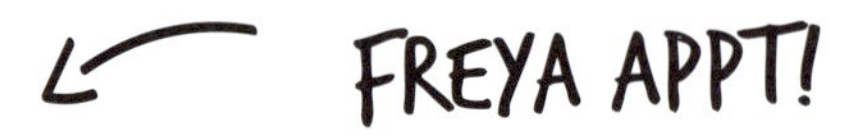

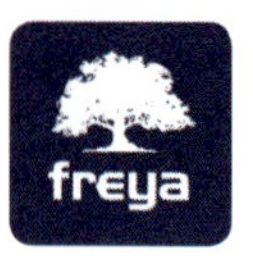

INTERAKTIVES LESEVERGNÜGEN MIT DER FREYA-BÜCHER-APP!

Ab sofort können Sie unsere Bücher mit der *kostenlosen* App interaktiv entdecken. Videos, Zusatzinhalte und mehr Informationen aus den Freya-Büchern steigern Ihr Lesevergnügen und bieten Ihnen faszinierende Einblicke.

So einfach geht's:

1. Laden Sie die ***kostenlose*** Freya-Bücher-App im Google Play Store oder im Apple App Store auf Ihr Smartphone oder Ihr Tablet.
2. Wählen Sie Ihr Buch aus der Liste in der Freya-Bücher-App aus und drücken Sie auf „Bild scannen". Automatisch wird Ihre Kamera aktiviert.
3. Halten Sie Ihr Smartphone oder Ihr Tablet jeweils über die Bilder in Ihrem Buch, die mit einem kleinen Handysymbol versehen sind.
4. Dann öffnen sich die zusätzlichen interaktiven Elemente von selbst. Schon haben Sie Zugang zu weiteren Informationen und Videos aus dem Buch.

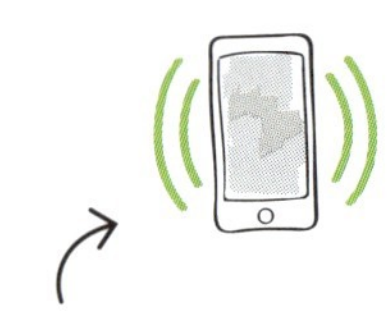

Bilder mit diesem Symbol scannen

Hinweise:

Sollten die Bilder von der App nicht erkannt werden, stellen Sie bitte sicher, dass das Buch ausreichend beleuchtet ist, und verringern Sie gegebenenfalls den Abstand zur Kamera. Ihr elektronisches Gerät muss mit dem Internet verbunden sein.

ISBN 978-3-99025-373-1

Layout: freya_art, Christina Diwold
Lektorat: Dorothea Forster
Illustrationen: Laurenz Schreiber
Bearbeitung Illustrationen: Christina Diwold
Bildmaterial: Judith Schrammel;
Fotos auf den Seiten 33, 35, 36, 38, 44, 144, 145, 178, 192, 193, 195, 202 von Alyssa Kamoun;
weitere Credits siehe Seite 208
Videos: Wolf Ruzicka
Schnitt: Regina Raml-Moldovan
Drehort: Praxis von Beatrix Schreiber
www.shiatsu-wilhering.at

printed in EU

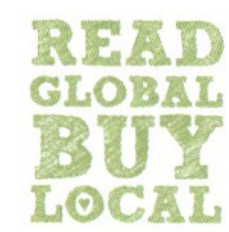

JUDITH SCHRAMMEL

Schwanger durch die JAHRESZEITEN

Natürlicher Leitfaden vom Anfang bis zum Wunder

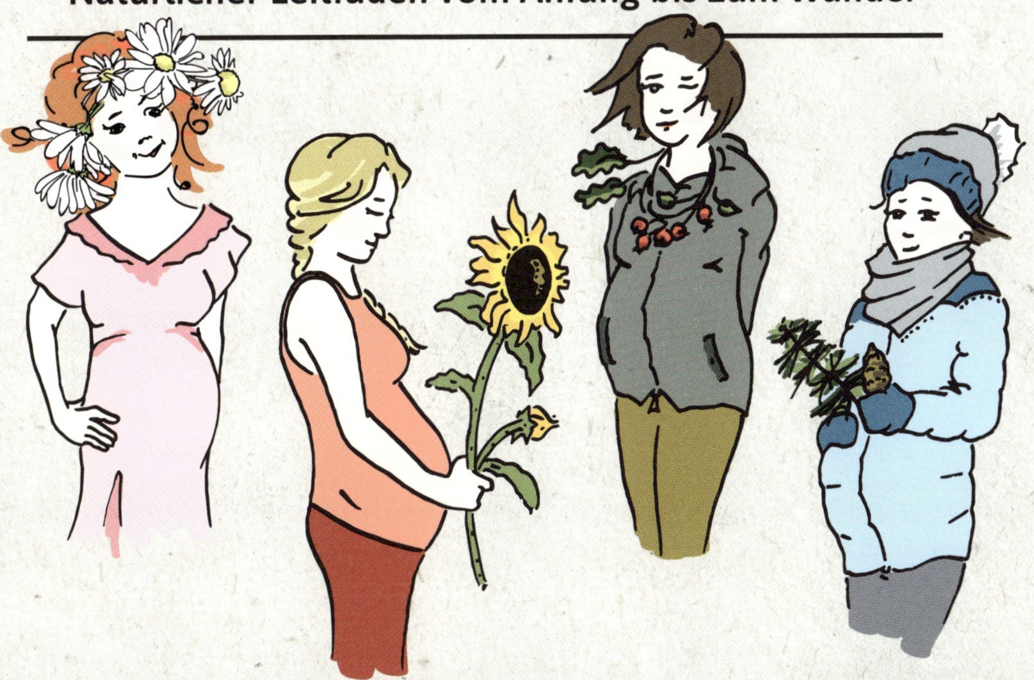

Kräuteranwendungen, Ernährungslehre, Naturheilkunde, Rezepte uvm.

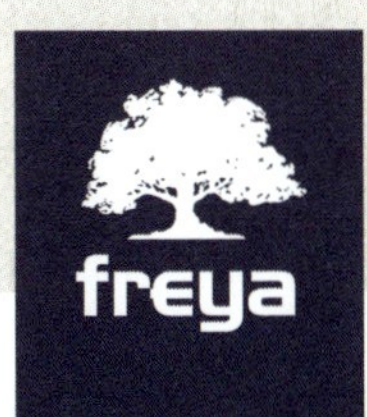

INHALT

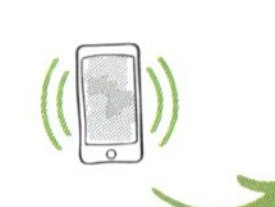

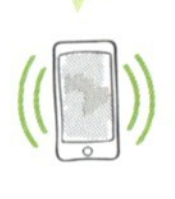

Videos auf den Seiten 33, 35, 36, 38, 44

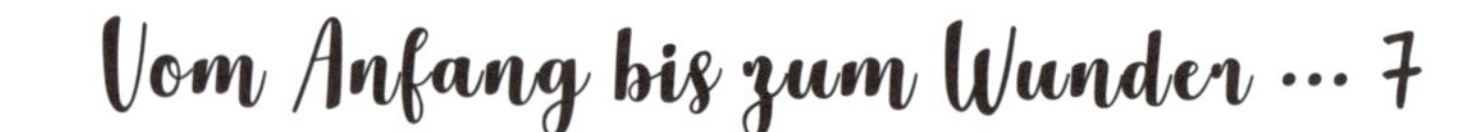

Vom Anfang bis zum Wunder ... 7

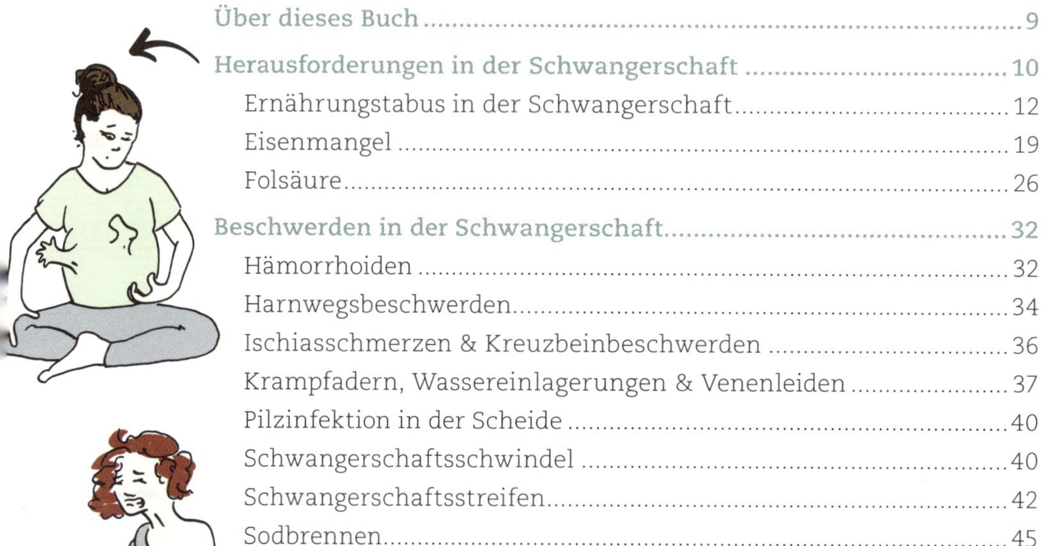

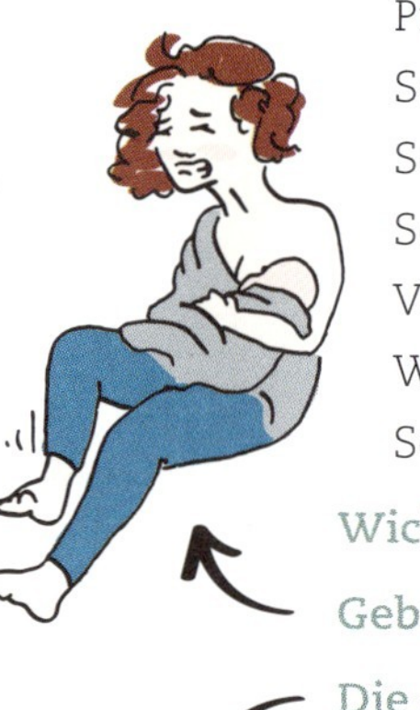

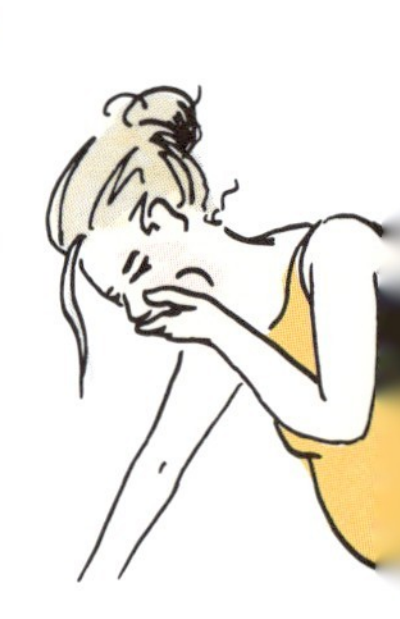

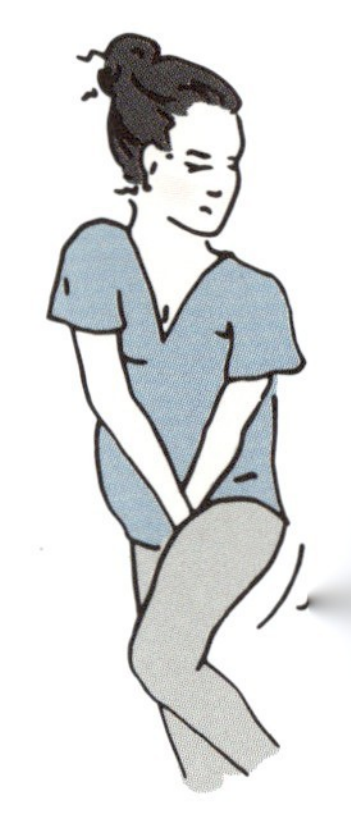

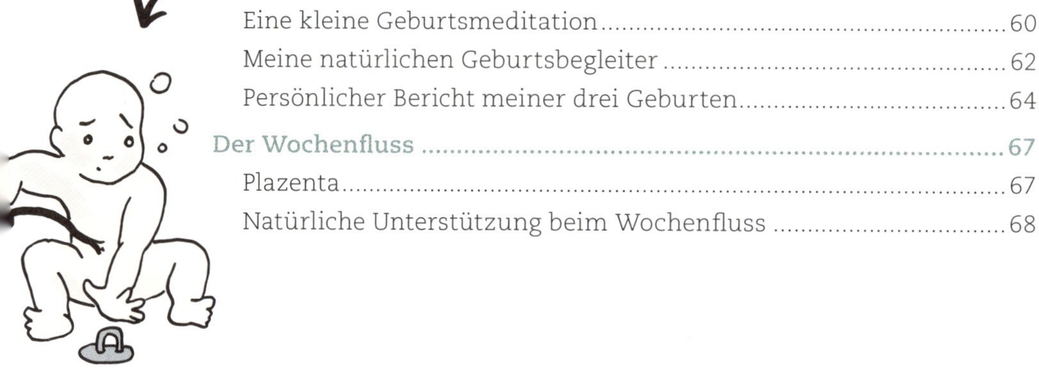

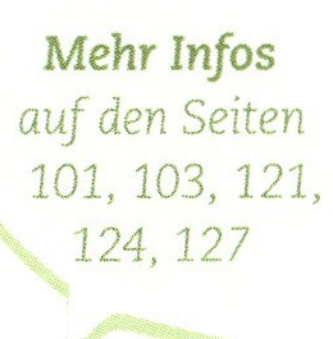

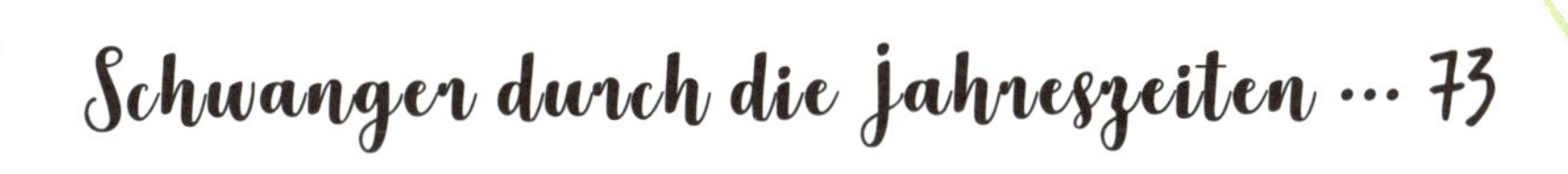

Schwanger durch die Jahreszeiten ... 73

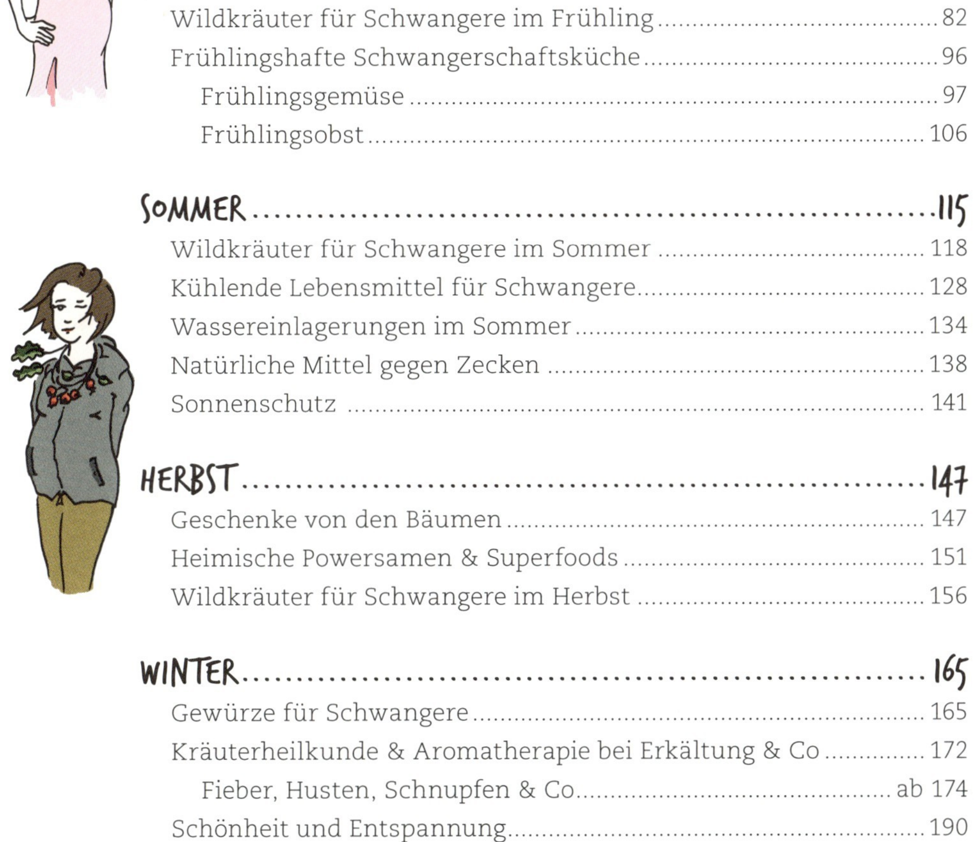

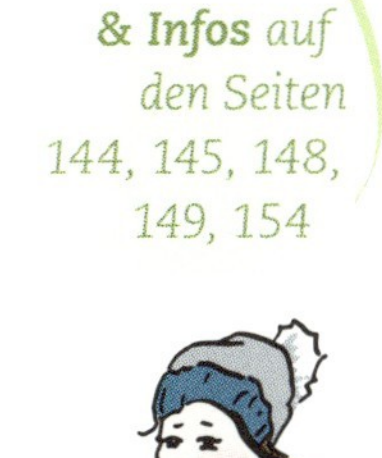

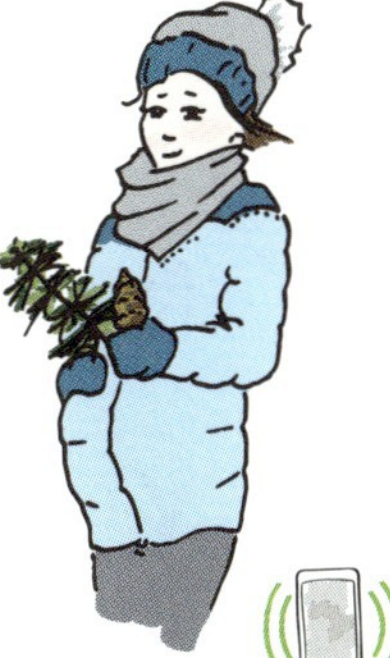

Anhang ... 197

Videos *& Infos auf den Seiten* 178, 192, 193, 195, 202

Widmung

Dieses Buch widme ich Verena, sie ist die Kindergärtnerin meiner beiden Söhne und ein sehr prägender Mensch in deren Leben. Sie gab ihnen in dieser besonderen Zeit Wurzeln und Flügel und tausend Gründe, gerne in den Waldkindergarten zu gehen.

Liebe Verena, ich bin dir sehr dankbar dafür und wünsche dir nichts mehr, als dass du bald deinen eigenen Kindern diese besondere Liebe, die in dir steckt, weitergeben darfst.

Vom Anfang bis zum WUNDER

7

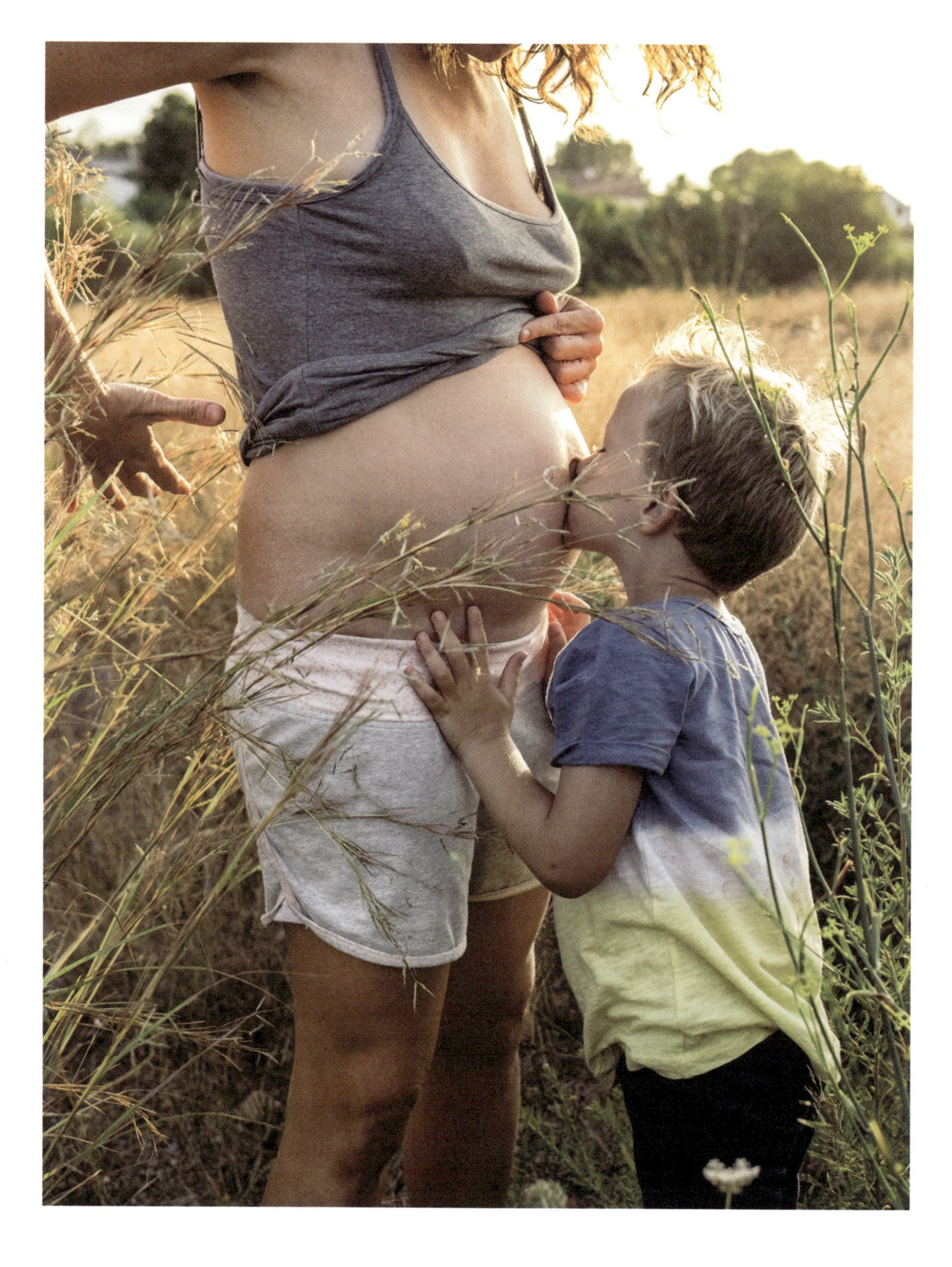

Über dieses Buch

Eine Schwangerschaft ist eine sehr besondere Zeit. Zwei Herzen schlagen in einem Körper und ein völlig neuer Mensch entsteht.

Er wird quasi gebaut aus den verfügbaren Materialien, die du ihm täglich gibst. Er wird aber auch genährt durch deine wunderbaren Gedanken, genauso wie er dich mit seiner großen Liebe zu dir erfüllt.

Eine bedingungslose Liebe von einem so kleinen zerbrechlichen Wesen …

Eine schwangere Frau besitzt für mich eine magische Ausstrahlung, man könnte fast meinen, zwei Seelen strahlen aus einem Körper, in vollster Freude, sich bald begegnen zu dürfen.

Mit der Entstehung eines neuen Lebens beginnt für uns Frauen eine sehr emotionale Zeit. Diese Emotionen können sich in verschiedensten Zuständen äußern. Wenn die eine werdende Mama fröhlich ist und die Leichtigkeit des Seins genießt, kann es für die andere eine emotionale Achterbahnfahrt sein, geplagt von einer gewissen Unsicherheit, was die Zukunft wohl bringen mag.

Nicht nur die Seele, sondern auch der Körper äußert sich auf die unterschiedlichsten Weisen. Es gibt kaum eine Richtlinie, der man folgen kann, oder eine wiederkehrende Version beim nächsten Kugelbauch. Nein, so ziemlich jede Schwangerschaft ist anders und man darf Erfahrungen sammeln und mit ihnen reifen.

Was jedoch alle Schwangerschaften gemeinsam haben, ist, dass sie ein großes Geschenk sind, denn es gibt anscheinend jemanden, der mit Freude zu dir kommt und dich Mama nennen wird. Eine bedingungslose Liebe von einem so kleinen, zerbrechlichen Wesen, das nur dich ausgesucht hat, weil es ganz fest daran glaubt, dass du die richtige Stütze und Begleitung sein wirst und niemand anderer sonst.

DIESES BUCH IST EIN RATGEBER FÜR ALLE WERDENDEN ELTERN, DENEN ES WICHTIG IST, IHRER SCHWANGERSCHAFT, ABER AUCH DEREN HERAUSFORDERUNGEN, AUF NATÜRLICHSTE WEISE ZU BEGEGNEN.

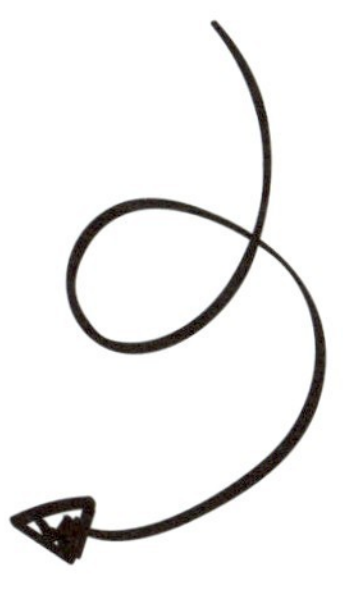

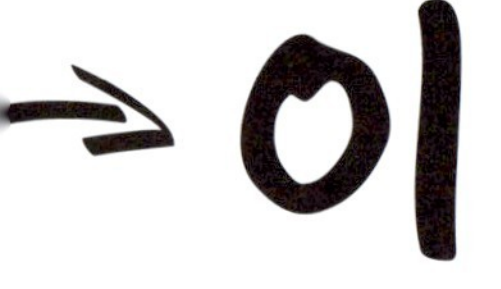

Herausforderungen in der Schwangerschaft

Auch eine große körperliche Umstellung beginnt immer in kleinen Schritten und jede Frau nimmt diese unterschiedlich wahr. Für manche ist es ein einfacher Weg ohne Hürden, für andere kann es zum herausfordernden Spießrutenlauf werden, geplagt von unangenehmen Stolpersteinen.

Der Weg des Lebens startet mit der Schwangerschaft und jede Mutter geht mit jedem einzelnen Kind einen eigenen. Er ist immer einzigartig und unvorhersehbar.

Eine Schwangerschaft ist immer einzigartig und unvorhersehbar.

Es gibt viele mögliche Herausforderungen in dieser spannenden Zeit und niemand kann vorhersagen, ob man diesen begegnen wird oder davon verschont bleibt.

Einer meiner Stolpersteine in den Schwangerschaften war das Sodbrennen, für meinen Freund mein plötzliches Schnarchen, das glücklicherweise nach der Geburt wieder ein promptes Ende nahm.

Das Schöne jedoch ist, dass es Schwangerschaftsprobleme schon seit Jahrtausenden gibt und schon viele Menschen vor uns passende Lösungen dafür gefunden haben. Sie haben diese von Generation zu Generation weitergegeben und wir dürfen sie nun nutzen und uns über rasche Abhilfe freuen.

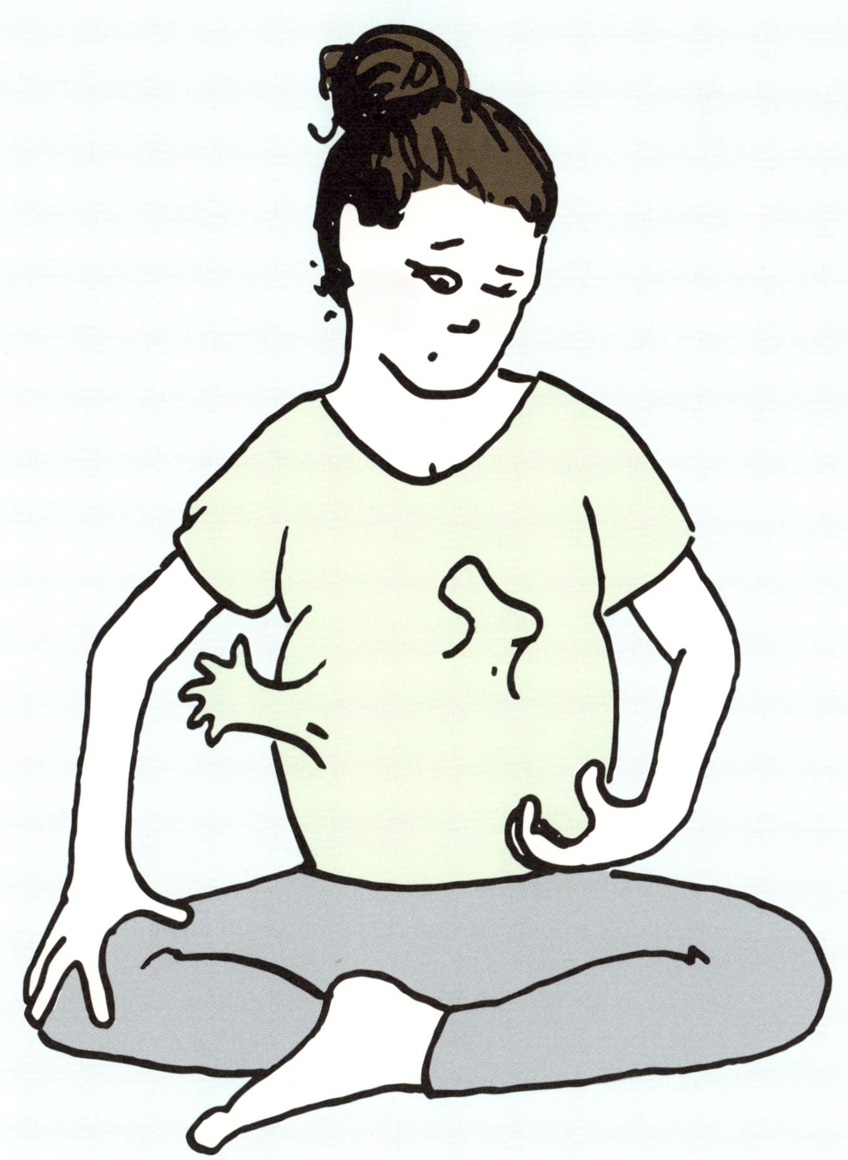

Herausforderungen in der Schwangerschaft

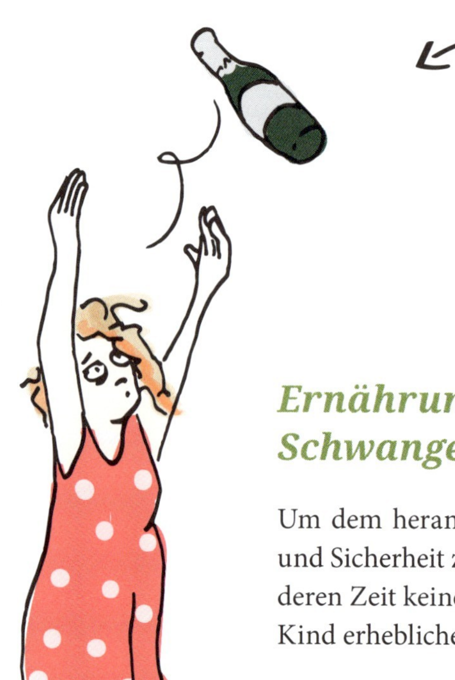

Ernährungstabus in der Schwangerschaft

Um dem heranwachsenden Baby im Bauch bestmöglichen Schutz und Sicherheit zu bieten, gibt es ein paar Dinge, die in dieser besonderen Zeit keinesfalls zu sich genommen werden sollten, da sie dem Kind erheblichen Schaden zufügen könnten.

Alkohol

Alkohol gelangt ungefiltert durch die Nabelschnur direkt in den Blutkreislauf des Ungeborenen und dieses kann ihn weniger schnell abbauen als die Mutter. Mögliche Folgen von regelmäßigem Alkoholkonsum sind ein erhöhtes Risiko einer Frühgeburt, Fehlbildungen, geringes Wachstum des Kindes, geringes Geburtsgewicht, aber auch Gesichtsanomalien und Störungen des zentralen Nervensystems.

Energiedrinks erhöhen das Risiko einer Schwangerschaftsdiabetes.

... hin und wieder ein Gläschen Cola zu trinken wird aber nicht schaden.

Cola, Energiedrinks & Bitter Lemon

Energiedrinks sind reich an Zucker, Koffein und anderen Inhaltsstoffen, die in großen Mengen keinesfalls für Schwangere geeignet sind. Sie erhöhen zum Beispiel das Risiko einer Schwangerschaftsdiabetes. Aber auch mit Bitter Lemon sollte behutsam umgegangen werden. Das darin enthaltene Chinin kann in großen Mengen zu Fehlbildungen führen oder Grund für unerwünschte vorzeitige Wehen sein.

Kaffee & schwarzer Tee

Auf Kaffee und schwarzen Tee muss keine werdende Mama komplett verzichten. Zwei Tassen am Tag können problemlos konsumiert werden und wen nach mehr gelüstet, der kann auf koffeinfreien Kaffee umstellen. Mein persönlicher Favorit ist der Lupinenkaffee (erhältlich in jedem Reformhaus). Auch heute bin ich noch ein Fan davon, obwohl meine Schwangerschaften schon ein Weilchen her sind.

Auf Kaffee und schwarzen Tee muss keine werdende Mama komplett verzichten.

Nikotin

Mütter, die während der Schwangerschaft regelmäßig rauchen, bekommen sehr oft Kinder mit einem niedrigeren Geburtsgewicht. Diese Babys sind als Säuglinge, wahrscheinlich durch den plötzlichen Nikotinentzug, meist sehr unruhig. Ebenso erhöht sich die Gefahr eines plötzlichen Kindstodes.

Auch wenn es anfangs eine nicht zu bewältigende Hürde zu sein vermag, bin ich überzeugt, dass selbst starke Raucherinnen die Kraft dazu haben, es rigoros zu stoppen. Das Baby im Bauch ist schließlich die beste Motivation dafür und wenn es um die Gesundheit der Kinder geht, kann man als Mama alles überwinden.

... und wenn es um die Gesundheit der Kinder geht, kann man als Mama alles überwinden.

Ich finde, dass besonders beim Konsum von Zigaretten auch die werdenden Väter Vorbild sein sollten, um diese Zeit gemeinsam mit ihrer Frau rauchfrei durchzustehen. Schließlich ist es auch ihr Baby und da sie es selbst nicht austragen, sollten sie zumindest mental der werdenden Mama so gut es geht unter die Arme greifen. Eine Sucht aufzugeben erfordert höchste Disziplin.

Und diese ist zu zweit eher aufzubringen als alleine. Man sollte dieses Thema jedoch auch unbedingt mit dem Frauenarzt besprechen, da hierzu die Meinungen etwas unterschiedlich sind. Manche empfehlen anfangs nur eine starke Reduktion, da ein kompletter Nikotinentzug ziemlichen Stress bereiten und Entzugserscheinungen hervorrufen kann.

Defakto ist es jedoch das Beste, wenn man die Disziplin besitzt, das Rauchen gänzlich zu unterbinden.

Rohmilchkäse

Listerien sind Bakterien, die Infektionskrankheiten auslösen können und manchmal in roher Milch und Rohmilchkäse vorkommen. Deshalb sollte man während der Schwangerschaft auf beides verzichten, da ein solcher Infekt nicht nur der Mutter, sondern auch dem heranwachsenden Baby schaden kann. Im schlimmsten Fall kann es zu einer Frühgeburt kommen.

Deshalb ist es ratsam, in dieser besonderen Zeit die Käseverpackungen genau zu lesen, da dort gekennzeichnet ist, ob es sich um Rohmilchprodukte handelt.

Roher Fisch

Listerien in Rohprodukten können Infektionskrankheiten auslösen.

Auch roher Fisch sollte in den nächsten Monaten nicht konsumiert werden. Dies gilt auch für Räucherfisch und Austern, da in solchen Produkten ebenso Listerien enthalten sein können. Gekochter oder gegarter Fisch wiederum ist sehr gesund und kann natürlich gegessen werden.

Leider sind die meisten Aquakulturen, besonders von Lachs, voll von Antibiotika und anderen Medikamenten. Auch weisen sie heute bereits eine sehr hohe Schwermetallbelastung auf und deshalb ist es sehr wichtig, auf gute Qualität zu achten. Ich persönlich kaufe gerne am Bauernmarkt meinen Fisch, da dieser aus sauberen Teichen oder Seen stammt, die frei von Antibiotika und anderen schädlichen Stoffen sind.

Rohes Fleisch

Rohes Fleisch, aber auch eine Mettwurst oder Salami können Toxoplasmose-Erreger enthalten und sollten während der Schwangerschaft nicht konsumiert werden. Durch das Erhitzen von Fleisch wird der Erreger allerdings vernichtet.

Auf Toxoplasmose wird übrigens jede werdende Mutter ständig kontrolliert, da sie es meistens gar nicht mitbekommt, wenn sie davon betroffen ist.

Rohes Fleisch, aber auch Mettwurst oder Salami können Toxoplasmose-Erreger enthalten.

Auch die eigene Katze kann den Erreger übertragen, wenn sie rohes Fleisch erhält oder regelmäßig Mäuse fängt. Daher ist es wichtig, beim Reinigen von Katzenklos unbedingt Handschuhe zu tragen oder sich während der Schwangerschaft einfach von dieser Aufgabe zu befreien.

Rohe Eier

Darin können Salmonellen enthalten sein, die eine große Gefahr für das Ungeborene darstellen. Aus diesem Grund sollte man keine weich gekochten Eier essen, die Teigkarte nach dem Kuchenbacken unabgeschleckt lassen, aber auch darauf achten, keine Dinge zu konsumieren, in denen rohe Eier enthalten sind. Sehr oft findet man diese nämlich versteckt im Tiramisu, in der Mayonnaise und in anderen Speisen.

Keine weich gekochten Eier in der Schwangerschaft!

Abgepackte Salate und Sprossen

Leider sind viele abgepackte Salate und Sprossen nachweislich mit überdurchschnittlich vielen Bakterien belastet und sollten daher nicht konsumiert werden. Das heißt jedoch nicht, dass man zu dieser Zeit auf Salate und Sprossen verzichten sollte. Ganz im Gegenteil, denn sie sind sehr gesund. Wichtig ist nur, auf eine gute Qualität zu achten und Salat im Ganzen und unverpackt zu kaufen oder noch besser regional vom Bio-Bauern, der ihn frisch vom Feld erntet. Und wer Hobbygärtner ist, kann ihn gerne selbst ansetzen, denn da weiß man, was man hat.

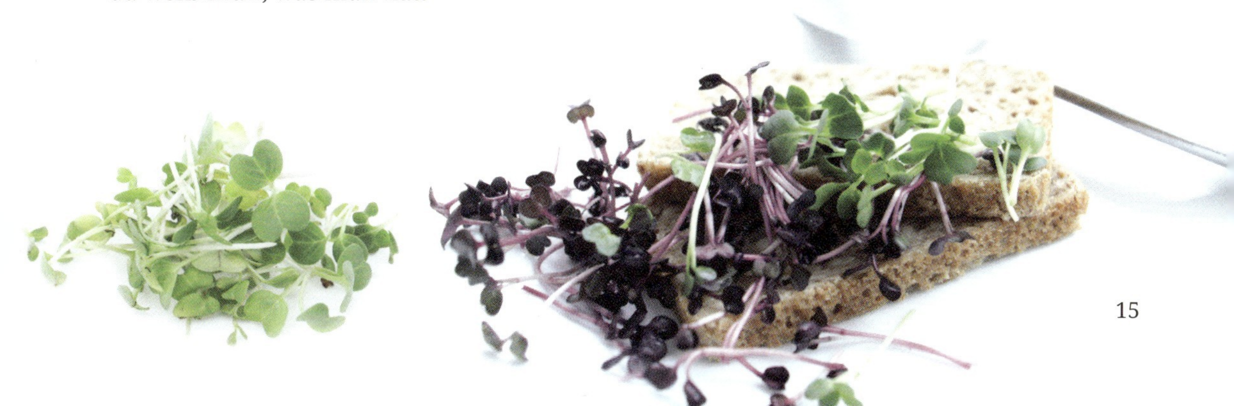

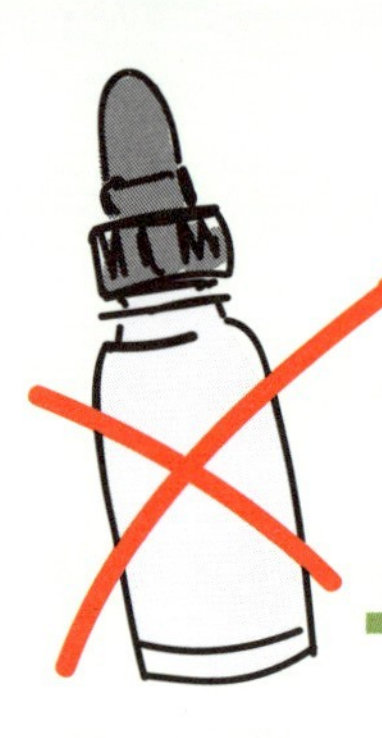

ZU VERMEIDENDE KRÄUTER, GEWÜRZE & ÄTHERISCHE ÖLE

Um vorzeitige Wehen und Kontraktionen zu verhindern, sollten werdende Mamis bis zur 36. Schwangerschaftswoche folgende Kräuter und auch deren ätherische Öle vermeiden oder nur in geringen Mengen einsetzen:

Anis	stimuliert Gebärmutter	als Küchengewürz unbedenklich, ätherisches Öl meiden
Bockshornklee	stimuliert Gebärmutter	nur in kleinsten Mengen unbedenklich
Basilikum	stimuliert Gebärmutter	Kraut kann verwendet werden, ätherisches Öl meiden
Beifuß	kann Geburtsschäden hervorrufen	nicht verwenden
Berberitze	wehenfördernd	nicht verwenden
Eberraute	stimuliert Gebärmutter und Menstruation	nicht verwenden
Engelwurz	stimuliert Gebärmutter	nur in kleinen Mengen unbedenklich
Faulbaum	abführend – wehenauslösend	nicht verwenden
Fenchel	stimuliert Gebärmutter	als Küchengewürz unbedenklich, ätherisches Öl meiden
Gelbwurz	kann Frühwehen auslösen	Gewürz kann in kleinen Mengen verwendet werden
Ginseng	medizinische Studien weisen darauf hin, dass große Mengen davon zu androgynen Babys führen	nur in kleinen Mengen unbedenklich
Herzgespann	stimuliert Gebärmutter	erst ab der 36. SSW
Himbeerblätter	stimuliert Gebärmutter, kann zur Öffnung des Muttermundes führen	erst ab der 34. SSW
Ingwer	stimuliert Gebärmutter, wehenfördernd	in kleinen Mengen verwenden
Jasmin	stimuliert Gebärmutter	nur als Geburtsöl empfohlen

Kamille	stimuliert Gebärmutter	Kraut kann verwendet werden, ätherisches Öl meiden
Kümmel	stimuliert Gebärmutter	als Küchengewürz unbedenklich, ätherisches Öl meiden
Liebstöckel	stimuliert Gebärmutter	Kraut kann verwendet werden, ätherisches Öl meiden
Majoran	stimuliert Gebärmutter	Kraut kann verwendet werden, ätherisches Öl meiden
Mistel	enthält Giftstoffe, die in Plazenta wandern	nicht verwenden
Myrrhe	stimuliert Gebärmutter, kann Wehen auslösen	ätherisches Öl nicht verwenden
Nelke	kann Frühwehen auslösen	ätherisches Öl nicht verwenden, Gewürz in kleinen Mengen
Oregano	stimuliert Gebärmutter	Kraut kann verwendet werden, ätherisches Öl meiden
Petersilie	wehenfördernd in großen Mengen	in geringen Mengen kein Problem
Rosmarin	stimuliert Gebärmutter	Kraut kann verwendet werden, ätherisches Öl meiden
Schafgarbe	stimuliert in hohen Dosen Gebärmutter	in kleinen Mengen kein Problem
Schwarzer Tee	Herzschlag kann erhöht werden	bis zu 2 Tassen täglich sind kein Problem
Thuja	stimuliert Menstruation	nicht verwenden
Thymian	stimuliert Gebärmutter	ätherisches Öl in kleinen Mengen erlaubt, Kraut kann verwendet werden
Wacholder	stimuliert Gebärmutter	in kleinen Mengen kein Problem
Wermut	stimuliert Gebärmutter, kann Wehen auslösen	nicht verwenden
Yamswurzel	stimuliert Gebärmutter	nicht verwenden
Zimt	stimuliert Gebärmutter	als Gewürz in geringen Mengen, ätherisches Öl meiden

Da die Wirkung von Kräutern und ätherischen Ölen nicht bei jedem gleich ist, gilt diese Tabelle als grober Richtwert. Was für den einen kein Problem ist, kann für einen anderen zu einer unerwünschten Wirkung führen.

Ich rate generell, in der Schwangerschaft Kräuter abwechselnd zu verwenden und sie nicht über einen längeren Zeitraum in großen Mengen zu konsumieren. Ich empfehle aber auch, sie unbedingt einzubinden, da besonders Wildkräuter sehr viele Vitamine, Eisen, Folsäure, Magnesium, Kalzium, Zink, Kupfer etc. beinhalten, die für Mama und Baby sehr wichtig sind.

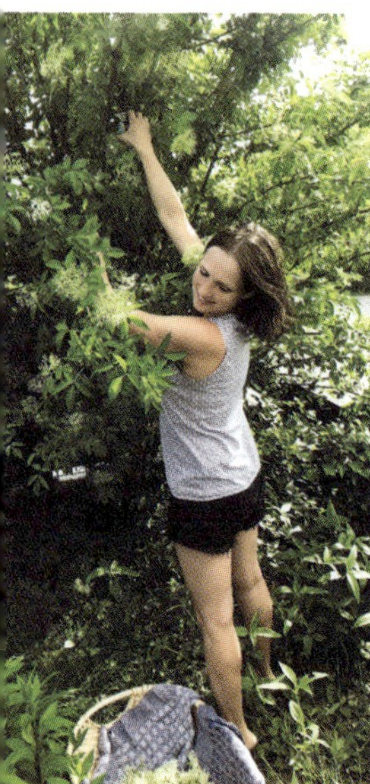

Wer eine Risikoschwangerschaft hat, sollte bei der Verwendung von Kräutern den Frauenarzt oder eine kräuterkundige Hebamme mit einbeziehen und gemeinsam entscheiden, was empfehlenswert ist und was nicht.

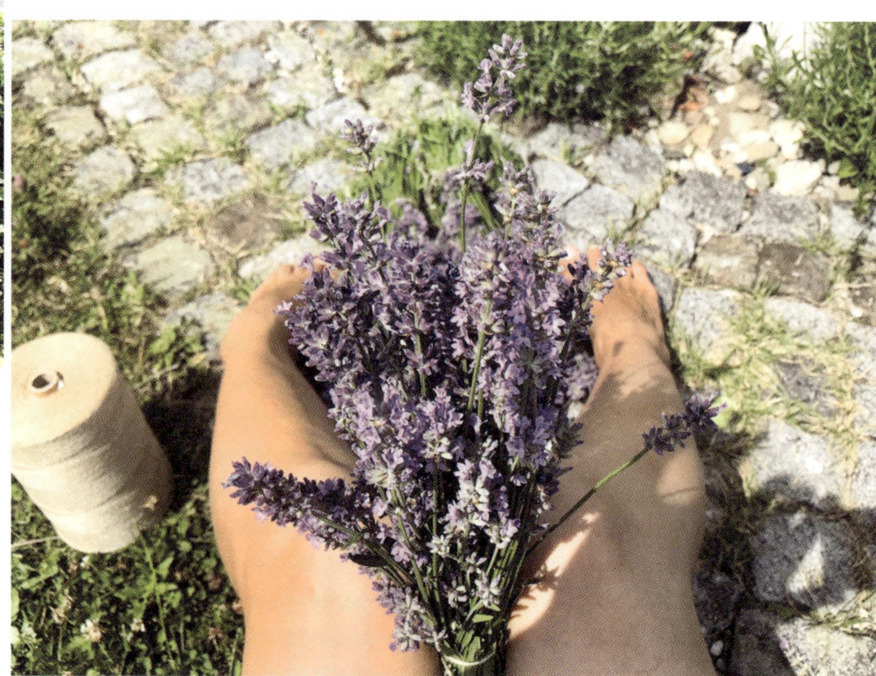

Eisenmangel

Häufige Müdigkeit in der Schwangerschaft ist oft ein Signal dafür, dass ein Eisenmangel besteht. Früher wurde ein Apfel mit Eisennägeln gespickt, diese für eine Stunde im Apfel gelassen und der Apfel ohne Nägel anschließend gegessen. Heute kann man neben der Einnahme von Eisenpräparaten dem Mangel auch auf natürliche Weise entgegenwirken.

Wichtig ist deshalb, über die Ernährung die tägliche Eisenzufuhr abzudecken und vermehrt eisenhaltige Lebensmittel zu konsumieren. Eine schwangere Frau sollte täglich zwischen 20 und 30 mg Eisen zu sich nehmen.

Häufige Müdigkeit in der Schwangerschaft ist oft ein Signal dafür, dass ein Eisenmangel besteht.

Der Mineralstoff Eisen ist Bestandteil zahlreicher Proteine und Enzyme, die der Körper benötigt, um gesund zu bleiben. Der Großteil des Eisens ist im Hämoglobin enthalten, dabei handelt es sich um den Blutfarbstoff in den roten Blutkörperchen. Er transportiert den Sauerstoff in alle Gewebe und Organe. Wenn das Blut zu wenig Eisen enthält, sinkt auch die Menge an Hämoglobin. Dies kann dazu führen, dass die Versorgung der Zellen und Organe mit Sauerstoff beeinträchtigt wird.

Es herrscht aber kein Grund zur Sorge, denn der Frauenarzt kontrolliert regelmäßig das Blut und würde dich im Falle eines Eisenmangels sofort informieren.

In meinen Schwangerschaften versuchte ich, täglich eisenreiche Lebensmittel in meine Küche mit einzubinden. Die folgende Tabelle zeigt, dass die Auswahl dafür gar nicht mal so klein ist und sich daraus leckere Gerichte zaubern lassen.

Neben einer ausgewogenen Kost gibt es auch die Möglichkeit, eisenreiche Getränke zu konsumieren. Rote Rübe (Rote Beete) oder Karottensaft sind in diesem Fall eine sehr gute Wahl.

Alle Tabellen der folgenden Seiten basieren auf den Nährwertangaben der aktuellen Referenzwerte der DGE (Deutsche Gesellschaft für Ernährung).

EISENHALTIGE LEBENSMITTEL

(je 100 g des verzehrbaren Anteils)

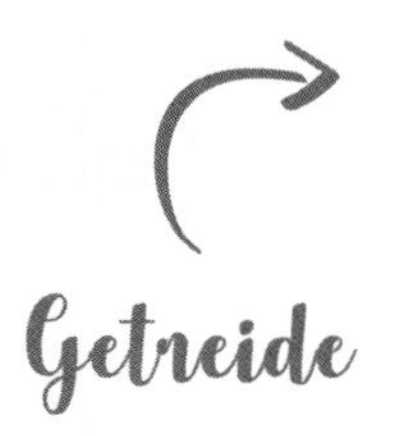

GETREIDE UND GETREIDEPRODUKTE	mg
Amaranth	7–8
Buchweizen	3,5
Grünkern	4,2
Haferflocken (Vollkorn)	5,1
Hirse	6,9
Quinoa	8
Reis, Naturreis	9
Roggen	9
Roggen Vollkornmehl, Type 1800	3,7
Weizenkeime	8,5
Weizenkleie	16
Weizen, ganzes Korn	3,3
Weizen Vollkornmehl, Type 1700	4,7
Knäckebrot	4,7
Roggenbrot	2,5
Roggenmischbrot mit Kleie	3,2
Roggenvollkornbrot mit Sonnenblumenkernen	2,8
Müslikeks	3,7
Vollkornkeks	4,3
Vollkornzwieback	6,2
Weihnachtsstollen	2
Cornflakes, angereichert	7,9
Früchtemüsli, ohne Zucker	3,6
Kleieflocken, gezuckert	7,3
Müslimischung, Trockenprodukt	3
Schokomüsli	4,3
Vollkornnudeln, roh	3,8

FLEISCH, WURST, GEFLÜGEL, EIER	mg
Ente	2,5
Hase	2,8
Huhn, Suppenhuhn	1,4
Huhn, Leber	7,4
Kalb, Leber	7,9
Kalb, Schnitzel	3
Lamm, Filet	1,8
Lamm, Leber	12,4
Rind, Filet	2,3
Rind, Faschiertes (Hackfleisch)	2,4
Rind, Leber	6,5
Schwein, Filet	3
Schwein, Leber	15,8
Reh, Keule (Schlegel)	3,5
Leberkäse (Fleischkäse)	2
Leberpastete	6,4
Frankfurter Würstchen	1,8
Blutwurst (Rotwurst)	6,4
1 Eidotter, mittelgroß 19 g	1,3

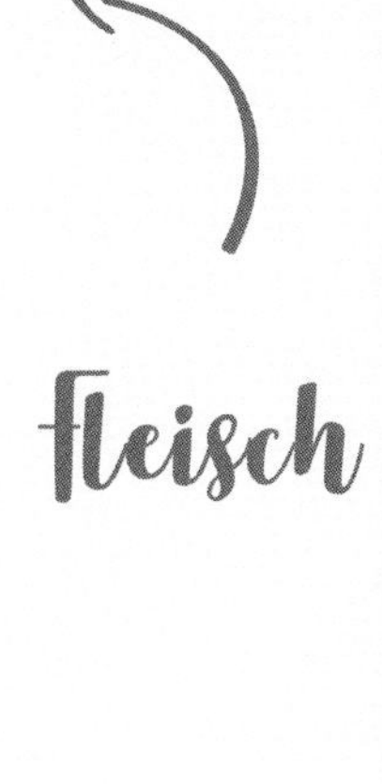

Fisch

FISCH UND MEERESTIERE	mg
Garnele	8
Hering	9
Krebs (Flusskrebs)	9
Lachs	9
Makrele	3,5
Sardine	4,2
Seelachs	5,1
Thunfisch, roter, Blauflossenthunfisch	6,9

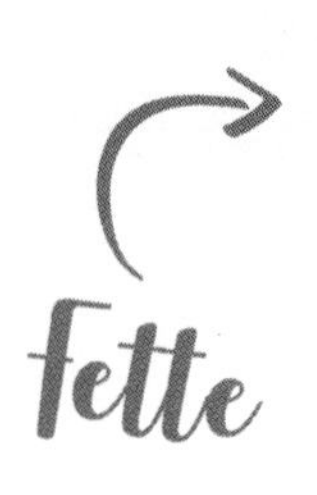

FETTE, ÖLE, SAMEN, NÜSSE, KAKAO	mg
Kürbiskernöl	9
Maiskeimöl	3,5
Chiasamen	4,2
Erdmandeln, gemahlen	5,1
Hanfsamen, ungeschält	6,9
Haselnusskerne	8
Kokosmilch, in der Dose	9
Kokosraspeln	9
Kürbiskerne	3,7
Leinsamen, ungeschält	8,5
Mandeln, süß	16
Mohnsamen	3,3
Pinienkerne	4,7
Pistazien	1,2
Sesamsamen	4,7
Sonnenblumenkerne, geschält	2,5
Walnusskerne	3,2
Kakaopulver, schwach entölt	2,8

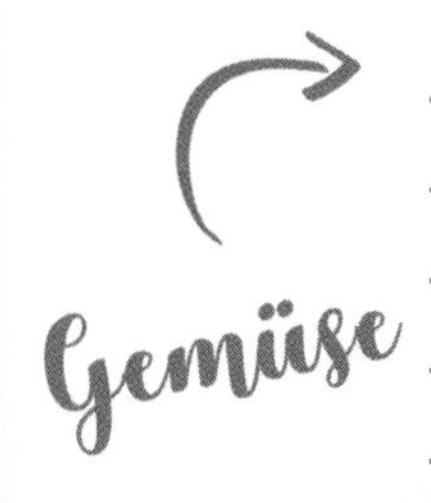

GEMÜSE, KRÄUTER, PILZE, HÜLSENFRÜCHTE	mg
Artischocke	1,5
Bohnen (Fisolen), grün	7
Brennnessel	4,1
Endivie	1,4
Erbsen, grün, Samen	1,9
Erbsen, tiefgefroren, Samen	1,8
Feldsalat (Rapunzel)	2
Fenchel, Knolle	2,7
Frühlingszwiebel	1,9
Gartenkresse	2,9
Grünkohl (Braunkohl)	1,9
Knoblauch	1,4

GEMÜSE, KRÄUTER, PILZE, HÜLSENFRÜCHTE	mg
Löwenzahnblätter	3,1
Mangold	2,7
Kren (Meerrettich)	1,4
Karotte (Möhre)	0,4
Karottensaft	1,2
Lauch (Porree)	1
Portulak	3,6
Radicchio	1,5
Radieschen	1,2
Rosenkohl	1,1
Rote Rübe (Rote Beete)	0,9
Rucola (Rauke)	1,5
Sauerampfer	2,1
Schwarzwurzel	3,3
Spinat	4,1
Spinat, tiefgefroren	2,1
Topinambur	3,7
Wegerich (Breitwegerich)	4,3
Zucchini	1,5
Basilikum	7,3
Dill	5,5
Kerbel	1,6
Liebstöckel	2
Majoran	7
Petersilie	3,6
Rosmarin	8,5
Salbei	4,7
Thymian	5
Eierschwammerl (Pfifferlinge)	6,5
Eierschwammerl (Pfifferlinge), getrocknet	17,2
Steinpilz	1
Steinpilz, getrocknet	8,4

Kräuter

Bohnen, weiß, reif	6,1
Erbsen, reif	5,2
Kichererbsen	6,1
Kichererbsen, Sprossen, frisch gekeimt	2,3
Kidneybohnen in Dose	2
Limabohnen, reif	6,3
Linsen	8
Mungobohnen, reif	6,8
Saubohnen, reif	6,8
Sojabohnen, reif	6,6
Sojafleisch	11
Tofu (Sojakäse)	5,5

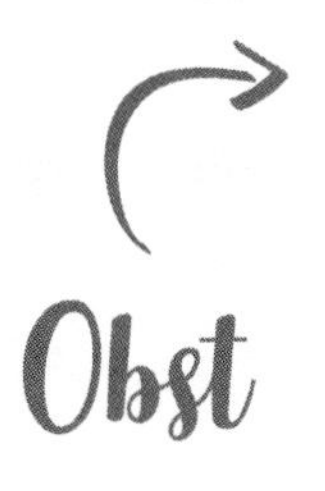

OBST	mg
Marillen (Aprikosen), getrocknet	9
Bananen, getrocknet	3,5
Birne, getrocknet	4,2
Datteln, getrocknet	5,1
Ebereschenfrüchte	6,9
Erdbeeren	8
Feige, getrocknet	9
Himbeeren	9
Holunderbeeren, schwarz	3,7
Ribisel (Johannisbeere), rot	8,5
Ribisel (Johannisbeere), schwarz	16
Physalis (Kapstachelbeeren)	3,3
Oliven, grün, mariniert	4,7
Oliven, schwarz, mariniert	1,2
Pfirsich, getrocknet	4,7
Zwetschken (Pflaumen), getrocknet	2,5
Preiselbeeren in Dose, gesüßt	3,2
Rosinen	2,8

Eisen richtig konsumieren

Besonders bei der Aufnahme von Eisen gibt es ein paar Dinge zu beachten, damit der Körper es auch richtig verwerten kann.

Sehr zu empfehlen ist die gleichzeitige Zufuhr von Vitamin C, denn dadurch wird die Eisenaufnahme beschleunigt.

Schwarzer Tee, Kaffee oder Magnesium-Präparate sollten nicht zur selben Zeit konsumiert werden. Sie behindern die Aufnahme von Eisen bzw. sind wahre Eisenblocker.

Wusstest du, dass man bei einem vertretbaren Eisenmangel eine erhöhte Widerstandskraft hat, da auch Bakterien Eisen benötigen? Frauen sind zum Beispiel nach der Regelblutung widerstandsfähiger und infektresistenter. Eine relative Blutarmut nach der Geburt ist als natürlicher Infektionsschutz anzusehen.

Eisenpräparate ja oder nein?

Aufgrund meiner ausgewogenen Ernährung und einer gezielten Zufuhr von eisenhaltigen Lebensmitteln waren für mich während der Schwangerschaft keine Präparate nötig. Eine regelmäßige Blutabnahme beim Frauenarzt zeigte ein wunderbares Blutbild mit besten Werten.

Wenn die Möglichkeit einer ausgewogenen Ernährung besteht, dann würde ich von Präparaten abraten, da sie nicht vonnöten sind. Präparate sind dann wichtig, wenn man eine gesunde Ernährung aus welchen Gründen auch immer nicht schafft. Schließlich braucht man dafür Zeit, genügend Know-how und die passenden Lebensmittel sollten auch immer parat sein. Es gibt viele werdende Mamis, die eine gesunde Mischung aus frischer Kost und Präparaten für sich entdeckt haben und damit sehr zufrieden sind.

Eine ausgewogene Ernährung in der Schwangerschaft ist wichtig.

Folsäure

Dieses Vitamin ist in den ersten zwölf Wochen der Schwangerschaft sehr wichtig, danach ist eine erhöhte Zufuhr nicht mehr notwendig. Schwangere sollten 500–600 Mikrogramm Folsäure oder Folat täglich aufnehmen, um Neuralrohrdefekten vorzubeugen. Das Neuralrohr ist die erste Entwicklungsstufe des Nervensystems und schließt sich beim Ungeborenen nach ein paar Wochen. Bleibt das Neuralrohr jedoch offen, kann das Baby schwere Schäden davontragen, wie zum Beispiel einen offenen Rücken, angeborenen Herzfehler oder die Bildung einer Lippen-Kiefer-Gaumenspalte, umgangssprachlich auch Hasenscharte genannt.

Folsäure ist in den ersten zwölf Wochen der Schwangerschaft sehr wichtig.

Folsäure ist maßgeblich an der Zusammensetzung der DNA (Erbgut) beteiligt, aber auch für die Bildung der roten Blutkörperchen und die Produktion der Hormone Noradrenalin und Serotonin notwendig. Ebenso unterstützt Folsäure die Gehirnfunktion und ist ein Bestandteil der Rückenmarksflüssigkeit.

Unterschied zwischen Folsäure und Folat

Beide gehören zur Gruppe der wasserlöslichen B-Vitamine, die für unsere Gesundheit unverzichtbar sind.

Die synthetisch hergestellte Form des Vitamins nennt man Folsäure, wenn das Vitamin von Natur aus vorkommt, wird es Folat genannt. Es ist vergleichbar mit natürlichem und synthetischem Vanillin. Letzteres ist synthetisch nachgebaut, Ersteres ein reines Naturprodukt aus der Vanilleschote.

Lebensmittel mit hohem Folatgehalt

Folat ist ein sehr empfindliches Vitamin. Es löst sich rasch in Wasser und sollte nicht zu viel Licht und Hitze ausgesetzt sein. Bei einer Zubereitung von Speisen können 50–70 % Folat im Lebensmittel verloren gehen.

Daher ist es ratsam, Folat so gut es geht als Rohkost zu konsumieren, damit der Körper genügend verwerten kann.

Folate sind nicht nur in pflanzlichen, sondern auch in tierischen Lebensmitteln enthalten. Folate mit tierischer Herkunft werden vom Körper in der Regel besser verwertet als jene pflanzlichen Ursprungs.

Lebensmittel mit besonders viel Folat

- Tierische Produkte: Milchprodukte, Leber, Leberpastete ...
- Getreideprodukte: Weizenkeime, Weizenkleie, vitaminisierte Cornflakes ...
- Gemüse: Spinat, Grünkohl, Weißkohl ...
- Hülsenfrüchte: weiße Bohnen, Kichererbsen ...
- Obst, Nüsse, Samen: Sauerkirschen, Weintrauben ...

FOLATHALTIGE LEBENSMITTEL

Mikrogramm (µg) pro 100 Gramm (g) Folatäquivalent

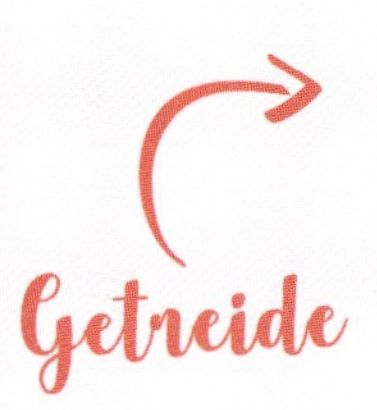

GETREIDE UND GETREIDEPRODUKTE	angegeben in µg / 100 g Ware
Haferflocken, Vollkorn	87
Knäckebrot	88
Roggen, Korn	143
Speisekleie	195
Vollkornmehl	54
Weizen, Korn	87
Weizenkeime	520

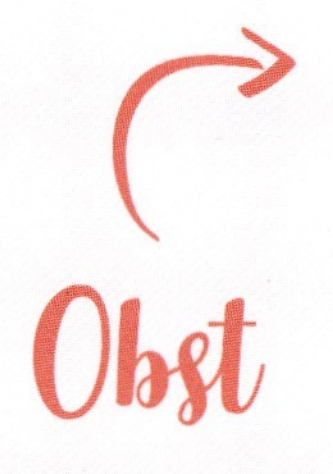

OBST UND OBSTPRODUKTE	angegeben in µg / 100 g Ware
Brombeeren, roh	34
Hagebutten, roh	96
Himbeeren, roh	30
Honigmelone, roh	30
Kirschen, süß, roh	52
Kirschen, sauer, roh	75
Kiwi, grün, roh	36,5
Mango, roh	36
Weintrauben, roh	43

GEMÜSE UND HÜLSENFRÜCHTE	angegeben in µg / 100 g Ware
Augenbohnen (Kuhbohnen)	540
Blumenkohl, roh	88
Bohnen, grün, roh	70
Bohnen, weiß	205
Brokkoli, roh	114
Chicorèe, roh	50

GEMÜSE UND HÜLSENFRÜCHTE	angegeben in µg / 100 g Ware
Chinakohl, roh	66
Endivie, roh	109
Erbsen, Schote und Samen, roh	159
Feldsalat, roh	145
Grünkohl (Braunkohl), roh	187
Kichererbsen	340
Knollensellerie, roh	76
Kohlrabi, roh	70
Kopfsalat, roh	59
Kürbis, roh	36
Lauch (Porree), roh	103
Linsen	168
Limabohnen	360
Mangold, roh	30
Meerrettich (Kren)	57
Mungobohnen, trocken	490
Paprikaschote, roh	57
Pastinake, roh	59
Petersilienblatt, roh	149
Rosenkohl, roh	101
Rote Rübe (Rote Beete), roh	83
Sojabohnen	250
Sojamehl, vollfett	190
Sojasprossen	160
Spargel, roh	108
Spinat, roh	145
Wirsing, roh	90
Zucchini, roh	52
Zuckermais, roh	43
Zwiebel, getrocknet	110

Gemüse

Fleisch

FLEISCH UND EIER	angegeben in µg / 100 g Ware
Huhn, Leber	380
Hühnerei (Gesamtinhalt)	67
Hühnereigelb	162
Lamm, Leber	280
Rind, Leber	592
Schwein, Leber	136

Fette

NÜSSE UND SAMEN	angegeben in µg / 100 g Ware
Cashewkerne	67
Erdnusskerne	169
Haselnusskerne	71
Leinsamen, ungeschält	87
Pistazienkerne	58
Walnusskerne	77

SONSTIGES	angegeben in µg / 100 g Ware
Bäckerhefe	716
Bierhefe	3200
Kakaopulver, schwach entölt	38

Sonstiges

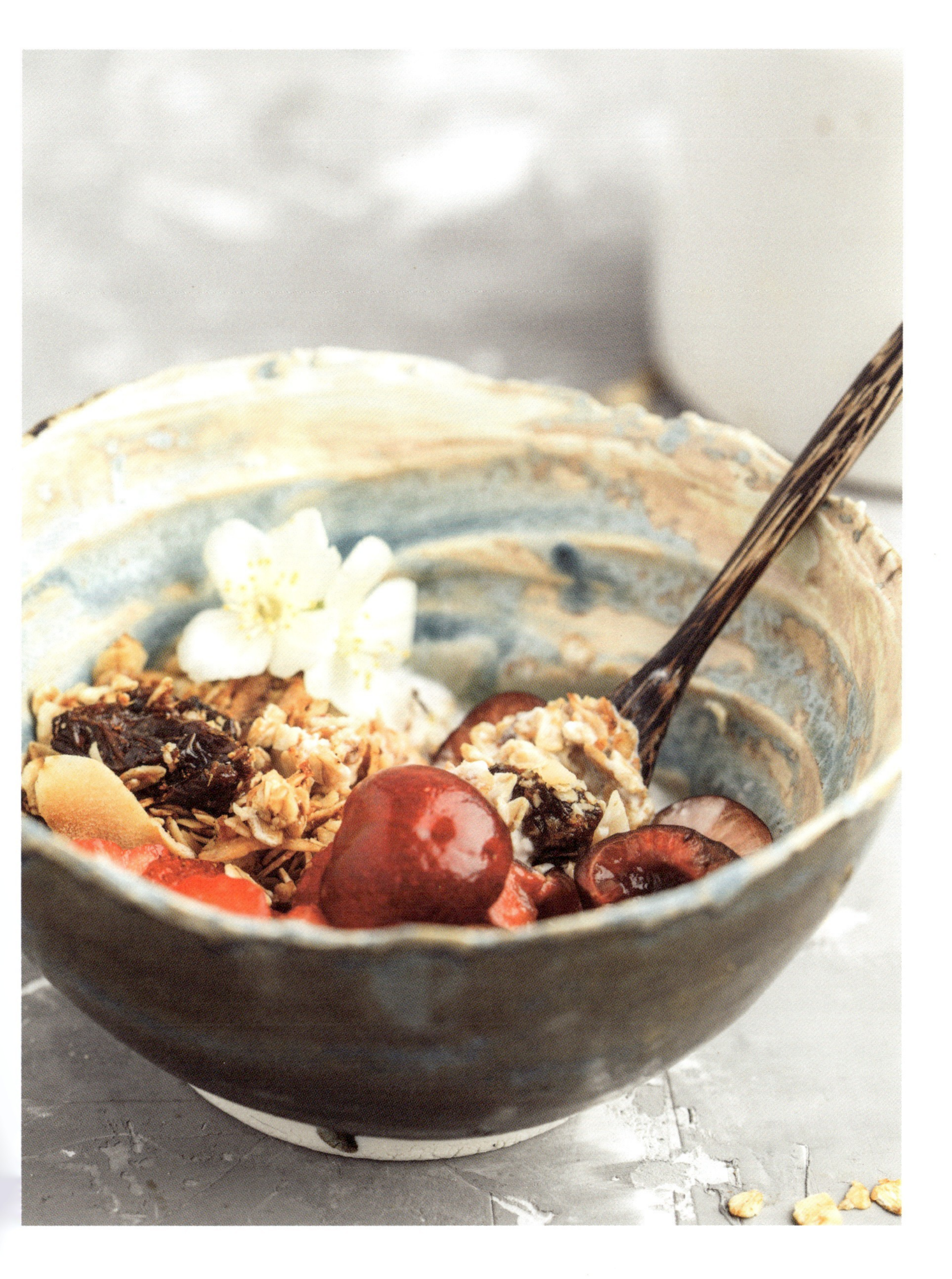

→02

Beschwerden in der Schwangerschaft

Hämorrhoiden

Ein Thema, über das nicht gerne gesprochen wird, welches aber in der Schwangerschaft leider sehr häufig vorkommt, sind Hämorrhoiden. Gründe dafür sind die Auflockerung im Beckenboden sowie der wachsenden Druck der Gebärmutter und die Weitstellung von Gefäßen.

Gründe für Hämorrhoiden sind die Auflockerung im Beckenboden sowie der wachsenden Druck der Gebärmutter und die Weitstellung von Gefäßen.

Besonders mit der Ernährung kann man in diesem Bereich eine gezielte Verbesserung bewirken. Sie sollte vermehrt auf basische Kost umgestellt werden. **Der Genuss von Fleisch, fettem Essen und zu viel Zucker ist zu reduzieren. Auch frisches Obst sollte nicht zu spät am Tag gegessen werden, da es zu viel Säure enthält.** Apfelmus oder Kompott sind besser verträglich als rohes Obst.

Sitzbäder mit Eichen- oder Weidenrinde sowie ein Vollbad mit ätherischem Lavendelöl sind eine wahre Wohltat.

Äußerlich angewendet zeigt insbesondere der **Schwedenbitter** eine positive Wirkung gegen Hämorrhoiden. Der schwedische Arzt Dr. Samst hatte mit seiner Rezeptur auch in dieser Hinsicht sehr gute Erfolge erzielt. Der Schwedenbitter ist bis heute ein altbewährtes Heilmittel und in jeder Apotheke, aber auch in meinem Shop *www.gesundmitnatur.at/myshop* erhältlich.

Die von Hämorrhoiden betroffene Stelle wird mit einem Öl eingerieben, da die in Alkohol gelöste Tinktur pur zu scharf wäre. Anschließend Schwedenbitter auf ein Wattepad geben und den Bereich mehrmals täglich damit abtupfen.

Es besteht auch die Möglichkeit, eine Schwedenbittersalbe herzustellen, diese kann bei Bedarf auf die betroffene Stelle aufgetragen werden.

SCHWEDENBITTERSALBE

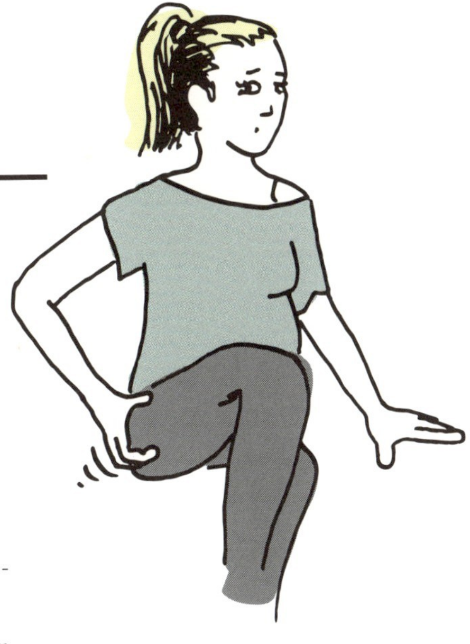

Zutaten:

- 4 g Bienenwachs
- 15 g Ringelblumenöl
- 8 g Olivenbutter
- 3 g Schwedenbitter-Tinktur

Zubereitung:

1. Bienenwachs, Ringelblumenöl und die Olivenbutter gemeinsam in einem Becherglas schmelzen.
2. Anschließend den leicht angewärmten Schwedenbitter eintropfen und so lange rühren, bis sich alles gut miteinander verbunden hat und die Salbe abgekühlt ist. Das kann schon einige Minuten dauern.
3. Die Salbe danach abfüllen.

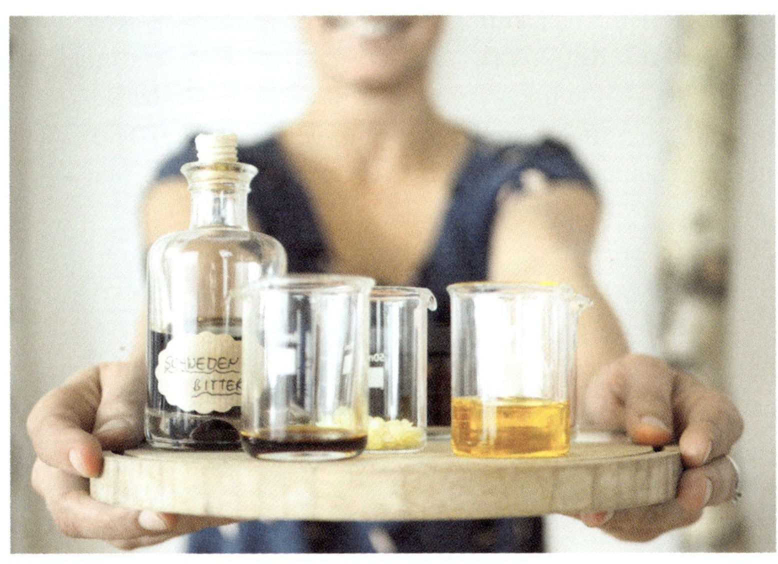

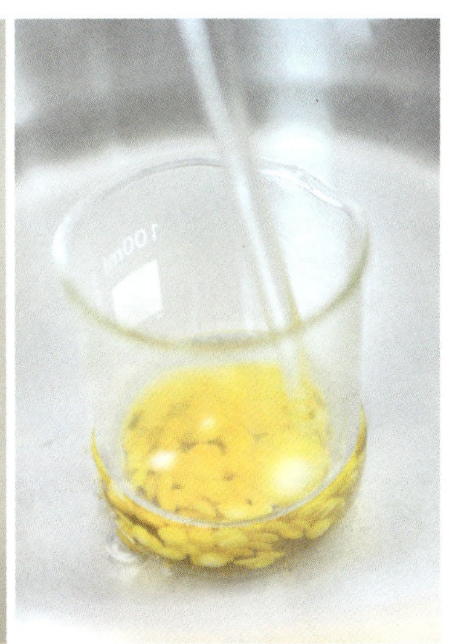

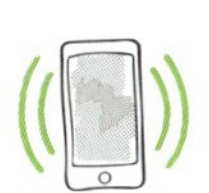

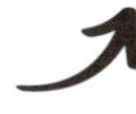

Auch dem **Schwarzkümmelöl** wird eine sehr entzündungshemmende Eigenschaft bei Hämorrhoiden nachgesagt, es kann pur aufgetragen werden. Das Besondere an diesem Trägeröl ist, dass es eine antibiotische Wirkung hat.

Ein weiteres Geschenk der Natur ist die Frucht der **Rosskastanie**. Sie ist nichts anderes als die Kastanie, die gerne im Herbst zum Sammeln für Basteleien verwendet wird. Ein VOLLBAD, → bestehend aus einer Packung (500 g) Totes-Meer-Badesalz und zwölf grob geschnittenen Kastanien, kann eine lindernde Wirkung erzielen und ist dank des hohen Seifengehalts auch noch reinigend.

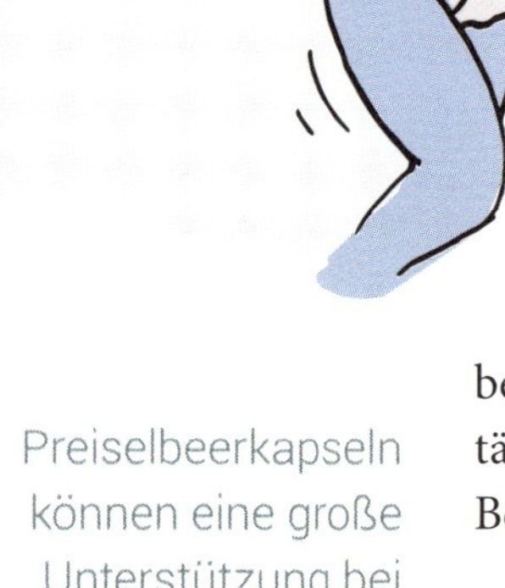

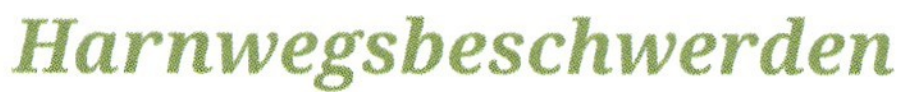

Harnwegsbeschwerden

Dass eine schwangere Frau sehr oft den Gang zur Toilette antritt, ist nichts anderes als ein natürlicher Schutz des Körpers. Denn regelmäßiges **Wasserlassen** hilft Blasenbeschwerden zu vermeiden, da es die Bakterien ausschwemmt und ihre Vermehrungsrate dadurch sinkt. Es ist daher abzuraten, den Drang zum Wasserlassen zu unterdrücken.

Wer trotzdem an einer Blaseninfektion leidet, sollte unbedingt einen Arzt aufsuchen.

Eine für mich angenehme begleitende Maßnahme ist das **Dampfsitzbad mit Zinnkraut**.

Preiselbeerkapseln können ebenso eine große Unterstützung bei Blasenentzündung und Harnwegsbeschwerden sein. Drei Mal täglich eine Kapsel eingenommen, wirkt sehr reinigend auf diesen Bereich.

Preiselbeerkapseln können eine große Unterstützung bei Blasenentzündung und Harnwegsbeschwerden sein.

Ein weiterer großer Helfer aus der Natur ist der Lavendel. Er war mir bei jeder Blasenentzündung ein treuer Gefährte. Am liebsten mochte ich das **Lavendelbad**, da das warme Wasser meine Blase wärmte und der Lavendel eine bakterientötende Wirkung hat, die innerlich, aber auch äußerlich angewendet werden kann.

Auch verschiedenste Kräutertee-Mischungen sind bei Harnwegsbeschwerden sehr zu empfehlen.

DAMPFSITZBAD MIT ZINNKRAUT

Zutaten:
- 4–5 TL Zinnkraut
- 1 l kochendes Wasser

Zubereitung/Anwendung:
1. *Das Heilkraut wird mit dem kochenden Wasser aufgegossen.*
2. *Im Bademantel setzt man sich nun über das Gefäß und lässt die Dämpfe zehn Minuten auf die Blase einwirken.*

LAVENDELBAD

Zutaten:
- 1 Beutel Totes-Meer-Salz (500 g)
- 10 Tr. ätherisches Lavendelöl
- ein Schuss Schlagobers (Sahne)

Zubereitung/Anwendung:
1. *Alles zusammen in die Badewanne geben und genießen*

BLASENTEE

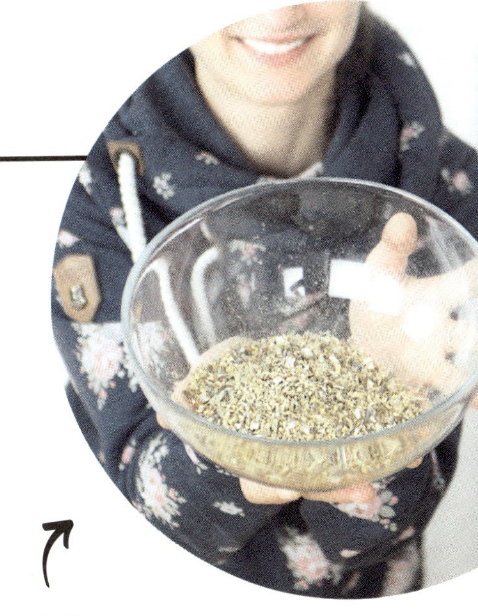

Zutaten:
- 10 g Goldrute (getrocknet)
- 5 g Holunderblüten (getrocknet)
- 2 g Lavendelblüten (getrocknet)

Zubereitung/Anwendung:
1. *Kräuter grob hacken und vermischen, in eine*
2. *Papiertüte abfüllen und gut verschließen.*
3. *Trocken und lichtgeschützt lagern.*
4. *1 Teelöffel der Mischung mit 250 ml heißem Wasser übergießen, 2–3 Tassen am Tag*

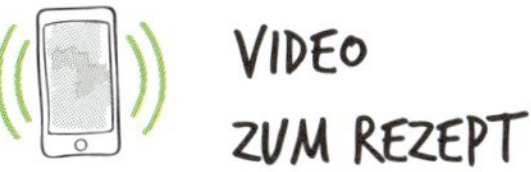

VIDEO ZUM REZEPT

Ischiasschmerzen & Kreuzbeinbeschwerden

Eine schwangere Mama sollte unbedingt auf ihren Bewegungsapparat achten, da ihre Mobilität von höchster Wichtigkeit ist.

Dass für jedes Wehwehchen ein Kraut gewachsen ist, stimmt bei vielerlei Beschwerden. Wenn jedoch ein Wirbel falsch sitzt oder das Kreuzbein verschoben ist, kann das leider kein Kraut mehr richten, dafür jedoch ein guter Physiotherapeut, Shiatsu-Praktiker, Cranio-Sacral-Therapeut, Osteopath oder Heilmasseur.

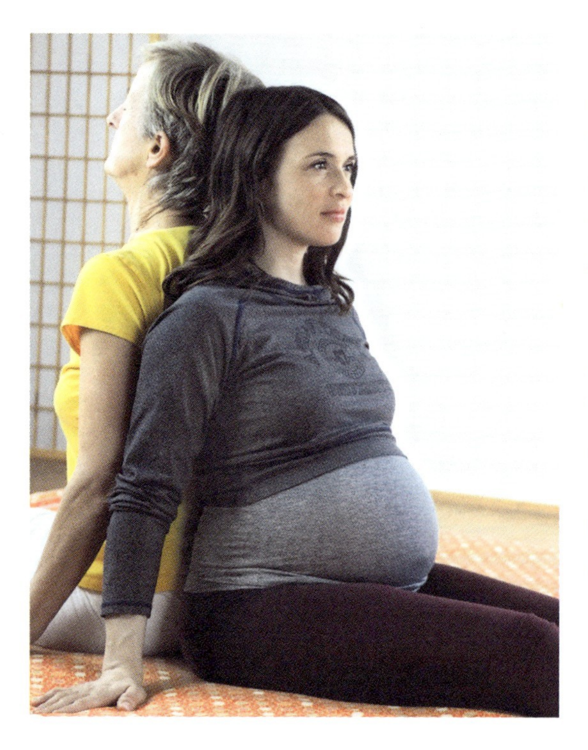

Ischiasschmerzen treten sehr häufig auf, wenn dem Körper zu wenig Ruhe gegönnt wird und er zum Beispiel durch stehende und laufende Berufe, wie in der Gastronomie oder im Verkauf, sehr in Mitleidenschaft gezogen wird. Es ist ein starker Schmerz, der vom Becken aus nach unten zieht und unbedingt behandelt werden sollte, da er von selbst meist nicht mehr aufhört. Auch durch das zunehmende Gewicht der Gebärmutter entsteht ein starker Druck auf das Iliosakralgelenk, was sehr oft zu Ischiasbeschwerden führt.

Ein verschobenes Kreuzbein ist ebenfalls keine Seltenheit und tritt mit zunehmendem Bauch häufig auf.

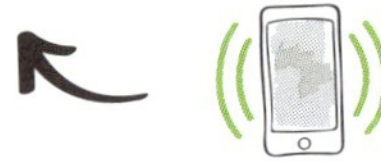

IN DIESEM VIDEO FINDEST DU PASSENDE PARTNERÜBUNGEN

Um beide Fälle so gut es geht zu vermeiden, war für mich wöchentliches **Schwangerschaftsyoga** ein fixer Termin im Kalender und ich erzielte damit beste Ergebnisse. Yoga ist ein sanfter Weg zu einem gut gedehnten Bewegungsapparat und jede Mama sollte sich diese Zeit für sich und ihr Baby gönnen.

Mit einem gut funktionierenden Körper lässt sich eine Schwangerschaft doch am besten genießen. Auch bei der Geburt kann es nur von Vorteil sein, wenn das Kreuzbein richtig sitzt und der Bewegungsapparat beschwerdefrei ist.

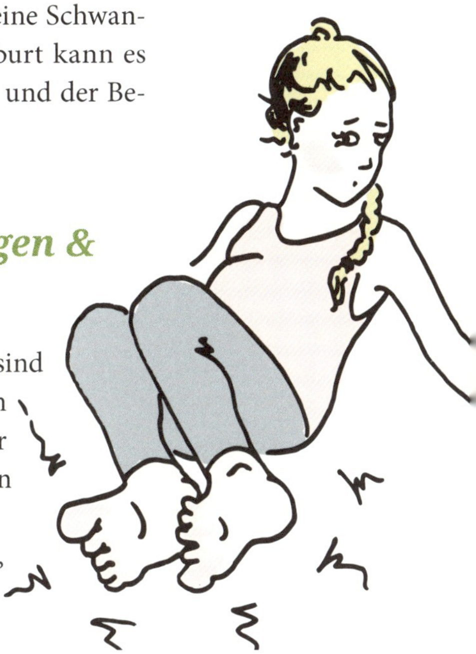

Krampfadern, Wassereinlagerungen & Venenleiden

Eine der häufigsten Schwangerschaftsbeschwerden sind Krampfadern, erweiterte Venen, die entstehen, wenn die Venenklappen nicht mehr so gut funktionieren oder beschädigt sind. Blut staut sich dadurch in den Venen und fließt langsamer zum Herzen zurück.

Krampfadern können überall im Körper entstehen, besonders häufig kommen sie jedoch in den Beinen vor. Übergewicht, eine Schwangerschaft und stehende Tätigkeiten gelten als Risikofaktoren für Krampfadern.

Meistens treten die Beschwerden mit der Gewichtszunahme in der Schwangerschaft auf. Ein großer Kugelbauch kann schon mal eine Belastung für unsere Beinchen sein und man sollte sich daher genügend Zeit nehmen, um diese so oft es geht zu entlasten.

Ein regelmäßiges **Hochlagern der Beine** tagsüber kann bei Wassereinlagerungen und Venenleiden Abhilfe schaffen. Ein extra Polster unter den Füßen während des Schlafens wirkt bei vielen Frauen ebenso Wunder.

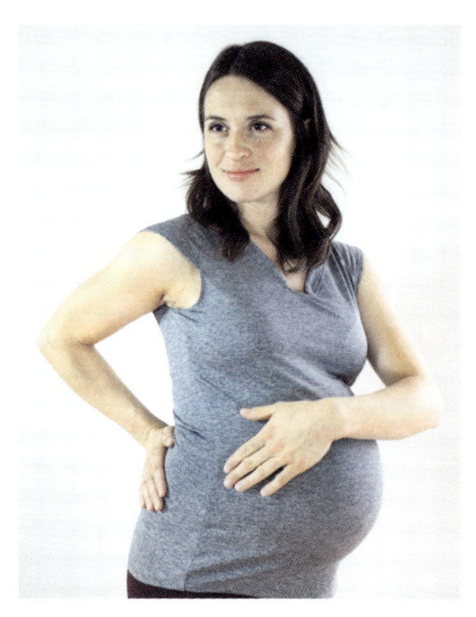

Besonders im Sommer empfehlen sich **Wechselduschen** der Ober- und Unterschenkel, da dabei die Durchblutung gesteigert wird.

Bei stärkerem Auftreten von Besenreisern oder Krampfadern sollte der Frauenarzt unbedingt informiert werden. Er verschreibt Stützstrümpfe, deren Kosten großteils die Krankenkasse übernimmt. Frauen, deren Beruf hauptsächlich im Stehen ausgeübt wird, sind diese Strümpfe sehr zu empfehlen.

Ein wohltuender **Wickel aus Topfen (Quark)** mit ein paar Tropfen ätherischem Lavendel- und Lemongrassöl wirkt bei akuten Venenschmerzen entzündungshemmend und kühlend.

IN DIESEM VIDEO FINDEST DU PASSENDE ÜBUNGEN

Aber auch die Natur meint es gut mit den werdenden Mamas, denn sie beschenkt uns reich mit natürlichen Unterstützern wie der **Rosskastanie**, deren Tinktur als Umschlag Hilfe leistet. Auch ein Venenspray ist rasch hergestellt.

Wusstest du, dass die Früchte der Rosskastanie (die Kastanien) eines der besten natürlichen Mittel gegen Krampfadern sind? Sie enthalten den sekundären Pflanzenstoff Aescin, einen Seifenstoff mit gefäßverengenden, gefäßschützenden, aber auch entzündungshemmenden Eigenschaften. Aescin erhöht zudem die Gefäßspannung sowie die Dichte der Kapillargefäße, es wirkt sozusagen zusammenziehend. Damit vermindert sich der Wasseraustritt in das Gewebe, wodurch sich die Neigung zu Schwellungen und Ödemen bei Venenbeschwerden oder Lymphgefäßschwäche verringert. Zusätzlich wird durch Aescin der Abbau der Festigungselemente in den Aderwänden gehemmt.

VENENSPRAY

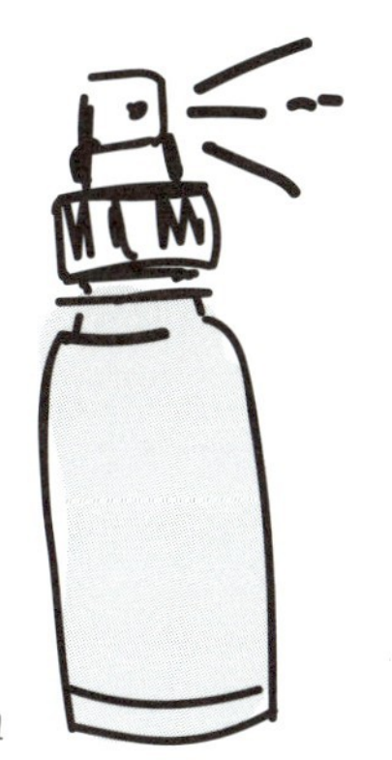

Zutaten:

- ✗ 25 % Rosskastanientinktur
- ✗ 75 % Lemongrasshydrolat

Zubereitung:

1. Rosskastanientinktur mit Lemongrasshydrolat vermischen und die Mischung in eine Sprühflasche füllen.

VENENGEL

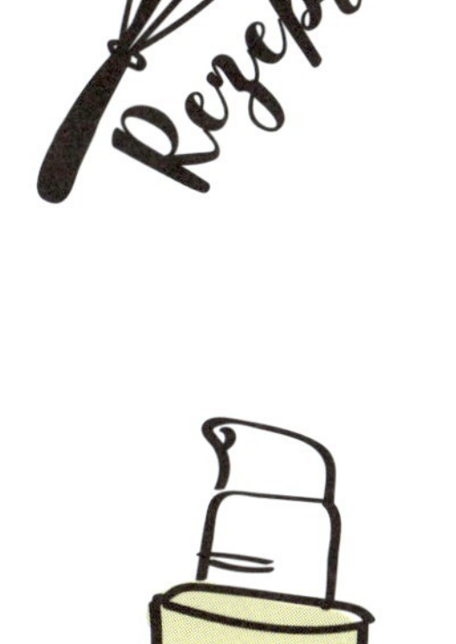

Zutaten:

- ✗ 3 g Xanthan
- ✗ 200 ml Pfefferminzhydrolat
- ✗ 60 ml Rosskastanientinktur
- ✗ optional: ätherisches Pfefferminzöl

Zubereitung:

1. In die Rosskastanientinktur wird das Xanthan gut mit einem Mini-Mixer eingerührt, bis beide miteinander verbunden und keine Klümpchen mehr vorhanden sind.
2. Anschließend wird das Pfefferminzhydrolat dazugegeben und alles noch einmal gut miteinander vermixt.
3. Auf Wunsch können noch 2–3 Tropfen ätherisches Pfefferminzöl eingerührt werden.

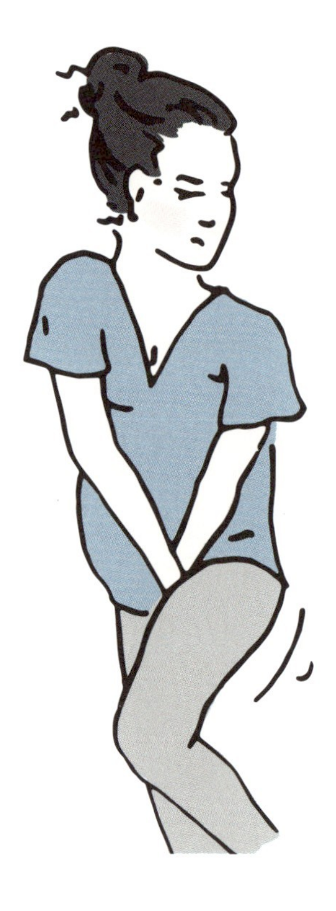

Pilzinfektion in der Scheide

Wegen der veränderten Hormonlage treten Pilzinfektionen in der Scheide während der Schwangerschaft sehr häufig auf.

Um sich vor einer solchen Infektion zu schützen, gibt es ein paar natürliche Maßnahmen, die man besonders beim Schwimmen in öffentlichen Bädern oder Seen, aber auch beim Wellnessen treffen kann.

Kalt gepresstes Olivenöl, aber auch Kokosöl wird in diesem Fall von mir sehr geschätzt, da beide Öle eine pilztötende Eigenschaft besitzen. → EIN IN OLIVENÖL ODER KOKOSÖL GETRÄNKTES TAMPON kann im Wasser einen großen Schutz bieten. Auch das ätherische **Lavendelöl** hat eine pilztötende Eigenschaft und kann gerne zum Olivenöl gemischt werden (1 Tropfen pro Tampon genügt). Man sollte es jedoch nicht pur verwenden, da die Schleimhäute sehr empfindlich sind.

Diese Maßnahme ist ein sehr guter Schutz vor einer Infektion, jedoch reicht ein Tampon nicht aus, wenn man bereits eine Pilzinfektion hat. In diesem Fall sollte unbedingt der Frauenarzt aufgesucht werden. Es gibt die Möglichkeit, Scheidenzäpfchen selbst herzustellen, aber ich rate euch, dieses Thema gemeinsam mit einer kräuterkundigen Hebamme oder einem alternativmedizinisch orientierten Frauenarzt abzuklären und keine Selbstversuche zu starten.

Schwangerschaftsschwindel

Besonders zu Beginn der Schwangerschaft kommt es häufig zu Schwindelattacken am Morgen, die sehr oft mit Übelkeit verbunden sind. Der Grund dafür ist, dass der Körper sich auf die neue Situation einstellen muss und quasi eine hormonelle Achterbahnfahrt erlebt. Der Stoffwechsel wie auch die Durchblutung gehören an den neuen Zustand angepasst und ein niedriger Blutzuckerspiegel bzw.

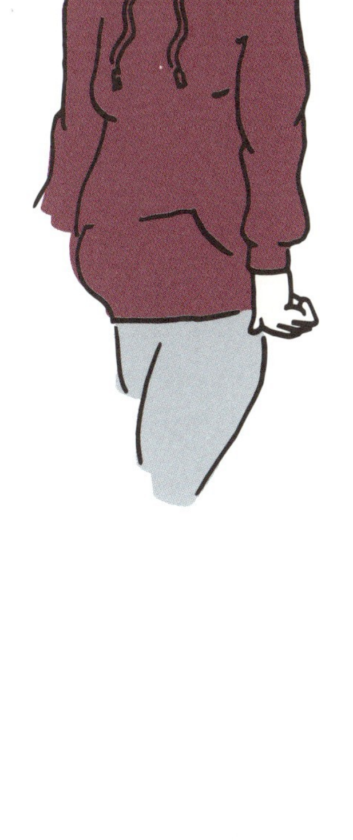

Blutdruck, die Schwindel und Ohnmachtsgefühle auslösen, sind dabei keine Seltenheit.

Auch ein zu schnelles Aufstehen führt sehr häufig zu Schwindelattacken, daher ist es wichtig, sich genügend Zeit zu nehmen und nichts zu überstürzen.

Denn genauso, wie sich dein Körper auf die neue Situation umstellen muss, haben sich auch deine Gedanken und deine Vorhaben auf die neue Situation umzustellen. Es ist sehr ratsam, in der Schwangerschaft einen schnellen Lebensstil zu entschleunigen und alles ein wenig gemütlicher als gewohnt anzugehen.

Auch wenn anfangs kaum ein Bäuchlein zu erkennen ist, sollte nicht vergessen werden, dass dein Körper und auch deine Hormone gerade Höchstleistungen erbringen. Hör auf ihn, er wird dir immer Signale senden, wenn er mehr Ruhe benötigt.

Lass auch deinen Partner an deiner neuen Situation teilhaben und mithelfen. Fange an, alltägliche Aufgaben nach und nach abzugeben und nimm jede Hilfe, die dir angeboten wird, an.

In meiner ersten Schwangerschaft gehörte ich zu den Frauen, die alles konnten und alles schafften und jegliche Angebote ablehnten nach dem Motto „Ich bin doch nicht krank, ich bin ja nur schwanger". Das kann einem am Ende ganz schön auf den Kopf fallen und irgendwann wunderte ich mich, warum mein Lebenspartner mir alles zutraute und sein Helfersyndrom reduzierter war als zuvor.

Ich war es selbst, die ihn dazu gebracht hatte mit meiner „Ich kann alles"-Philosophie. Natürlich konnte ich alles, aber mein Energiepegel war am Ende des Tages ziemlich erschöpft, und schuld daran war nur mein jederzeit demonstriertes starkes Ego.

In meiner dritten Schwangerschaft lernte ich, dass ich nicht alles können muss. Es ist wichtig, dass man als Mama auch das Ab-

Lass auch deinen Partner an deiner neuen Situation teilhaben und mithelfen.

geben von Aufgaben lernt, und ich denke heute, wahre Stärke ist, wenn man Schwäche zeigen kann und es einem gelingt, Hilfe anzunehmen, denn auch das mag gelernt sein. Aber nun zurück zum Schwindel.

Sobald du einen akuten Schwindelanfall erleidest, solltest du dich sicherheitshalber sofort setzen, damit mögliche Stürze vermieden werden. Atme tief durch und warte ein wenig ab. Denke dabei immer an den Satz: „Ich habe genauso viel Energie, wie ich brauche." Dieses kleine Ritual kann längerfristig sehr zum gesunden Wohlbefinden beitragen.

Falls dein Bauch noch nicht zu kugelig ist, kannst du deinen Kopf zwischen die Knie beugen. Diese Position sorgt für eine bessere Durchblutung des Gehirns und kann den Schwindel schnell lindern.

Wenn die Möglichkeit besteht sich hinzulegen, dann nutze diese und lagere deine Beine hoch. Am besten du stellst sie gegen eine Wand in einem 80-Grad-Winkel. So kann das Blut mit Sauerstoff rascher zurück ins Gehirn fließen.

Schwangerschaftsstreifen

Dies sind sichtbare blaurötliche Streifen in der Unterhaut. Durch eine starke Überdehnung, meist bei sehr hoher Gewichtszunahme in der Schwangerschaft, reißt das Bindegewebe. Die Färbung wird durch die darunterliegenden durchscheinenden Blutgefäße hervorgerufen. Meistens sind diese Streifen mehrere Zentimeter lang und haben eine Breite von ein paar Millimeter bis zu einem Zentimeter.

Den Trost, den ich allen aussprechen kann, ist, dass sie weder gefährlich noch schmerzhaft sind.

Das Bindegewebe ist für die Elastizität unserer Haut verantwortlich. Die darin enthaltenen Fettzellen und Kollagenfasern liegen bei

Frauen parallel nebeneinander, bei Männern hingegen sind sie fester miteinander verwoben.

Die Natur hat dies so eingerichtet, damit sich das weibliche Gewebe während einer Schwangerschaft besser ausdehnen kann.

Durch die Ausschüttung des Schwangerschaftshormons werden die kollagenen Fasern des Bindegewebes gelockert, um ein Wachsen des Bauches zu ermöglichen. Leider kann unelastisches Hautgewebe dabei einreißen, was zu ebendiesen Schwangerschaftsstreifen führt.

Warum die Haut bei manchen werdenden Mamas gar nicht reißt und bei anderen wiederum sehr stark, liegt in erster Linie an dem vererbten Bindegewebe. Bekämpfungsmittel werden natürlich produziert und angepriesen und es werden oft teure Pflegeöle gekauft, in der Hoffnung, dass der hohe Preis quasi eine Garantie dafür ist, dass das Produkt hält, was es verspricht.

Nach meinen drei Schwangerschaften und vielen Gesprächen ist für mich das Resümee: Die Streifen sind vererbbar. Man kann das Bindegewebe zwar mit täglichem Schmieren von guten Ölen pflegen, aber eine Garantie, dass es nicht reißt, gibt es nicht. Gewiss ist es jedoch eine sehr gute Unterstützung, da es die Elastizität der Haut steigert und sie samtig weich macht. Dieses tägliche Ritual ist auch sehr zu empfehlen, da man sich intensiv mit dem Bäuchlein beschäftigt.

Jedoch habe ich im Laufe meiner Schwangerschaften angefangen, von den teuren Produkten wegzukommen und beim dritten Baby habe ich ein ganz einfaches, jedoch sehr hochwertiges kalt gepresstes Bio-Kokosöl verwendet. Eines, das man in jedem Reformhaus oder Supermarkt kaufen kann und das auch in der Küche seine Anwendung findet, zum Beispiel zum Herausbraten von Palatschinken (Pfannkuchen). Aber auch meine **selbst gemachte Körpersahne** mit Monoi-Frangipani-Öl kam wegen ihres besonderen Geruchs und der Schwangerschaftsstreifen vorbeugenden Wirkung regelmäßig zum Einsatz.

Ich denke, man sollte das Öl verwenden, das man gerne riecht, bei dem man sich wohlfühlt, und sich nicht allzu viel den Kopf zu diesem Thema zerbrechen.

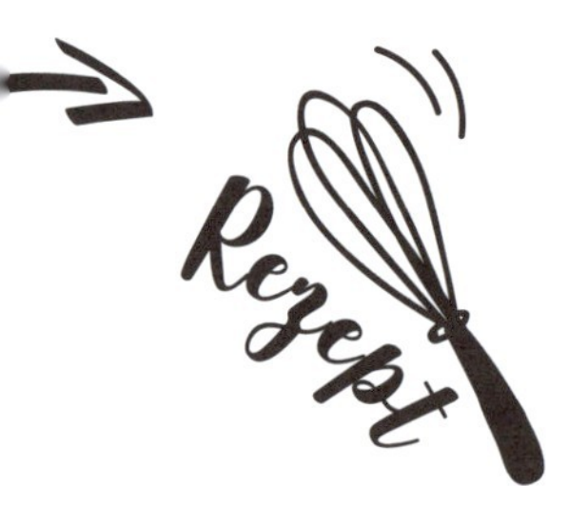

KÖRPERSAHNE

Zutaten:

- *34 g Sheabutter (empfohlen desodorierte)*
- *36 g Monoi-Frangipani-Öl (Monoi-Blüten, in Kokosöl eingelegt)*
- *15 Tr. Karottenöl (Carotinöl)*

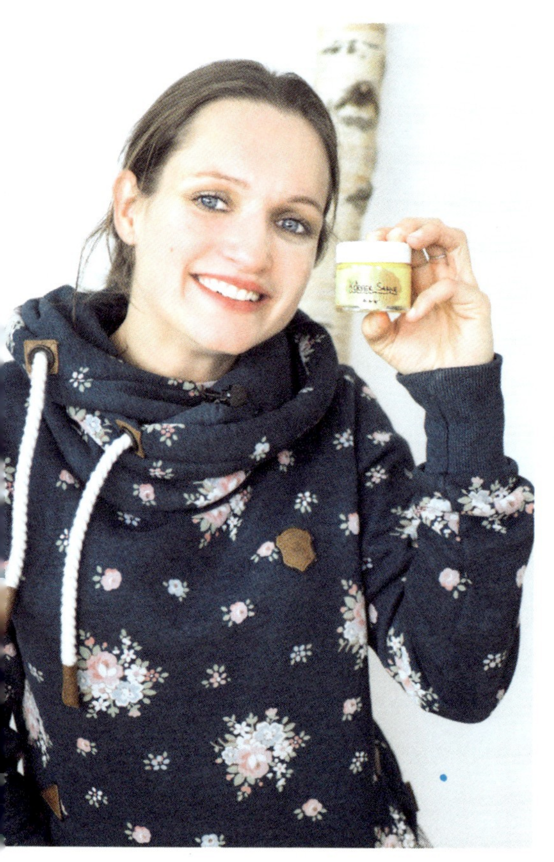

Zubereitung:

1. *Zimmerwarme Sheabutter in Stücke schneiden, in eine kleine Rührschüssel geben und kurz mit einem Handmixer vermixen.*
2. *Monoi-Frangipani-Öl nach und nach in die Sheabutter einrühren, bis sie weich und cremig wird. Ca. 5–10 Minuten auf höchster Stufe mixen.*
3. *Anschließend Karottenöl (Carotinöl) dazugeben und noch einmal verrühren.*
4. *Die Körpersahne kann nun abgefüllt werden.*

Haltbarkeit:

1 Jahr

MEIN ABSOLUTES lieblingsrezept!

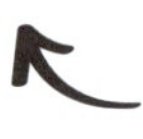
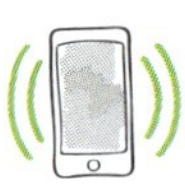

VIDEO ZUM REZEPT

Sodbrennen

Die Gebärmutter steigt im Laufe der Schwangerschaft bis zur Höhe des Rippenbogens. Da dadurch der Magen nach oben gedrückt wird, kommt es häufig vor, dass Magensäure in die Speiseröhre gelangt und dadurch Sodbrennen entsteht. Wenn man flach liegt, wie nachts beim Schlafen, tritt dieses Phänomen am häufigsten auf.

Mein absolutes Wundermittel bei Sodbrennen war **Natron**. Einfach einen gestrichenen Teelöffel Natron in ein Glas lauwarmes Wasser geben, gut verrühren und trinken. Natron neutralisiert die Magensäure und schon nach 5–10 Minuten sollte das Sodbrennen aufhören.

Auch eine **Umstellung der Ernährung** ist in diesem Fall sehr ratsam. Auf Kaffee und frische Fruchtsäfte verzichten, aber auch frisches Obst sollte zuvor etwas gedünstet werden, da es in rohem Zustand ebenfalls zu Sodbrennen führen kann. Fleisch und Süßigkeiten sind so gut es geht zu reduzieren. Man sollte versuchen, seinen Körper mit weniger Säuren zu belasten, und vermehrt zu basischen Lebensmitteln greifen, da diese das Sodbrennen verringern.

Man sollte versuchen, seinen Körper mit weniger Säuren zu belasten.

Weitere natürliche Möglichkeiten, um Sodbrennen zu vermeiden, sind schluckweises Trinken von **Fencheltee**. Auch die Zufuhr von **Magnesium oder Heilerde**, sowie **der Saft einer rohen Kartoffel** oder das **Brotscherzerl** vom klassischen Hausbrot können lindernde Maßnahmen sein.

Sehr oft wird auch schluckweises Trinken von Milch empfohlen, dies kann jedoch auch Sodbrennen auslösen und ist nicht immer die beste Lösung.

Verdauungsbeschwerden

Viele Frauen leiden in der Schwangerschaft unter Verstopfung. Der Darm wird behindert, da die Gebärmutter sehr viel Raum einnimmt. Die körperliche Muskulatur wird entspannt, um die Gebärmutter ruhigzustellen, dies führt zu einer verlangsamten Darmperistaltik. **Regelmäßige Bewegung und ballaststoffreiche Ernährung** können das Problem lindern. Wichtig ist, **genügend zu trinken**, aber auch Quellstoffe wie **geschrotete Leinsamen** sowie **Flohsamen** sind sehr zu empfehlen. Unsere heimischen Flohsamen sind die **Samen des Breitwegerich** (mehr dazu auf Seite 151) und können ebenso gerne verwendet werden. In dieser Zeit sollten auch stopfende Lebensmittel wie Karotten oder Bananen vermieden werden.

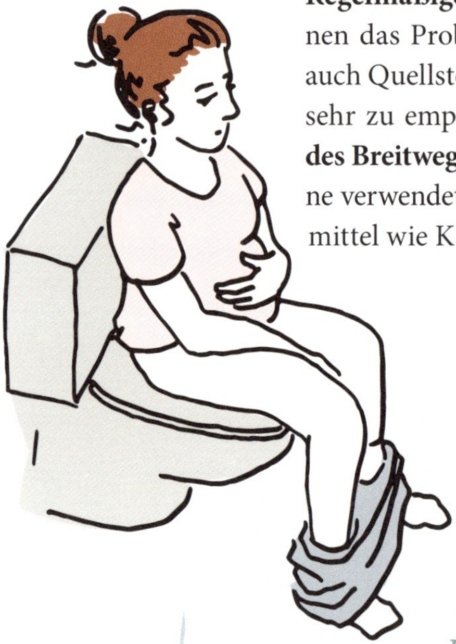

Wusstest du, dass geschroteter Leinsamen die Scheidenflüssigkeit glitschiger macht und eine alte Hebammen-Weisheit ist, dass man ab einem Monat vor Geburt jeden Tag 1 Teelöffel Leinsamen in ein halbes Glas Wasser gibt, ein paar Stunden wartet, bis sie aufgequollen sind, und dieses dann trinkt? Angeblich flutschen dann bei der Geburt die Babys raus.

Wadenkrämpfe

Vor allem ab dem zweiten Drittel der Schwangerschaft können sehr schmerzhafte Wadenkrämpfe vorkommen, die überwiegend nachts oder am frühen Morgen auftreten.

Ein stechender Schmerz schießt dann plötzlich durch die Waden, als würde man mit einem scharfen Messer gefoltert werden. Man spürt, wie sich die Muskeln verkrampfen, verhärten und unglaublich schmerzen.

Ursachen dafür sind meist ein gestörter Elektrolythaushalt und eine zu geringe Flüssigkeitszufuhr.

Ursachen für Wadenkrämpfe sind meist ein gestörter Elektrolythaushalt und eine zu geringe Flüssigkeitszufuhr.

Vermehrtes Trinken und die Aufnahme von **Mineralstoffen** durch das Essen von **Nüssen** (besonders Mandeln) und Vollkorn wirkten bei mir Wunder. Aber auch Lebensmittel wie Haferflocken, Reis, Bananen, Erbsen und Kohlrabi enthalten viel Magnesium, das Krämpfen entgegenwirkt.

Das **Schüssler-Salz Nr. 7** – *Magnesium phosphoricum* ist am Aufbau von Muskulatur, Nerven und Knochen beteiligt. Es dämpft die Aktivität von Nerven und Muskeln und lindert Krämpfe. Zehn Stück Schüssler-Salze, in heißem Wasser gelöst, kann ich euch vor dem Schlafengehen als Gute-Nacht-Getränk sehr empfehlen. Sie sind in jeder Apotheke erhältlich.

Bei akutem Krampfanfall ist es ratsam, sich auf einen Stuhl zu setzen und mit den aufgestellten Beinen kräftig hin- und herzuwackeln, sodass die Waden gut durchgeschlenkert werden. Danach das betroffene Bein ausstrecken und die Zehen langsam in Richtung Nase ziehen. Mehrmals wiederholen, bis sich der Krampf gelöst hat.

Eine weitere rasche Abhilfe ist es, etwas **Magnesiumpulver** auf der Zunge zergehen zu lassen. Du wirst sehen, das kann Wunder wirken und den Krampf schnell beseitigen.

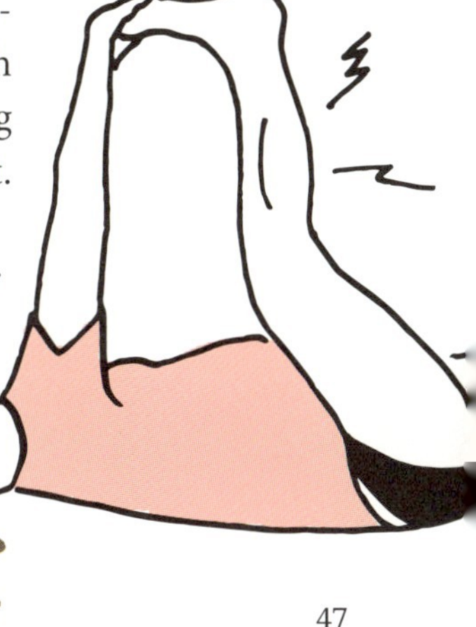

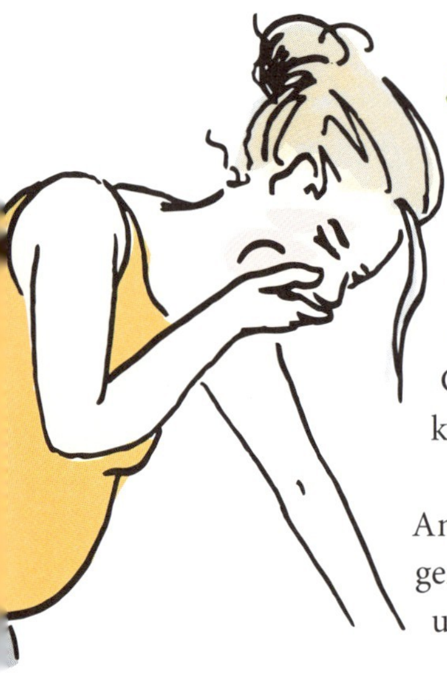

Schwangerschaftsübelkeit

Besonders viele Frauen haben zwischen der 6. und 12. Schwangerschaftswoche mit Übelkeit zu kämpfen. Grund dafür ist der Anstieg vom Schwangerschaftshormon hCG (humanes Choriongonadotropin). Der Hormonanstieg verursacht eine verminderte Muskelspannung am Mageneingang, aber auch eine starke Geruchsempfindlichkeit, worauf viele Frauen mit starker Übelkeit und teilweis auch mit Erbrechen reagieren.

Am häufigsten tritt diese schwangerschaftsbedingte Übelkeit morgens auf, da der Blutzuckerspiegel in der Früh generell niedrig ist und die Symptome deshalb verstärkt werden.

Damit der Blutzuckerspiegel konstant gehalten wird und der Stoffwechsel besser arbeiten kann, ist es ratsam **mehrere kleine Mahlzeiten** auf den Tag zu verteilen. Diese Kost sollte unbedingt **wenig Fett und Schärfe** beinhalten, da diese Komponenten zur Übelkeit führen könnten.

Aber auch **tägliche Spaziergänge** an der frischen Luft, **ausreichend Schlaf** und viele **Ruhepausen** können diese Übelkeit lindern.

Obwohl noch kein Babybauch am Beginn der Schwangerschaft sichtbar ist, leistet nicht nur der Körper, sondern auch die Psyche größte Arbeit. Ängste, dem Ungeborenen könnte etwas passieren, aber auch die Unsicherheit, wie der Arbeitgeber auf die frohe Botschaft reagieren wird, schwirren in den Köpfen vieler werdender Mamas. Man vermutet, dass der innerliche Druck und die hohen Anforderungen, die jede Schwangere an sich selbst stellt, auch mit Auslöser dieser Übelkeit sein können. Versuche dich stets in Sicherheit zu wiegen und befreie dich von deinen Sorgen, was alles Schlimmes passieren könnte, und gönne dir eine Auszeit und viel Entspannung.

Gönne dir eine Auszeit und viel Entspannung.

Es gibt auch noch andere natürliche Mittel und Methoden, die schon vielen Schwangeren bei der Übelkeit treu zur Seite gestanden sind:

- **INGWER** ist die bekannteste Pflanze gegen Schwangerschaftsübelkeit und darf bei auftretendem Schlechtsein in Form von Tee, Kapseln oder als Wasser gerne konsumiert werden.
- Die **VITAMINE B6 UND B12** können Übelkeit verringern. Natürlich enthalten sind sie in Bananen, Vollkorngetreide, Weizenkeimen, Soja, Seefisch, Kohl, Lauch, Paprika, aber auch in Milch, Sauerrahm, Ei oder Käse.
- **ZITRONENWASSER,** aber auch **GRAPEFRUITWASSER,** kann in diesem Bereich sehr unterstützend sein. Ebenso kann auch das ätherische Öl von beiden Pflanzen in der Duftlampe eingesetzt werden, ebenso innerlich ein Tropfen auf einen Liter Wasser in einer Karaffe.
- **FENCHEL-, ANIS- ODER KAMILLENTEE** sind eine weitere Möglichkeit zur Linderung von Schwangerschaftsübelkeit und können nach Bedarf getrunken werden.
- **AKUPUNKTUR** ist eine beliebte alternative medizinische Hilfe, die schon manch einer Schwangeren die Übelkeit vertrieben hat. Die Akupunktur ist eine traditionelle chinesische Heilmethode, bei der feine Nadeln in Körperregionen gestochen werden, um die Beschwerden zu lindern. Ebenso gibt es Akupressurpunkte, die du in der Schwangerschaft selbst mit der Hand drücken kannst. Es ist jedoch ratsam, sich alles genau von einem Experten erklären zu lassen.

Mitte Augenbrauen Richtung Stirnmitte pressen

AKUPRESSURPUNKTE GEGEN ÜBELKEIT 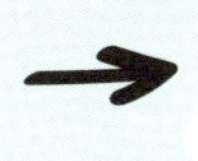

Etwas unterhalb der Mitte der Oberarme pressen

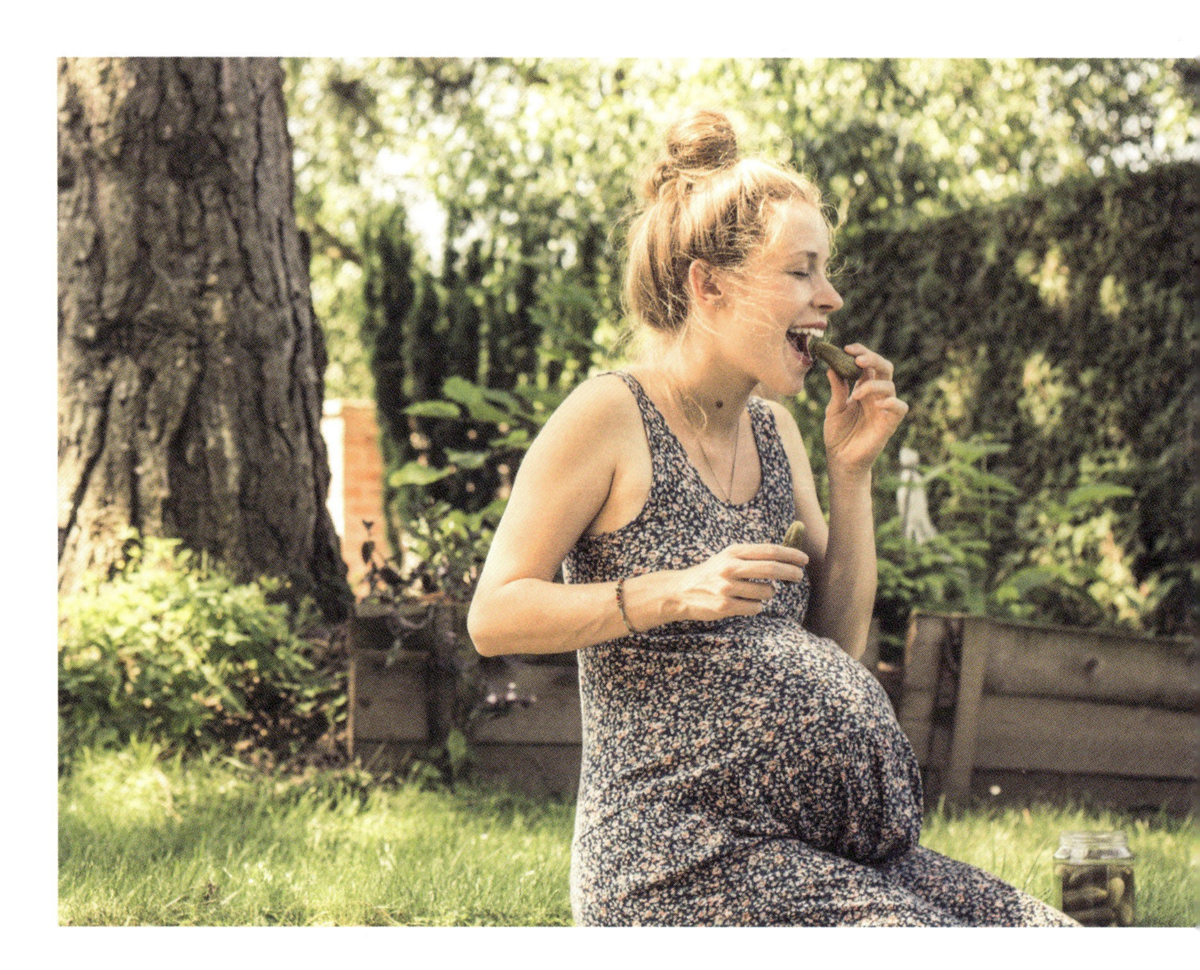

03 Wichtige Nährstoffe in der Schwangerschaft

Während der Kalorienbedarf während der Schwangerschaft nur gering steigt und man keinesfalls für zwei essen sollte, ist es bei einigen Vitaminen und Mineralstoffen ganz anders. Ihr Bedarf steigt erheblich, da sie sehr viel zum gesunden Wachstum des Babys beitragen. Eine gesunde Ernährung und ausgewogene Mischkost sind daher die beste Lösung für Mama und Bauchzwerg.

Folsäure (Folat)

Siehe Seite 26ff.

Vitamin B12

Dieses Vitamin ist wichtig für die Blutbildung sowie den Eiweiß- und Nährstoffwechsel. Es ist hauptsächlich enthalten in tierischen Produkten wie Fleisch, Seefisch, Eiern, Milch, Käse und Topfen (Quark). Es gibt aber auch pflanzliche Produkte wie die Chlorella-Alge oder das Sauerkraut sowie Wurzelgemüse wie die Karotte (Möhre) oder Rote Rübe (Rote Beete), in denen dieses Vitamin vorkommt.

Vitamin D

Besonders in der dunklen Jahreszeit soll auf reichliche Zufuhr von Vitamin D geachtet werden. Vitamin D benötigt zur vollständigen Entfaltung in der menschlichen Haut Licht, da es ansonsten in einer inaktiven Vorstufe verbleibt und seine Aufgaben im Körper nicht erfüllen kann. Deshalb ist speziell im Winter darauf zu achten, dass man genügend Spaziergänge an schönen Sonnentagen unternimmt und dabei wenn möglich die Handschuhe weglässt, damit die Aufnahme über die Haut möglich ist.

Nur sehr wenige Lebensmittel für Schwangere verfügen über einen natürlichen Vitamin-D-Gehalt. Dies sind Hering, Aal, Lachs, Margarine, Steinpilz, Sardine, Thunfisch, Rinderleber, Eigelb, Eierschwammerl (Pfifferlinge), Champignons, Emmentaler oder Butter.

Eine Vitamin-D-Gabe ist nur dann sinnvoll, wenn man keine Möglichkeit hat, Sonnenlicht zu konsumieren. Allerdings sollte sie begrenzt durchgeführt werden, da dieses fettlösliche Vitamin auch überdosiert werden kann. Bei Bedarf mit dem Arzt darüber sprechen!

Zink

Zink ist nicht nur wichtig für den Stoffwechsel, sondern sorgt auch für ein gesundes Immunsystem. In der Schwangerschaft ist der Bedarf an diesem Spurenelement erhöht. Menschen mit Zinkmangel sind außerdem anfälliger für Krankheiten. Ebenso unterstützt es die Wundheilung und sorgt für gutes Sehen.

Zink ist in Fleisch und Milchprodukten, aber auch in Eiern, Haferflocken, allen Nüssen, grünen Erbsen und Sonnenblumenkernen enthalten.

Vitamin B6

Dieses Vitamin stärkt die Nerven und Abwehrkräfte und kann über pflanzliche Lebensmittel sehr gut aufgenommen werden. Es trägt zum Aufbau des körpereigenen Eiweißes bei und ist an der Zellteilung beteiligt. Man findet es häufig in Hefe, Weizenkeimen, Hafer, Nüssen, Grünkohl, Avocado, Lauch, Vollkorngetreide, Bananen und Spinat.

Eisen

Siehe Seite 17ff.

Wusstest du, dass Vitamin C die Eisenaufnahme unterstützt und Magnesium sowie Kaffee diese hemmt?

Jod

Dieses Spurenelement ist wichtig für die Schilddrüse von Mama und Baby. Auch für das Wachstum des Kindes wird Jod vermehrt benötigt. Es ist natürlich enthalten in Meeresfischen und Milchprodukten. Aber auch jodiertes Salz wird für diese besondere Zeit sehr empfohlen. Weiters findet man Jod auch in Pflanzen wie der Kapuzinerkresse oder in Algen sowie im Isländischen Moos, das als Tee konsumiert werden kann. Bei einer gesunden Ernährung ist eine künstliche Jodzufuhr nicht nötig.

Omega-3-Fettsäuren

Sie sind ein wichtiger Faktor für die Entwicklung des Gehirns, aber auch für die Sehfunktion. Fisch ist reich an diesen Fettsäuren und kann ruhig zwei Mal die Woche gegessen werden. Es gibt aber auch sehr viele Öle, die reich an Omega-3-Fettsäuren sind, nämlich das Leinöl, Chiasamenöl, Hanföl oder Olivenöl und Rapsöl. Auf eine kalt gepresste Bioqualität ist dabei allerdings unbedingt zu achten. Auch in heimischen Nüssen wie der Haselnuss oder Walnuss findet man Omega-3-Fettsäuren.

Kalzium

Der Bedarf an diesem Mineralstoff steigt besonders im letzten Drittel der Schwangerschaft. Kalzium ist für den Knochenbau des Babys von höchster Wichtigkeit. Aber auch für den Aufbau der Zähne ist es mitverantwortlich. Über die tägliche Ernährung kann es sehr gut aufgenommen werden. Enthalten ist es in Milchprodukten, aber auch im Mineralwasser oder Pflanzen wie Brokkoli, Spinat, Grünkohl. In Form von Schüssler-Salzen kann Kalzium ebenso aufgenommen werden. Dafür ist die Nummer 1, *Calcium fluoratum*, zuständig.

Vitamin A

Die Entwicklung der Lunge des werdenden Babys benötigt Vitamin A.

Über eine gesunde Ernährung kann der Bedarf problemlos abgedeckt werden. Enthalten ist es in vielen pflanzlichen Lebensmitteln wie Karotten (Möhren), Süßkartoffel, Paprika, Mango, Butternuss-Kürbis, Grünkohl, Erbsen, Kohlrabi, Tomaten, Spinat, Pfirsich, Papaya, Löwenzahnblättern und Haferflocken.

Wusstest du, dass Vitamin A ein fettlösliches Vitamin ist und unbedingt mit Öl oder Butter kombiniert werden sollte, da es vom Körper ansonsten nicht aufgenommen werden kann?

Vitamin C

Es ist ein sehr wichtiges Vitamin für den Aufbau von Bindegewebe und zur Stärkung des Immunsystems.

Da Vitamin C vom Körper nicht selbst gebildet werden kann und der Mensch auch keinen Speicher dafür hat, ist es sehr empfehlenswert, dieses Vitamin regelmäßig zu konsumieren. Enthalten ist es in vielen Wildkräutern, aber auch in Zitrusfrüchten, Paprika, Brokkoli und Beeren sowie der heimischen Hagebutte.

Weitere Vitamin-C-Bomben sind die Acerola-Kirsche, frische Petersilie, Sanddorn, Kiwis oder Erdbeeren.

Magnesium

Dieser Mineralstoff ist sehr wichtig für das Wachstum des ungeborenen Babys und dessen Knochenbildung. In der Schwangerschaft ist der Bedarf an Magnesium erhöht und sehr oft verspürt man einen Mangel in Form von Wadenkrämpfen. Reich enthalten ist es in Vollkornprodukten, Weizenkleie, Sonnenblumenkernen, aber auch in Nüssen. Das Schüsslersalz Nummer 7, *Magnesium phosphoricum*, wird für Schwangere ebenfalls sehr empfohlen.

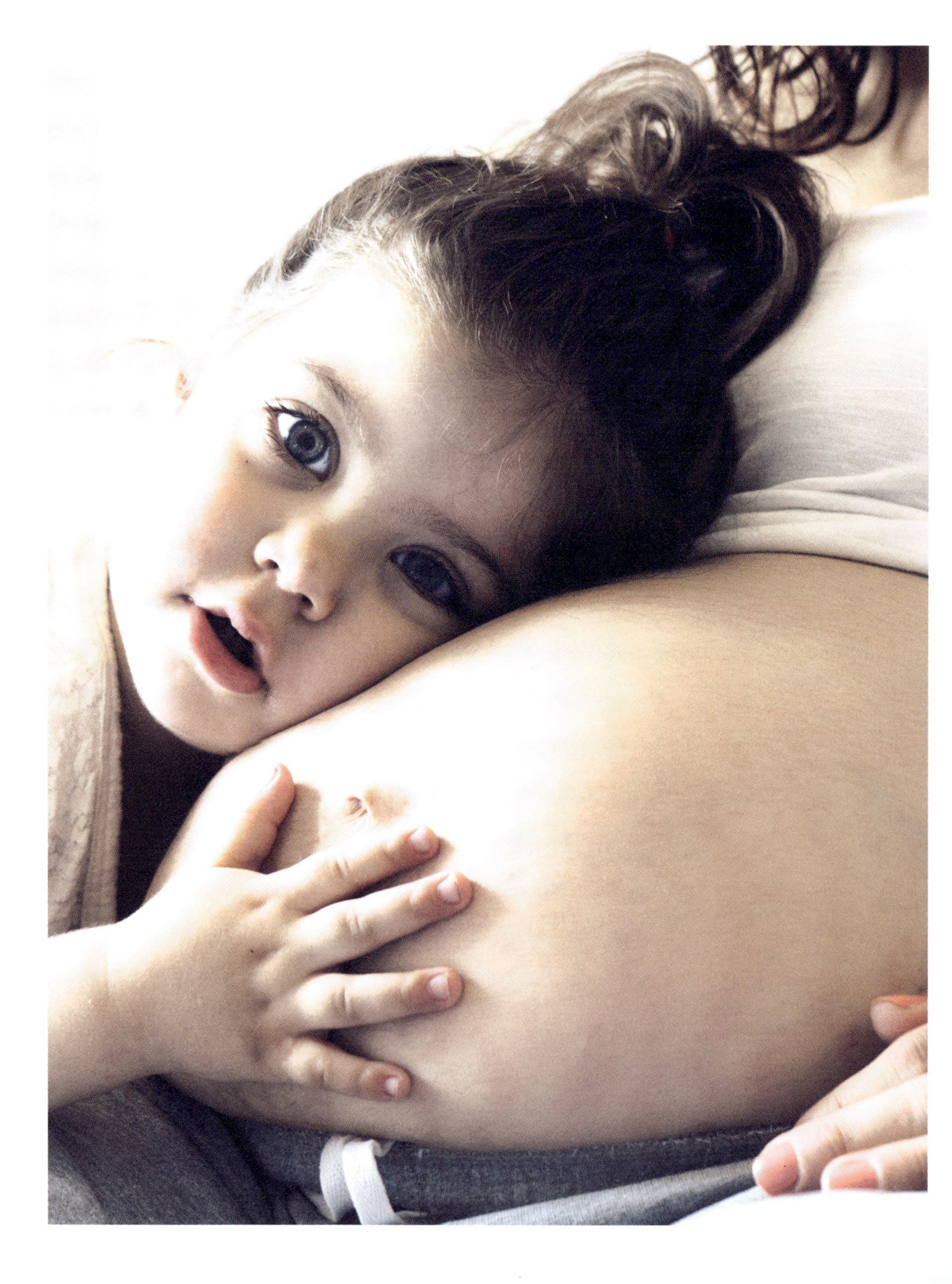

04

Geburtsvorbereitende Maßnahmen

Ich freute mich in jeder Schwangerschaft besonders darauf, endlich mit den geburtsvorbereitenden Maßnahmen beginnen zu dürfen, denn es war ein Zeichen, dass das bevorstehende Ereignis bald eintreten würde und ich meinem Baby schon wieder einen großen Schritt näher war.

Mein lang ersehnter Tag rückte näher und wie jede Mama wünschte auch ich mir, dass alles gut geht, komplikationsfrei, am besten so wie in den schönsten Filmen. Natürlich hat man besonders in der Schwangerschaft ein ausgeprägtes Pflichtbewusstsein und ein starkes Bedürfnis, jeden Rat auszuprobieren und umzusetzen, nach dem Motto: „Hilft es nicht, dann schadet es nicht."

Ich spürte die sanften Tritte im dicken Kugelbauch und war dankbar dafür, mich bald mit dem Titel Mama krönen zu dürfen.

Die unmittelbare Geburtsvorbereitung gliederte sich bei mir immer in wunderschöne Rituale, die sich täglich wiederholten. Ich trank brav meine Tasse Geburtsvorbereitungs-Tee, schmierte fleißig mein selbst gemachtes Damm-Massageöl, umgab mich mit wohlriechenden, entspannenden Düften, verwöhnte meinen Kugelbauch mit feinsten Ölen und betrachtete ihn im Spiegel mit der großen Frage im Kopf „Sehe ich dich morgen nochmal?" und der Hoffnung auf ein „Nein" als Antwort.

Wie groß war die Begierde, ab dem errechneten Geburtstermin natürliche Wehenmittel zu konsumieren, um endlich meinen Schatz in den Armen halten zu dürfen, und wie schwer fiel es mir zu akzeptieren, dass es einfach noch dauert und nicht ich den Geburtstag meines Kindes aussuche, sondern das Baby.

Ich lernte in dieser intensiven Zeit, mich in Geduld zu üben und die Stille zu genießen, einfach mal dasitzen, nichts tun und in sich hineinlauschen. Ich spürte die sanften Tritte im dicken Kugelbauch und war dankbar dafür, mich bald mit dem Titel Mama krönen zu dürfen.

Die natürliche Geburtsvorbereitung

- Um das Gewebe der Geburtswege weich und elastisch zu machen, kann ab der 34. Schwangerschaftswoche eine Tasse **Himbeerblättertee** pro Tag getrunken werden. Bei einer Tendenz zu vorzeitigen Wehen oder einer Schwäche des Muttermundes sollte damit frühestens drei Wochen vor Geburtstermin begonnen werden.
- Ab der 32. SSW beginnen viele Frauen mit der **Massage des Dammgewebes.** Mit der Förderung der Durchblutung wird das Gewebe weich und elastisch.
- Um die Scheidenflüssigkeit *glitschiger* zu machen, werden **geschrotete Leinsamen** empfohlen (*Anwendung siehe Verdauungsbeschwerden Seite 46*).
- Ein sehr erfolgreicher Weichmacher der Gebärmutter ist das **Heublumen-Dampfsitzbad**.
- Um eine künstliche Einleitung zu vermeiden, kann man wehenanregende Mittel wie **Nelkenöl** oder **Rizinuscocktail** einsetzen. Dies solltest du jedoch zuvor unbedingt mit deiner Hebamme abklären und zusammenstellen.

DAMM-MASSAGEÖL

Zutaten:

✗ 20 ml *Johanniskrautöl*
✗ 30 ml *Weizenkeimöl*
✗ 3 Tr. *ätherisches Muskatellersalbeiöl*
✗ 4 Tr. *ätherisches Rosenöl*
✗ 3 Tr. *ätherisches Lavendelöl*

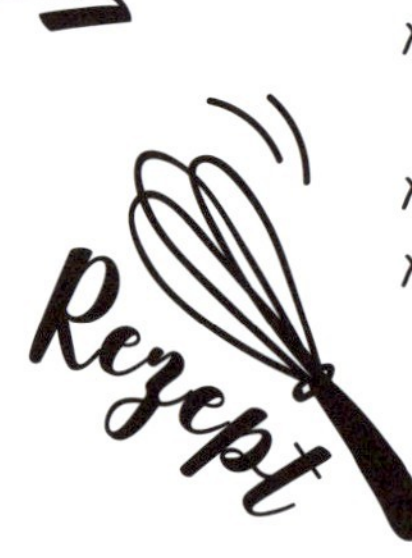

HEUBLUMEN-DAMPFSITZBAD

Zubereitung:

Etwas kochendes Wasser mit Heublumen in einen Kübel (Eimer) füllen und sich auf den Kübel setzen. Der Dampf steigt auf und lockert die Gebärmutter. (Kann mehrmals verwendet werden!)

Wie man Brüste für das Stillen „abhärten“ kann

Da nach der Geburt ein regelmäßiges Stillen auf der Tagesordnung steht, empfiehlt es sich, die Brüste schon etwas darauf vorzubereiten. Durch das ständige Saugen können wunde Warzen entstehen, was große Schmerzen beim Stillen verursachen kann.

Es lohnt sich aber, in diesem Fall trotzdem weiterzustillen, denn die Brüste gewöhnen sich relativ rasch an die neue Situation und die anfänglichen Beschwerden klingen mit der Zeit ab und verschwinden dann komplett.

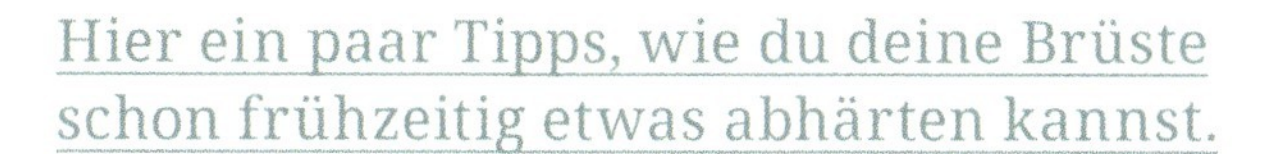

Hier ein paar Tipps, wie du deine Brüste schon frühzeitig etwas abhärten kannst.

- Regelmäßig mit kaltem und rauem WASCHLAPPEN die Brüste waschen.
- KEINEN BH MEHR TRAGEN, denn das Scheuern auf der Kleidung macht die Brüste widerstandsfähiger.
- Abtrocknen mit einem RAUEN HANDTUCH.
- Die Warzen regelmäßig zwischen Daumen und Zeigefinger fassen und dabei fleißig ROLLEN.
- Versuche einen TROPFEN VORMILCH AUSZUSTREIFEN. Du umfasst die Brust mit einer Hand und streifst sie mit leichtem Druck nach vorne aus. Am Warzenhofrand wird dann kräftiger zusammengedrückt und sehr oft kommt danach ein Tropfen Milch raus. Die Milchgänge werden so freigelegt und aktiviert.

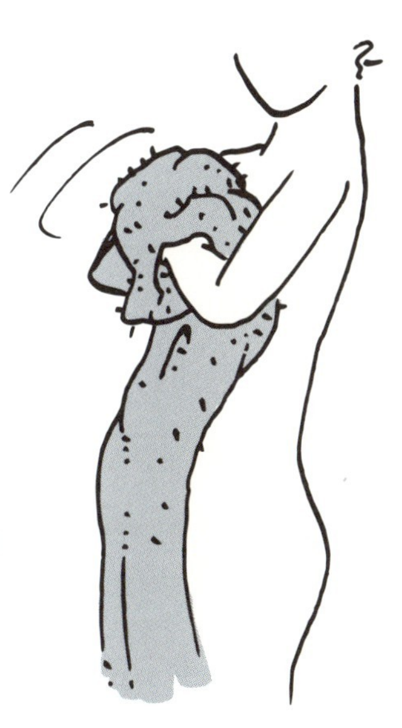

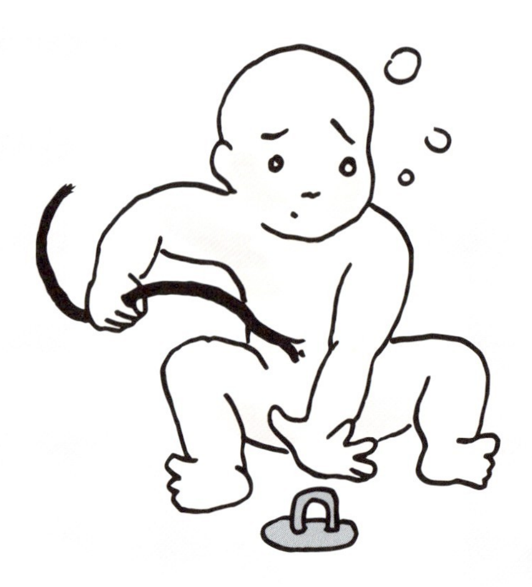

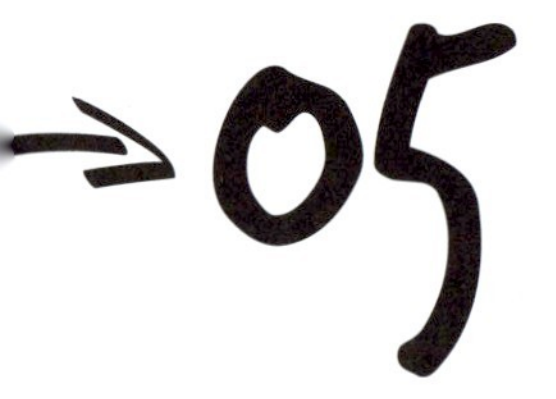

Die Geburt

Endlich ist es so weit. Die ersten Geburtswehen setzen ein und das Kugelbauchdasein hat bald ein Ende. Jede Wehe bringt dich deinem Baby einen Schritt näher, Grund genug, sich über diese letzte intensive Phase zu freuen, ihr positiv gegenüberzutreten und vor allem richtig zu veratmen.

Am Anfang sind die Eröffnungswehen und wie der Name schon sagt, leiten sie die bevorstehende Geburt ein. Diese Wehen sind sehr gut erkennbar, denn im Vergleich zu den Vorwehen treten sie in regelmäßigen Abständen, anfangs meist von circa 20 Minuten auf. Diese Wehen sind schon sehr intensiv und schmerzhaft, denn durch sie wird der Muttermund vollständig geöffnet.

Besonders in der ersten Schwangerschaft ist man sich nicht klar über den Ernst der Lage, es ist daher sehr wichtig, seiner inneren Stimme zu vertrauen und bei starkem Drang ruhig eine Hebamme aufzusuchen, denn sie kann sehr gut einschätzen, ob es an der Zeit ist, ein Spital aufzusuchen oder alles für die Hausgeburt vorzubereiten. Hör auf dich und tu alles, damit du dich wohl und sicher fühlst, denn schließlich geht es jetzt nur mehr um dich und dein Baby.

Wichtig ist immer, die Wehen gut zu veratmen. Für mich war die Badewanne jedes Mal eine Wohltat, denn im Wasser konnte ich mich gut entspannen und fühlte mich geborgen. Außerdem verspürte ich das starke Bedürfnis, noch einmal die Haare zu waschen und die Beine zu rasieren, mich quasi frisch zu machen für mein großes bevorstehendes Ereignis. Ob im Gehen, Stehen, Sitzen oder Liegen, beim Frühstücken oder einem Telefonat mit deinem Lieblingsmenschen, es gibt viele Ablenkungsmanöver, wie man sich die Zeit vertreiben kann.

Sei optimistisch und freue dich, beobachte noch ein letztes Mal deinen wunderschönen Bauch im Spiegel und genieße das Hier und Jetzt, den besonderen Moment, auf den du so lange gewartet hast.

Sei optimistisch und freue dich, beobachte noch ein letztes Mal deinen wunderschönen Kugelbauch im Spiegel und genieße das Hier und Jetzt, den besonderen Moment, auf den du so lange gewartet hast.

Ist der Muttermund vollständig geöffnet, beginnt eine neue Phase der Wehen, nämlich die Austreibungswehen. Dein Baby tritt nun durch dein Becken durch, deshalb werden diese Wehen als die schmerzhaftesten empfunden und kommen meist in sehr kurzen Abständen. Die meisten Frauen verspüren bei diesen Wehen schon einen sehr starken Drang zu pressen, aber es ist auch in diesem Fall sehr hilfreich, wenn man auf die Anweisungen der Hebamme vertraut, denn nun heißt es haushalten mit seinen Kräften und diese zielführend einsetzen, damit deine Energie bis zum Schluss erhalten bleibt.

Meditation

Eine kleine Geburtsmeditation

Dass man bei einem intensiven Geburtserlebnis meditieren kann, klingt für viele absurd, aber ich kann euch erfahrungsgemäß sagen, dass es ein wunderschönes Erlebnis ist und meine Schmerzen dadurch erträglich waren. Die Kraft der Gedanken kann wahrhaft manchmal Wunder wirken.

Während der Geburt stellte ich mir vor, dass nun die Seele meines Babys bewusst und endgültig in seinen Körper wandert und das wunderbare kleine Wesen bald in meinen Armen liegt.

Es war ein großer schützender Lichtstrahl, den ich mir beim Einatmen vorstellte. Er berührte von oben sanft meinen Kopf, wanderte hinab zu meinem Bauch und bei den Füßen wieder raus. Dieser Strahl begleitet die kleine Seele auf ihrem Weg in den Körper und unterstützt uns, dass wir schnell zueinanderfinden und gemeinsam den intensiven Geburtsprozess schaffen. Je tiefer ich einatmete, desto stärker und schützender wurde dieser Strahl. Ab dem Zeitpunkt, wo meine Austreibungswehen sehr heftig zu werden begannen, schloss ich meine Augen und versuchte nur mehr an das zu denken. Ich regulierte meine Atmung und konzentrierte mich darauf, dass diese intensiv blieb, denn ein Hecheln oder gar Luft-anhalten ist in solch einer Situation alles andere als förderlich.

Bald kommst du, bald bist du bei mir und liegst in meinen Armen und bis dahin vertraue ich auf unsere erste Zusammenarbeit und auf meinen Körper, denn er wurde dafür geschaffen eine komplikationsfreie Geburt zu meistern.

Im Nachhinein jedoch stellte sich heraus, dass ich diesem Schmerz tatsächlich gewachsen war, es wahrhaftig überstanden habe und unheimlich stark bin. Wow, wir Frauen können extrem zäh sein und wenn es um unsere Kinder geht, dann gehen wir durch die Hölle, ohne uns dabei zu verbrennen.

Meine natürlichen Geburtsbegleiter
„Ich packe in meinen Koffer ...“

Neben den besten Anweisungen meiner Hebammen sowie dem großen Urvertrauen zu mir selbst und meinem Baby gab es noch weitere Helfer, auf die ich nicht verzichten würde und die ich jeder Mama sehr empfehlen kann.

Stelle dir dieses Paket am besten schon vor der Geburt zusammen und gibt deinem Partner die Verantwortung dafür, dass es sicher mit in den Kreißsaal kommt.

01.

ARNICA MONTANA GLOBULI haben eine blutstillende Wirkung und waren mir nach jeder Geburt eine große Hilfe, um den Wochenfluss zu regulieren. Die Globuli sowie die genaue Anleitung über die Dauer der Einnahme bekommst du in der Apotheke.

02.

Während der Geburt ist es ratsam, einen Liter FRAUENTEE zu trinken. Meine persönliche Mischung bestand aus **Schafgarbe, Frauenmantel, Himbeerblättern und Brombeerblättern sowie Melisse** zu je gleichen Teilen. Dazwischen immer genügend Wasser trinken. Der Frauentee lockert die Gebärmutter und macht sie weich.

03.

Wenn die Kraft nachlässt, dann empfehle ich dir TRAUBENZUCKER. Einfach unglaublich, wie viel Power man durch ihn wieder gewinnt. Schließlich sollte man nicht vergessen, dass eine Geburt ein großer Kraftakt für Mama, aber auch für das Baby ist. Traubenzucker wird auch gerne im Kreißsaal zur Verfügung gestellt, wer jedoch eine spezielle Lieblingssorte hat, sollte diese unbedingt in die Kliniktasche packen.

04.

Mein PAINKILLER ist eine ÄTHERISCHE ÖLMISCHUNG, die ich bei jeder Geburt dabei hatte. Sie besteht aus **Mandelöl, ätherischem Lavendelöl, ätherischem Rosenöl, ätherischem Neroliöl** und **ätherischem**

Jasminöl. Bei starken Wehenschmerzen wird damit der Unterbauch massiert. Lavendel weist eine schmerzstillende und beruhigende Wirkung auf, Rose ist ebenfalls sehr beruhigend und harmonisierend und Neroli ist in der Aromatherapie das Notfallsöl schlechthin, besonders gut bei Schock, Stress, Ängsten usw. Jasminöl stimuliert die Gebärmutter und lindert den Wehenschmerz.

Rezept

ÄTHERISCHE ÖLMISCHUNG „PAINKILLER"

Zutaten:

- *40 ml Mandelöl*
- *10 Tr. ätherisches Lavendelöl*
- *10 Tr. ätherisches Rosenöl*
- *10 Tr. ätherisches Neroliöl*
- *10 Tr. ätherisches Jasminöl*

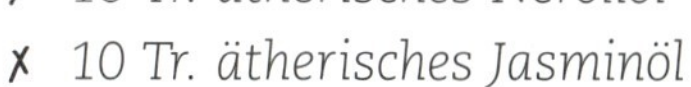

FRAUENTEE

Zutaten:

Schafgarbe, Frauenmantel, Himbeerblätter und Brombeerblätter sowie Melisse zu je gleichen Teilen.

ICH PACKE IN MEINEN KOFFER …
X ARNICA MONTANA GLOBULI
X FRAUENTEE
X TRAUBENZUCKER
X ÄTHERISCHE ÖLMISCHUNG

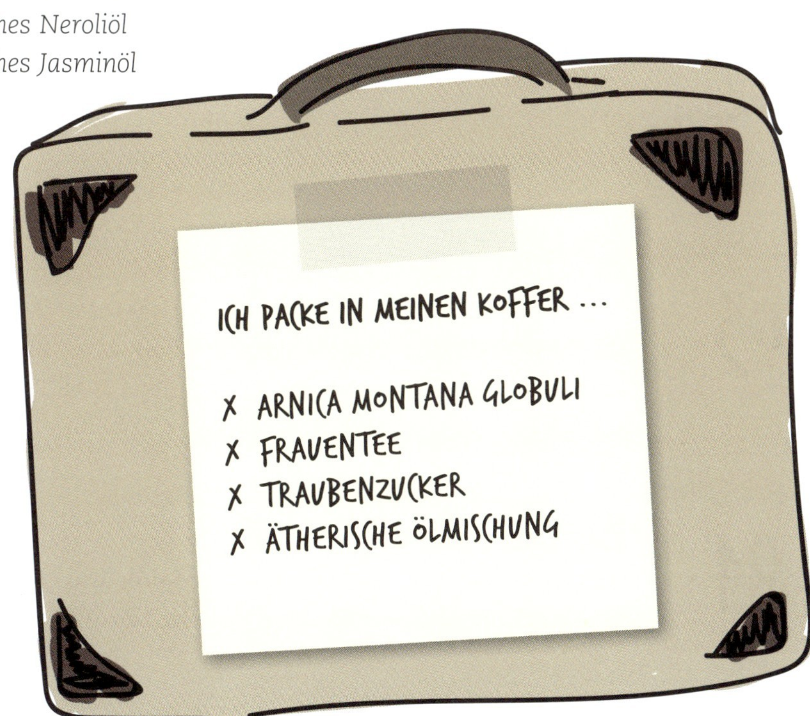

PERSÖNLICHER BERICHT MEINER GEBURTEN

Meine drei Geburten: *Saugglocke, Spontangeburt und Wassergeburt*

Man könnte meinen, nach jeder Geburt weiß man, wie es funktioniert, und beim nächsten Mal ist man besser darauf vorbereitet, da man ja schon Erfahrungen gesammelt hat und dadurch Signale für die nächste Geburt besser erkannt werden können.

Bei mir war dies jedoch nicht der Fall, denn neben meinen ersten 14 Stunden Geburt, die mit der Saugglocke endete, folgte eine Sturzgeburt mit sagenhaften acht Minuten im Kreißsaal und eine ungeplante Wassergeburt von circa drei Stunden. Drei Geburten, die unterschiedlicher nicht sein hätten können, aber trotzdem zum Glück alle auf natürliche Weise zu meistern waren.

Eine angenehme persönliche Erfahrung, die ich bei zwei Geburten erleben durfte (bei der Sturzgeburt war es zeitlich bedingt nicht möglich) und die ich jeder Mama sehr empfehlen kann, möchte ich gerne mit dir teilen.

Es gibt gewiss Themen, die unausgesprochen bleiben, da sie den Betroffenen meist peinlich sind. Außerdem denken viele Mamas, dass es nur ihnen passiert ist, dieses kleine Malheur und niemandem sonst. Und wahrscheinlich genau deshalb wird dieses Thema förmlich totgeschwiegen und sorgt im Kreißsaal manchmal für ziemliche Verwunderung und inneren Aufruhr, wenn man damit konfrontiert wird.

Und genau aus diesem Grund möchte ich zu diesem Thema Stellung nehmen, da ich zum Glück eine sehr direkte und offene Freundin habe, die sich damals kein Blatt vor dem Mund nahm und mich während meiner Schwangerschaft perfekt darüber aufklärte.

DIE REDE IST VOM UNGEWOLLTEN STUHLGANG. *Besonders bei langen Geburten kommt es häufig vor, dass bei heftigem Pressen unerwartet Stuhl rausgedrückt wird, und das natürlich vor der ganzen Belegschaft. Sehr oft bekommt man es nicht einmal mit und merkt es erst, wenn die Hebammen sauber machen oder der Partner einen Schritt zurückweicht. „Es ist nichts Schlimmes, kommt vor und gehört zu einer natürlichen Geburt", wird einem mit gütigen Worten erklärt. Peinlich bleibt es trotzdem und sehr oft beginnt dann die Angst beim Pressen, dass dieses Malheur erneut passieren könnte.*

Eine Freundin von mir hat mir bei einem Schwangerschafts-Kaffeekränzchen geraten, mir einen Einlauf im Kreißsaal geben zu lassen, damit man befreit ist von diesen unangenehmen Sorgen und sich voll auf die Wehen und das Pressen konzentrieren kann. Auch nach der Geburt wird man zusätzlich für diese Entscheidung belohnt, da der große Gang aufs Klo für die nächsten Tage mit großer Wahrscheinlichkeit ausbleibt.

Wie ehrlich, aber auch wie schräg das Ganze für mich klang. Ist denn eine Geburt nicht schon mühsam genug, wie kann man sich da noch freiwillig einen Einlauf geben lassen? Mit leichtem Schmunzeln beließen wir das Thema, aus dem Kopf ging es mir jedoch nie. Nicht einmal an dem Tag, an dem mein Baby zur Welt kam und ich im Kreißzimmer auf und ab ging, um fleißig meine Wehen zu veratmen.

Und nun war es tatsächlich so weit, ich konnte es einfach nicht lassen. Die Zustimmung in den Augen meiner Freundin war bei diesem Thema einfach zu groß und sie hatte es bei ihren drei Geburten jedes Mal durchgezogen. Was sollte da noch dagegen sprechen.

Ich ließ mir den ganzen Vorgang genau erklären und verwunderlicher Weise waren die Hebammen nicht einmal abgeneigt von meinem Plan. Ein Einlauf geht sehr schnell vonstatten, da Flüssigkeit, wie in meinem Fall lauwarmes Wasser, vom Anus in den Darm geleitet wird. Dies geschieht mit einem Plastikrohr und verläuft völlig schmerzfrei. Der beste Ort für einen Einlauf ist das WC selbst, denn schließlich dauert es nicht lange und der Stuhlgang beginnt. Man soll ihn so lange als möglich zurückhalten, damit der Darm besser entleert werden kann, aber für mich war es wichtig, dass ich mich wohl dabei fühlte. Schon 30–60 Sekunden später befreite ich mich von meinen großen Sorgen, ungewollt etwas Falsches herauszupressen, und mir ging es danach wirklich wunderbar.

Auch die Vorstellung daran, dass ich wahrscheinlich die nächsten zwei Tage mich nicht entleeren musste, war eine wahre Erleichterung. Nach der Geburt startet nämlich der Wochenfluss, der anfangs sehr intensiv sein kann. So intensiv, dass eine normale Binde, wie wir sie kennen, zu wenig wäre, da der Blutverlust viel höher ist als bei einer normalen Regelblutung. Auch im Fall eines Dammrisses oder Dammschnittes können zwei Tage ohne Stuhl schon eine große Erleichterung sein, da das Reinigen wegen der offenen Wunde meist schmerzhaft ist.

Mein Fazit zu diesem Thema ist, dass meine Freundin mit ihrer Behauptung absolut recht hatte und ich es bei einer komplikationsfreien Geburt jedes Mal wieder so machen würde.

Ja, eine Geburt ist etwas Besonderes, etwas Schönes und das Spannende daran ist, dass man den Ablauf in keinster Weise vorhersagen kann, außer im Falle eines geplanten Kaiserschnitts.

Alles ist bei der nächsten Geburt anders und das ist gut so, denn wenn man einmal eine Horror-Geburt hinter sich hat, heißt das noch lange nicht, dass man wieder gefährdet ist. Wichtig ist, dass man die Situation annimmt, so wie sie kommt, ihr offen gegenübersteht, mit der Überzeugung, dass sie zu meistern ist. Falls doch unüberwindbare Hürden im Wege stehen, dann dürfen wir uns dankbar schätzen, in einem Wohlstandsland zu leben, wo die medizinische Versorgung auf höchstem Niveau ist und uns stets beiseitesteht.

Der Wochenfluss

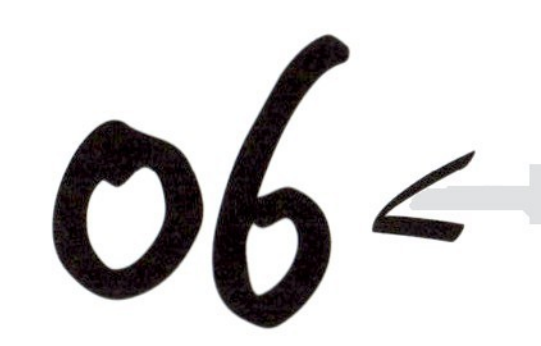

Plazenta – Wundermittel in der Homöopathie und Nährer vom Baum des Lebens

Dein Baby ist endlich da und eine spürbare Erleichterung und freudiges Aufatmen macht sich im Raum breit. Ein Moment, der für jede Mama unvergesslich ist, so intensiv, so wunderschön, unmöglich, die Ansammlung solcher Gefühle in Worte zu fassen.

So ziemlich jeder Schmerz ist vergessen und die Faszination über den neuen Erdenbürger und das Wunder an sich ist so bezaubernd, dass man fast vergisst, dass es da noch etwas gibt, eine Kleinigkeit, die noch rausmuss, zur Abwechslung jedoch relativ sanft und meist schmerzfrei.

Eine Geburt ist erst dann abgeschlossen, wenn auch die Nachgeburtsphase vorüber ist. Denn auch die Plazenta muss sich lösen und findet meist eine halbe Stunde nach dem Baby den Weg aus dem Körper.

Für viele Mamas ist die Plazenta, auch Mutterkuchen genannt, etwas ganz Besonderes, es gibt sogar ein Ritual, das auch heute noch weit verbreitet ist.

Für viele Mamas ist die Plazenta, auch Mutterkuchen genannt, etwas ganz Besonderes, es gibt sogar ein Ritual, das auch heute noch weit verbreitet ist, nämlich dem Baby einen Geburtsbaum zu pflanzen. Genährt vom Mutterkuchen, der darunter begraben wird.

Aber auch in der Homöopathie hat die Plazenta einen großen Stellenwert, denn aus einem kleinen Teil von ihr (gerade ein paar Gramm) können ein Leben lang für Mama und Kind Plazentaglobuli angefertigt werden. Diese sind jedoch nur personalisiert für das Kind, dessen Plazenta es ist, und nicht für seine Geschwister und den Rest der Verwandtschaft.

Das Einsatzgebiet der homöopathischen Globuli ist sehr vielschichtig. Es reicht über physische und psychische Probleme, vom Babyalter angefangen, bis hin zu Wechseljahrbeschwerden, wenn dein Baby einmal eine reife Dame ist.

Man muss jedoch wissen, dass bereits vor der Geburt ein kleines Fläschchen mit Glycerin in den Kreissaal mitgebracht werden muss, denn ein circa haselnussgroßes Stück wird von der Plazenta abgenommen und sollte sofort darin eingelegt werden. Innerhalb von ein paar Tagen kommt es zur Apotheke, die daraus Globuli herstellt. Das Glycerin bekommst du ebenfalls von der Apotheke, genauso wie reichlichst Unterlagen und Infobroschüren zu diesem Thema.

Natürliche Unterstützung beim Wochenfluss

Nach der Geburt beginnt das Wochenbett und somit auch der Wochenfluss. Hierbei handelt es sich um Blutungen, Flüssigkeit und Gewebsrückstände, die aus der Vagina austreten. Nach circa sechs bis acht Wochen endet der Wochenfluss, die Dauer, aber auch die Intensität ist jedoch von Frau zu Frau verschieden.

Es handelt sich um Blutungen, Flüssigkeit und Gewebsrückstände, die nach der Geburt aus der Vagina austreten.

Im Wochenbett bildet sich nicht nur die Gebärmutter zurück, sondern auch die circa 10–12 Zentimeter große Wunde, die beim Ablösen der Plazenta entstand, muss verheilen. Schließlich waren die Gebärmutter und die Plazenta fest miteinander verbunden. Direkt nach der Geburt ist daher mit sehr starken Blutungen zu rechnen, da die Abschürfung noch frisch ist. Ebenso kann geronnenes Blut in Form von Klümpchen abgehen.

Besonders beim Stillen ist es anfangs sehr ratsam, auf eine frische Binde zu achten, da bei diesem Vorgang die Kontraktionen der Gebärmutter angeregt werden und dadurch mehr Blut ausgestoßen wird. Auch im Liegen sammelt sich das Blut und fließt verstärkt ab, wenn man aufsteht und sich bewegt.

Deine Gebärmutter hat neun Monate lang ihr Bestes gegeben und wird sich innerhalb weniger Wochen auf ihren Ursprungszustand verkleinern, indem sie sich immer mehr zusammenzieht. Auch in diesem Fall fördert das Stillen eine schnellere Rückbildung, da sie sich dabei stets verkleinert.

Um diese Phase infektfrei zu überstehen, ist es wichtig auf ausreichend Hygiene zu achten. Beim Wochenfluss können nämlich Keime und Bakterien leichter eindringen, deshalb sind ein regelmäßiges Händewaschen sowie ein kontinuierliches Wechseln der Binden wichtig.

Auch vom Geschlechtsverkehr wird in dieser Zeit abgeraten, sowie vom Baden in Freibädern oder in der Wanne. Ebenso sollte jede Mama zu diesem Zeitpunkt auf Tampons verzichten und ausschließlich Binden verwenden.

Es gibt ein paar schöne Möglichkeiten, wie man die Rückbildung der Gebärmutter unterstützen kann, und auch in der Homöopathie findet man Hilfe.

Es gibt ein paar schöne Möglichkeiten, wie man die Rückbildung der Gebärmutter unterstützen kann, und auch in der Homöopathie kann man dem Abhilfe schaffen.

Eine ganz einfache Übung zum Beispiel ist das **BAUCHLIEGEN**. Einfach einen Polster unter den Bauch geben und sich darauflegen. Du wirst merken, dass es die Gebärmutter unterstützt, sich des Bluts zu entledigen und sie sich dadurch rascher zurückbilden kann.

Das Bauchliegen ist für viele Mamas sowieso ein großes Highlight, schließlich war dies für ein paar Monate in der Schwangerschaft nicht mehr möglich. Nimm dir deshalb am Anfang genug Zeit, dies auszukosten.

Auch das regelmäßige Trinken von FRAUENTEES kann helfen. Kräuter wie **Schafgarbe, Frauenmantel, Gundelrebe, Himbeerblätter** sind eine große Unterstützung. Täglich zwei Tassen von einem Frauentee sollten, solange der Wochenfluss stark ist, getrunken werden.

Homöopathisch helfen ARNICA GLOBULI sehr gut, da sie eine blutstillende und blutregulierende Wirkung haben. Ich selbst durfte immer sehr gute Erfahrungen mit diesen Globuli sammeln und hatte bei jedem Kind einen schön regulierten Wochenfluss, der meist nach sechs Wochen endete. Arnica Globuli sowie eine genaue Beschreibung zur Anwendung und Dosierung erhältst du in deiner Apotheke.

Ebenso gibt es die Möglichkeit, sich ein BAUCHMASSAGEÖL mit ätherischen Ölen herzustellen. Diese Öle wie **Lavendel, Myrte, Muskatellersalbei, Schafgarbe, Jasmin, Anis oder Zitrone** stabilisieren zusätzlich den Hormonhaushalt und sind daher besonders für Wöchnerinnen sehr gut geeignet.

Auch stimmungsaufhellende ätherische Öle oder sehr erdende Öle können dazugegeben werden, denn viele Mamas erleben nach der Geburt eine extreme Gefühlsachterbahn oder sogar eine Wochenbettdepression. Geeignet sind zum Beispiel **Grapefruit, Neroli, Benzoe, Jasmin und Orange**.

Stimmungsaufhellende ätherische Öle sind zum Beispiel Grapefruit, Neroli, Benzoe, Jasmin und Orange

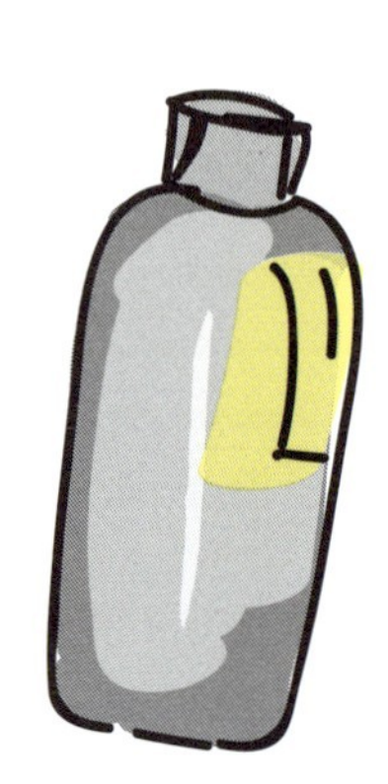

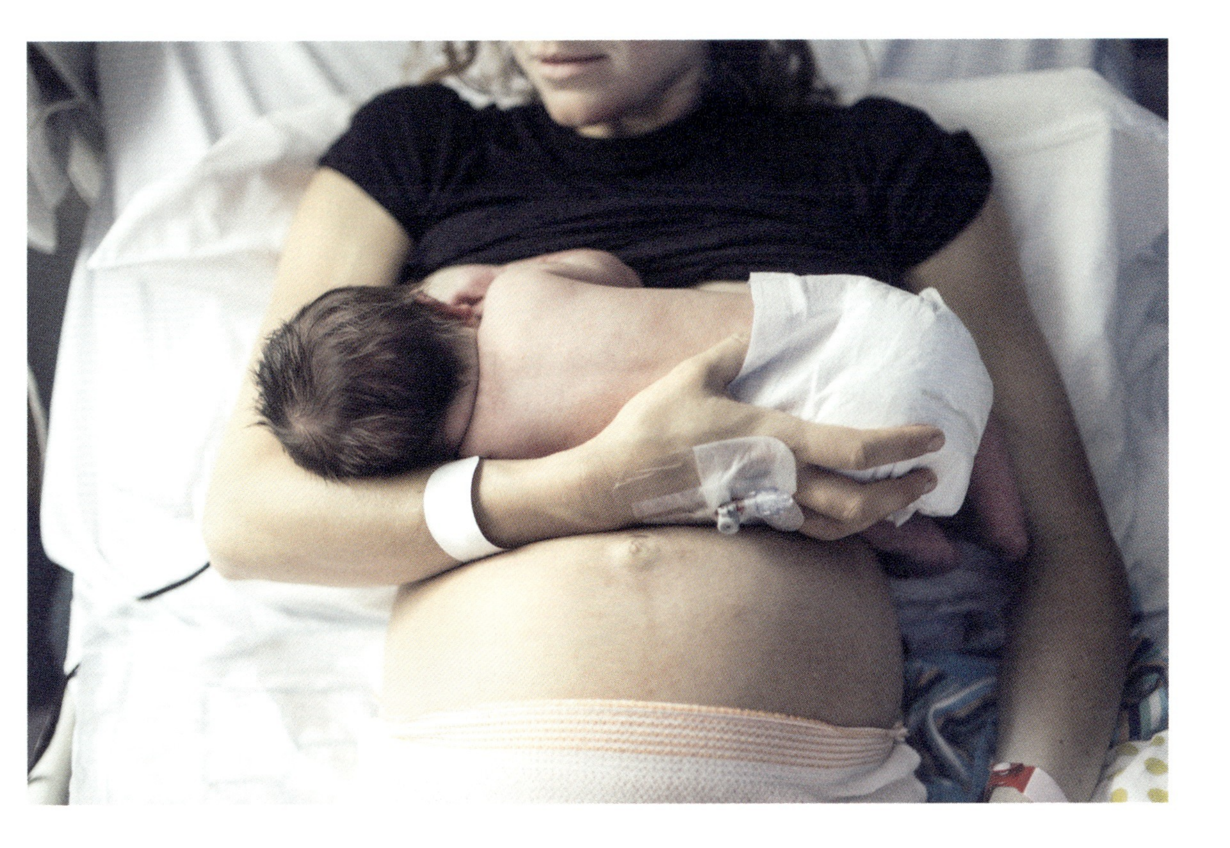

WOCHENBETT-BAUCHMASSAGEÖL

Zutaten:

- *100 ml Ringelblumenöl*
- *8 Tr. ätherisches Grapefruitöl*
- *5 Tr. ätherisches Benzoeöl*
- *3 Tr. ätherisches Lavendelöl*
- *3 Tr. ätherisches Schafgarbenöl*
- *3 Tr. ätherisches Muskatellersalbeiöl*

Zubereitung:

Alle ätherischen Öle in das Ringelblumenöl eintropfen und gut miteinander vermischen.

Schwanger durch die JAHRESZEITEN

07 Schwanger durch die Jahreszeiten

Frühling, Sommer, Herbst und Winter bringen in jeder Schwangerschaft verschiedenste Anforderungen mit sich, aber auch genügend Lösungsvorschläge dafür.

Frühling, Sommer, Herbst und Winter bringen in jeder Schwangerschaft verschiedenste Anforderungen mit sich, aber auch genügend Lösungsvorschläge dafür.

Der FRÜHLING beginnt mit der plötzlichen Wiederauferstehung der Natur und ihre wunderschöne Farbenpracht ist häufig Grund, wieder ins Freie hinauszugehen. Auch alle baldigen Mamas sind dazu eingeladen, den neu erweckten Frühling zu erforschen und einzufangen. Du darfst ihn dir zu Nutze machen, denn er strebt danach, dich und dein Baby in vielerlei Hinsicht zu unterstützen. Saisonale Lebensmittel füllen alle Märkte und laden ein, den Speiseplan etwas frischer zu gestalten. Verschiedenste Vitamine, Mineralstoffe, aber auch Spurenelemente sind wieder in Hülle und Fülle mittels frischer Kräuter, Obst und Gemüse zu erhalten. Nun erobern auch immunsystemstärkende Heilpflanzen Wälder und Wiesen zurück und beschenken uns mit natürlichen Hilfsmitteln gegen Frühjahrsmüdigkeit und die vielerlei krankheitsbedingten Beschwerden, die diese Jahreszeit mit sich bringt.

Aber auch der SOMMER bietet kulinarisch ein wahres Schlaraffenland für alle Kugelbauch-Trägerinnen. Viele Sonnenstunden, angenehm temperierte Seen und laue Abendstunden lassen mein Herz zu dieser Jahreszeit besonders aufblühen.

Es gibt jedoch auch Zeiten, wo der Sommer vergisst, es regnen zu lassen und es mit der Hitze ein wenig übertreibt. Die große Wasserknappheit findet man dann so ziemlich überall, nur nicht in den Beinen einer hochschwangeren Frau, denn Hitzewellen sind oft Auslöser von Wassereinlagerungen, die manchmal die Füße bis über die Knöcheln anschwellen lassen.

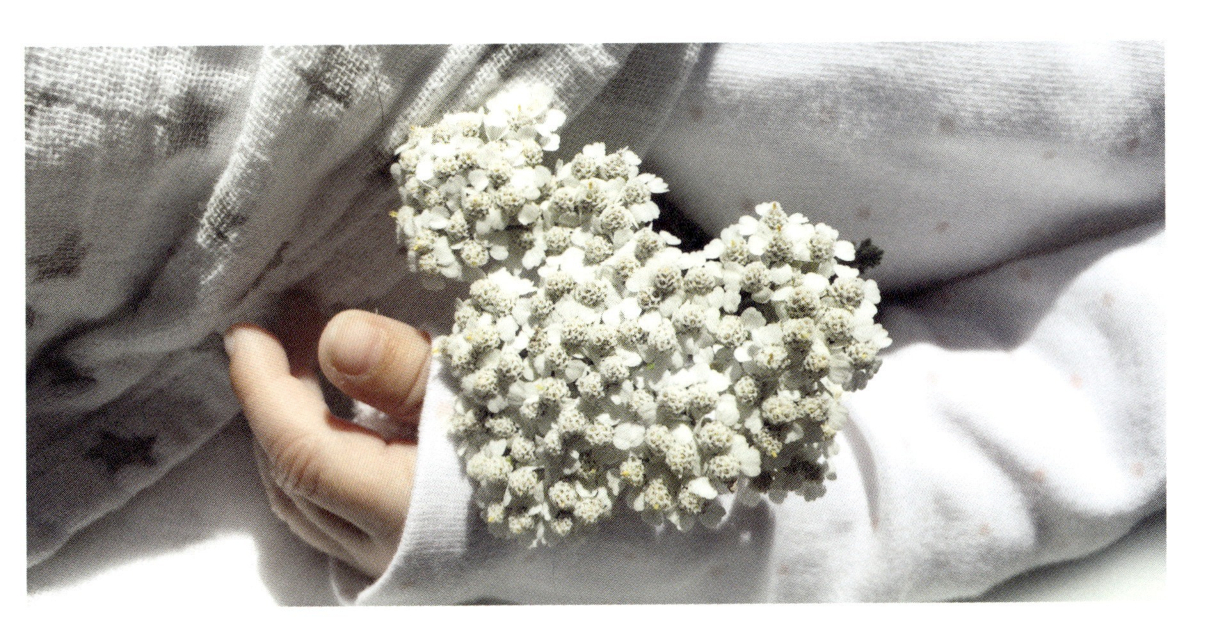

Ein wunderschöner HERBST ist ähnlich wie der Frühling. So spektakulär die Pflanzenwelt damals aufkam, so wunderschön zieht sie sich auch wieder zurück. Noch einmal verfärbt sich die Welt rund um uns bunt und erstrahlt in den schönsten Herbsttönen. Das Klima wird kühler und die Jacken und Schuhe immer dicker. Es beginnt die Zeit, sich zuhause ein gemütliches Nest zu schaffen, flauschige Decken auszupacken und das eine oder andere Kerzchen anzuzünden. Wärmende Lebensmittel bestimmen den Speiseplan und die Teekanne findet vermehrt ihre Anwendung.

Der WINTER stellt werdende Mamas oft vor große Herausforderungen. Das viele Anziehen, den Bauch in eine extra dicke Jacke packen und der Mangel an frischen und abwechslungsreichen Lebensmitteln sind Schwierigkeiten, die sich einstellen. Es herrscht jedoch kein Grund zur Sorge, denn Gewürze und getrocknete Kräuter ersetzen zu dieser Jahreszeit frische Kräuter. Und auch diese sind voll mit wertvollen Inhaltsstoffen, die in der Schwangerschaft besonders benötigt werden. Mutter Natur meint es gut mit uns, denn selbst wenn sie nicht anwesend ist, hinterlässt sie uns viele Geschenke und sorgt für unser Wohl.

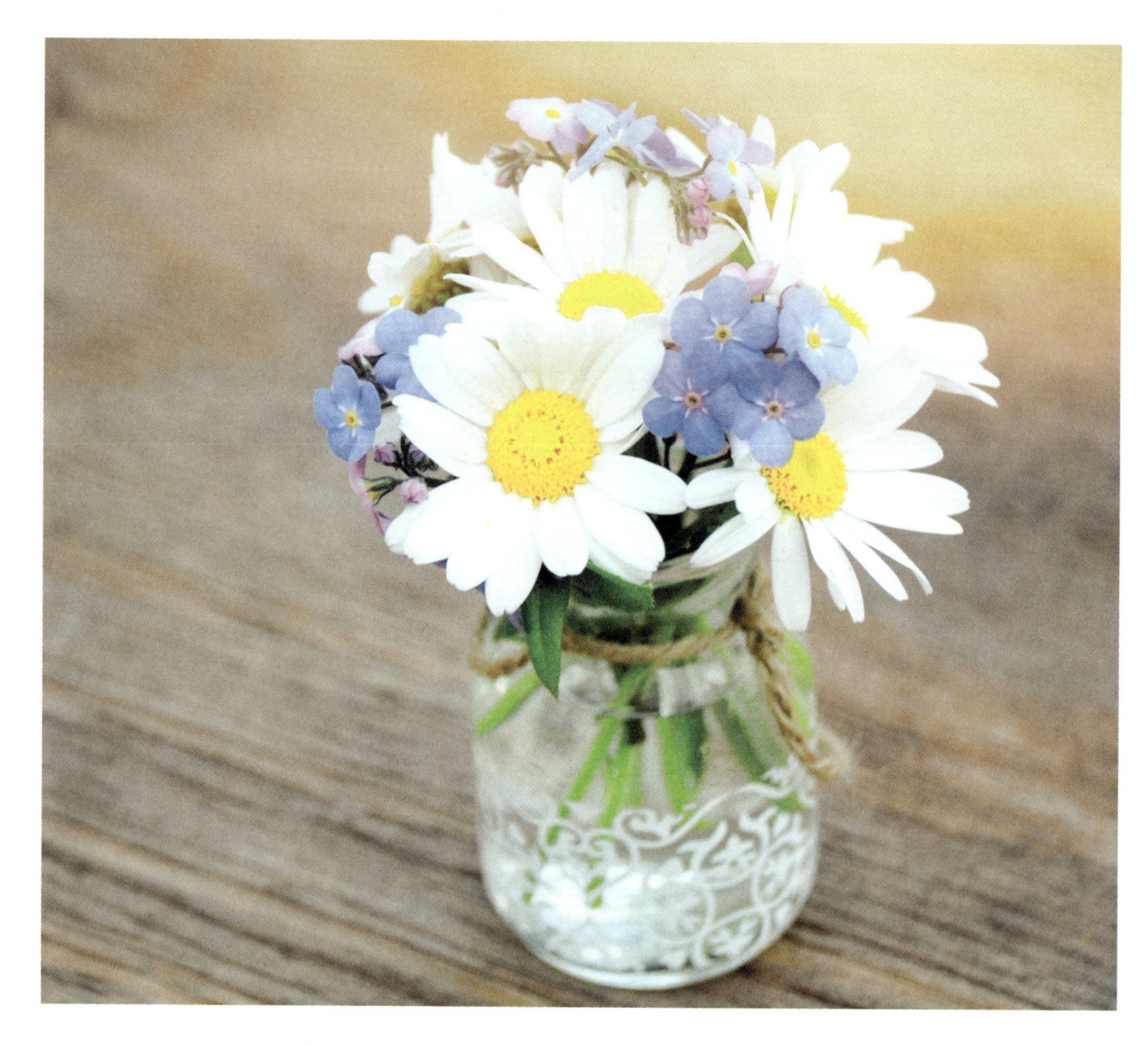

Über das Blümchen in der Vase

Denn wie sich die Jahreszeiten stets verändern, so tun es auch die Pflanzen rund um uns.

Ein einfaches, aber sehr bewusstes Miterleben der vier Jahreszeiten ermöglicht das kleine Blümchen in der Vase. Denn wie sich die Jahreszeiten stets verändern, so tun es auch die Pflanzen rund um uns. Es ist ein Rhythmus des Erwachens, Seins und Vergehens und sobald ein Bote aus der Pflanzenwelt verschwunden ist, taucht ein neuer wieder auf. Eine kleine Vase, passend für eine besondere Pflanze, die genau jetzt auffindbar ist.

Mit diesem Ritual kannst du in Zukunft deinem Baby von klein auf einen schönen Zugang zur Natur vermitteln, denn es wird eines Tages anfangen, für dich das Pflänzchen auszusuchen, und stolz darauf sein. Sein Blick ist damit in die Natur gerichtet und es lernt, sie bewusst wahrzunehmen und mitzuerleben, wie sie sich verändert.

Kleine Kinder haben kein Zeitgefühl wie wir, sie kennen keine Uhrzeiten, Wochentage oder Monate. Selbst mit „Morgen fahren wir zur Oma" oder „Jetzt ist Frühling und danach kommt der Sommer" können sie oft nur wenig anfangen. Kinder benötigen Rituale, denn danach können sie sich richten und bekommen somit ein Gespür für die Zeit.

Deshalb fühlen sie sich auch am wohlsten, wenn alles gleichbleibend und konstant ist. Der Frühstücksbrei am Morgen, das Schläfchen zu Mittag und das Pyjamaanziehen und Schlafliedsingen am Abend sind Dinge, an denen sie sich orientieren können.

Meine Kids sind alle im Mai geboren und sie wissen genau, wenn das Erdbeerfeld öffnet, dann haben sie bald Geburtstag. Sie freuen sich über die Ribisel, Kirschen und Himbeeren im Garten, denn zu dieser Zeit startet meist die Badesaison.

Sobald die ersten Kastanien von den Bäumen fallen, ist ihnen bewusst, dass es nun früher finster wird und die kühle Jahreszeit zurückkehrt. Mit jedem fallenden Blatt zieht sich die Pflanzenwelt zurück und wenn sie ganz verschwunden ist, kommen der Nikolaus und das Christkind.

Die Natur bietet einen sichtbaren und spürbaren Rhythmus, an dem sich Kinder sehr gut orientieren können.

Die Natur bietet einen sichtbaren und spürbaren Rhythmus, an dem sich Kinder sehr gut orientieren können. Deshalb finde ich es wichtig, dass man ihnen von Anfang an die Möglichkeit gibt, sie bewusst zu erleben. Eine einfache und für jede Mama machbare Methode ist das Pflänzchen in der Vase. Etwas Konstantes und Prägendes, das sie vielleicht selbst einmal ihren eigenen Kindern weitergeben werden.

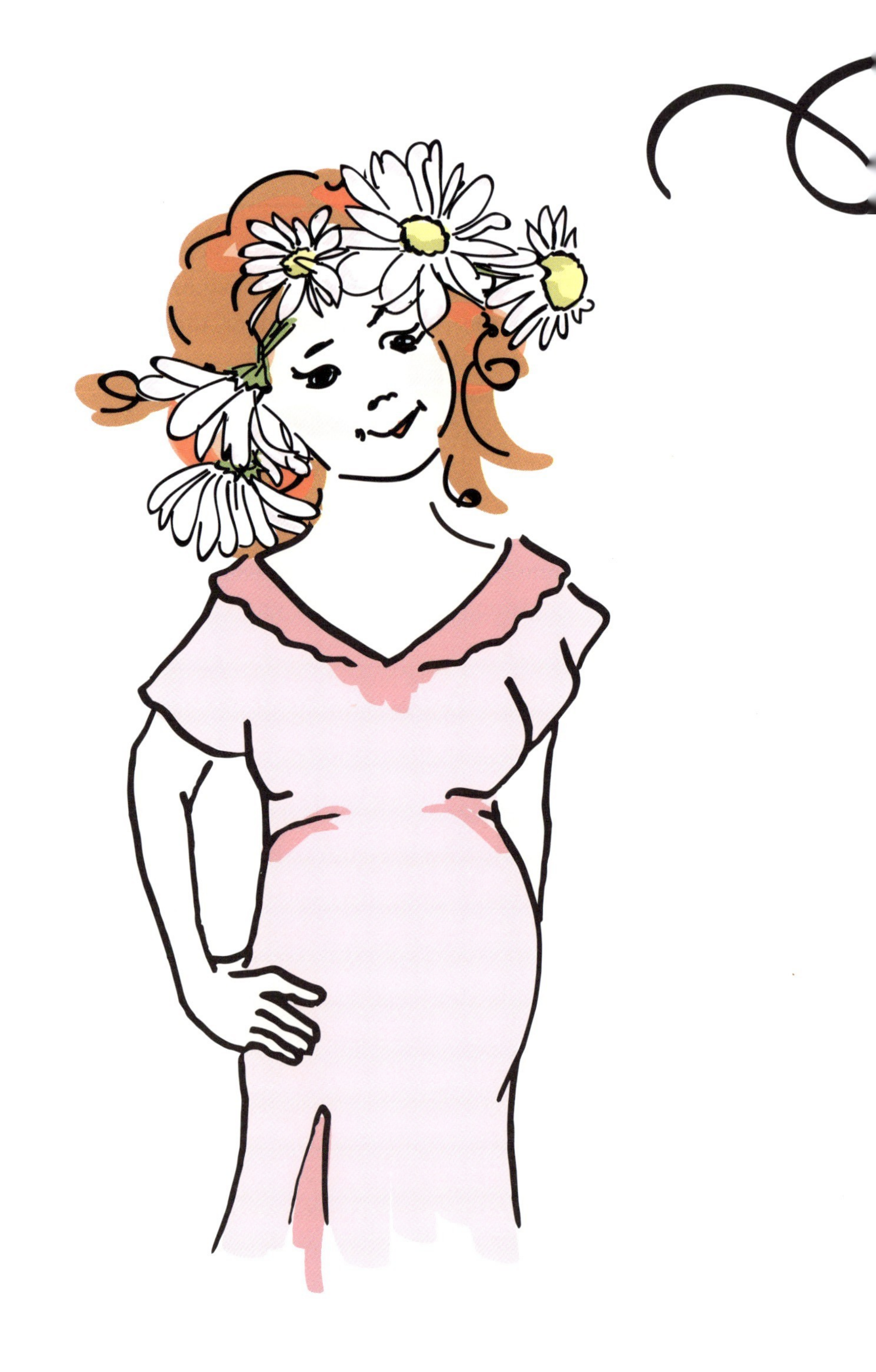

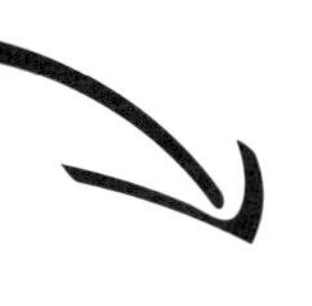

FRÜHLING

Nach einem langen Winterschlaf erhebt sich alles Leben stets aufs Neue. Mit der ersten Wärme der Sonnenstrahlen beginnt das große Erwachen und unsere ersten Helfer steigen empor, um uns beizustehen in der anfangs noch kühlen Zeit.

Aber auch in uns Menschen erwacht das große Treiben im Frühling: der Drang etwas zu verändern, etwas Neues zu schaffen, das Alte loszulassen oder vielleicht sogar das Nest neu zu gestalten.

Der Frühjahrsputz ist für viele werdende Mamas oft schon eine große Herausforderung und manchmal ein sehr intensiver Kraftakt. Ich empfehle dir, in dieser Zeit auf jede angebotene Hilfe von Eltern oder Freunden zurückzugreifen. Besonders beim Fensterputzen darf man nicht vergessen, dass man einen schweren Kugelbauch mit sich trägt, der das Gewicht nach vorne verlagert und somit sehr rasch eine Gleichgewichtsstörung verursachen kann.

Man kann seinem Tatendrang gerne freien Lauf lassen, wichtig ist allerdings, dass man sich dabei wohlfühlt und weniger vornimmt, als wenn man nicht schwanger ist.

Auch der Kleiderschrank verändert sich im Frühling, denn die dicken Jacken und schweren Winterschuhe dürfen schön langsam beiseitegepackt werden, in der Hoffnung dass uns die Eismänner verschonen. Wichtig ist, dass in dieser Zeit der Babybauch, aber auch der Nierenbereich immer gut bedeckt sind, damit man sich keine unnötige Erkältung, Blasen- oder Nierenbeckenentzündung einfängt. Die Schuhe dürfen in der Schwangerschaft ruhig extra bequem sein, am besten einfach anzuziehen. Ballerinas waren zu dieser Zeit immer meine Favoriten, da sie mir jegliches Bücken und Schnüren ersparten.

Wichtig ist, dass in dieser Zeit der Babybauch, aber auch der Nierenbereich immer gut bedeckt sind, damit man sich keine unnötige Erkältung, Blasen- oder Nierenbeckenentzündung einfängt.

Neben einem intensiven Tatendrang und dem großen Erwachen der Frühlingsgefühle kann diese besondere Jahreszeit aber auch eine permanente Müdigkeit mit sich bringen. Sie hat sogar einen eigenen Namen dafür erhalten: die Frühjahrsmüdigkeit. Falls du von dieser befallen bist, nimm dir genug Zeit zum Rasten und Entspannen. Ein gutes Buch auf der Couch mit hochgelegten Beinen und dazwischen reichlichst Schlaf sind einer jeden werdenden Mama gegönnt. Sobald das Baby da ist, sind solche ruhigen Minuten mehr als kostbar, deshalb sollst du sie in der Schwangerschaft noch einmal so richtig genießen, ohne schlechtem Gewissen, zu wenig getan zu haben. Konzentriere dich auf dich selbst und lebe, so gut es geht, im Jetzt und in den Tag hinein. Du wirst merken, dass es dir und deinem Baby guttun wird.

Konzentriere dich auf dich selbst und lebe, so gut es geht, im Jetzt und in den Tag hinein.

Im Frühling herrscht oft noch einmal eine verstärkte Grippewelle. Husten, Schnupfen und andere Beschwerden werden zu dieser Zeit vermehrt beklagt. Viele werdende Mamas stehen vor einer großen Herausforderung, denn sie sollen so gut es geht medikamentenfrei über die Runden kommen. Zum Glück gibt es in der Volksheilkunde einige unterstützende Pflanzen, die für Schwangere geeignet sind.

Was bietet Mutter Erde in der Zeit des Erwachens für die werdenden Mamas und ihre süßen Sprösslinge im Bauch?

Große Unterstützer in der Erkältungszeit sind viele frische Vitamine, Eisen und Folsäure. Wohltäter gegen Frühjahrsmüdigkeit sind ganz viel Farbe, Blüten und frische Blätter. Wir dürfen uns verlieren in ihren angenehmen, lieblichen Düften, unsere Seele baumeln lassen bei den ersten warmen Sonnenstrahlen und uns über das Erwachen freuen. Wir dürfen die Kraft spüren und mit dem großen Treiben mitwachsen.

Es ist Zeit zum Sammeln, Verkosten und vor allem beginnt die Zeit, in der man die Gaben der Natur wieder vermehrt in die Küche mit einbinden kann und soll.

Das Wichtigste jedoch, was ich einer jeden werdenden Mama empfehlen möchte, ist, keinen Stress zu haben. Man schafft, was man schaffen kann und will, und wenn sich das eine oder andere Vorhaben nicht ausgeht, dann soll es eben so sein.

Natürlich sprießt gerade zu dieser Jahreszeit fast alles auf einmal und vergeht schon nach ein paar Wochen. Wie froh war ich in meiner Kugelbauchzeit über all die Arbeit, die mir erspart blieb durch die verkleinerte Auswahl an Pflanzen während der Schwangerschaft. Und so stark mein Tatendrang auch war, alles einzusammeln, durchzukosten und mich und mein Baby mit der besonderen Kraft aufzutanken, so merkte ich auch sehr bald, dass mein Körper Grenzen hat und sie mir auch setzt und keine Wildpflanze es möchte, dass ich mich an ihr erschöpfe. Zeit und Kraft sind kostbar und sollen niemals in Stress und Erschöpfung enden. Ein für mich wichtiges Gebot in den besonderen Tagen.

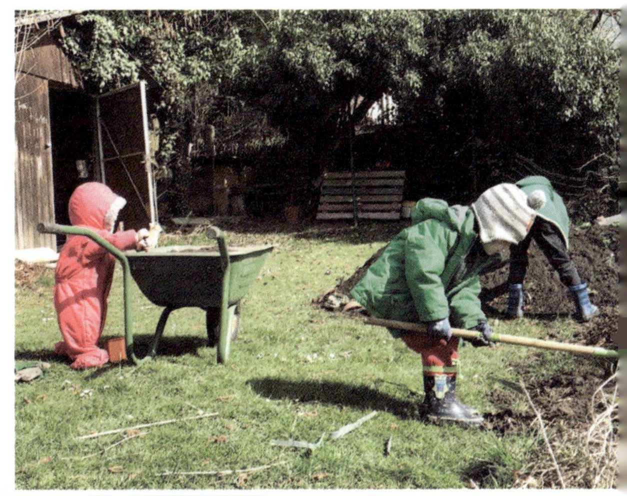

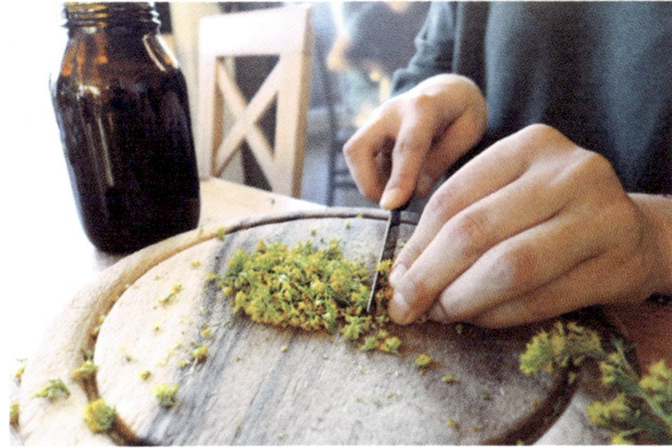

Wildkräuter für Schwangere im Frühling

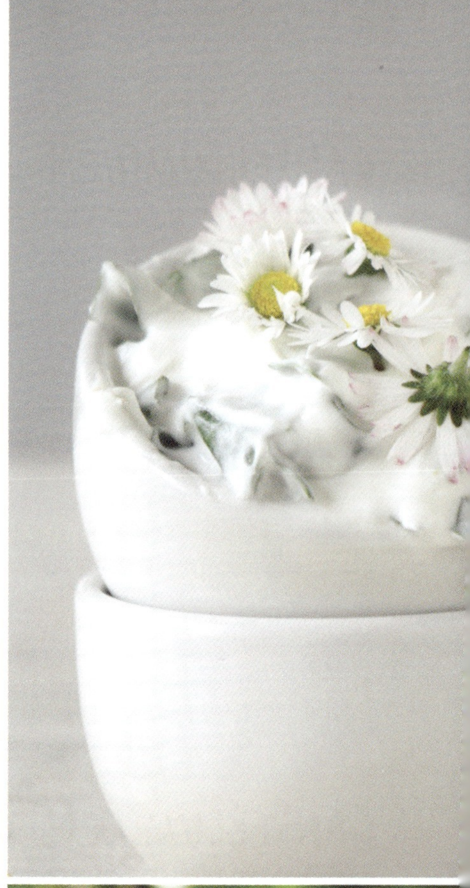

GÄNSEBLÜMCHEN

(BELLIS PERENNIS)

Volksname:	Augenblume
Blütezeit:	von Frühling bis Herbst
Verwendete Pflanzenteile:	Blüten und Blätter
Wichtige Inhaltsstoffe:	ätherische Öle, Bitterstoffe, Eisen, Flavonoide, Gerbstoffe, Kalium, Kalzium, Magnesium, Vitamine A, C und E
Anwendung:	Erkrankungen der Atemwege, Verstopfung, Leber-, Nieren und Blasenbeschwerden, Husten, Katarrhe und Magenweh, Blutreinigung
Verwendung:	frisch geschnitten in Salaten, Saucen, Kräuteraufstrichen, essbaren Dekos, Gelees getrocknet als Tee oder in Kräutersalz-Mischungen
Sammeln in der Natur:	Auf Grasflächen, im Garten, Wiesen
Aufbewahren/ Konservieren:	Blüten pflücken und auf einem mit Küchenrolle ausgelegten Blech lichtgeschützt trocknen. Regelmäßig wenden und in einem Glasgefäß an einem dunklen Ort aufbewahren.

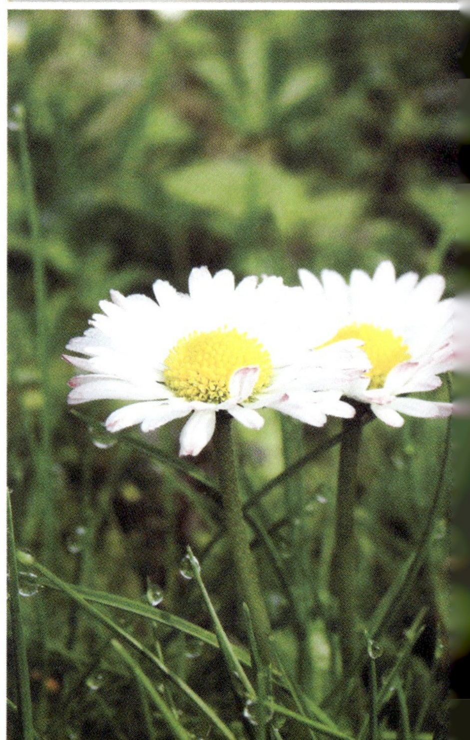

GÄNSEBLÜMCHEN-AUFSTRICH

Zutaten:

- ✗ *1 Becher Sauerrahm*
- ✗ *½ Becher Topfen (Quark)*
- ✗ *Salz, Pfeffer*
- ✗ *1 Handvoll frische Gänseblümchen*
- ✗ *½ Bund Schnittlauch*

Zubereitung:

1. *Sauerrahm mit dem Topfen gut durchmischen.*
2. *Gänseblümchen und Schnittlauch fein hacken und untermischen.*
3. *Mit Salz und Pfeffer abschmecken und fertig ist dein Gänseblümchen-Aufstrich.*

GÄNSEBLÜMCHEN-GELEE

Zutaten:

- ✗ *1 l Wasser*
- ✗ *100 g Gänseblümchen-Blüten*
- ✗ *500 g Gelierzucker 1:2*
- ✗ *2 Zitronen unbehandelt*

Zubereitung:

1. *Wasser zum Kochen bringen und beiseitestellen.*
2. *Gänseblümchen-Blüten in das Wasser geben, umrühren und zugedeckt über Nacht stehen lassen.*
3. *Am nächsten Tag werden die Gänseblümchen abgeseiht und der Saft gemeinsam mit Gelierzucker und den ausgepressten Zitronen aufgekocht.*
4. *Das Gänseblümchen-Gelee soll noch heiß in sterile Gläser abgefüllt werden und ist nun fertig.*

GIERSCH
(AEGOPODIUM PODAGRARIA)

Volksname:	Erdholler, Geißfuß
Blütezeit:	Juni bis August
Verwendete Pflanzenteile:	Blätter
Wichtige Inhaltsstoffe:	Kalzium, Magnesium und Phosphor, Vitamin C, ätherische Öle
Anwendung:	wirkt entgiftend und reinigt das Blut, harnsäuretreibend
Verwendung:	frisch geschnitten in Salaten, Saucen, Kräuteraufstrichen, Spinat, Kräuterfrittaten, Aufläufen, Suppen Frische ältere Blätter sind ein Petersilienersatz. getrocknet als Tee oder in Kräutersalz-Mischungen
Sammeln in der Natur:	halbschattige nährstoffreiche Böden, Waldrand Der Giersch gehört zum Unkraut im Garten und ist daher fast überall zu finden.
Aufbewahren/ Konservieren:	Blätter pflücken und auf einem Blech mit Küchenrolle ausgelegt im Schatten trocknen. Regelmäßig wenden und in einem Gefäß oder einer Papiertüte an einem lichtgeschütztem Ort aufbewahren.

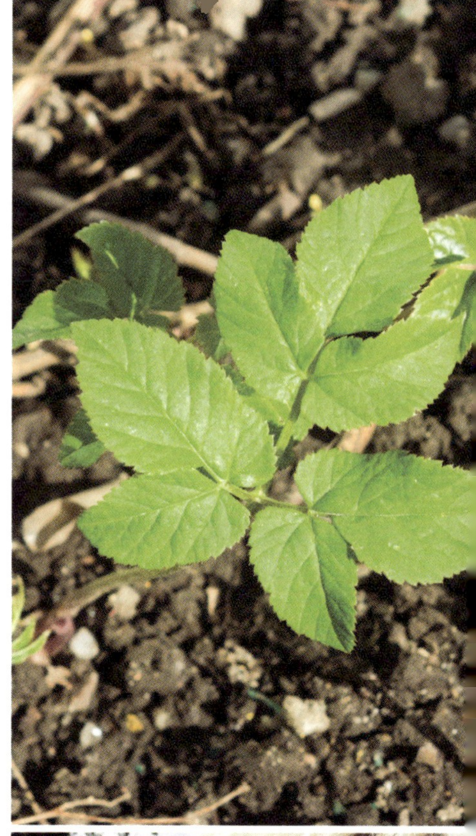

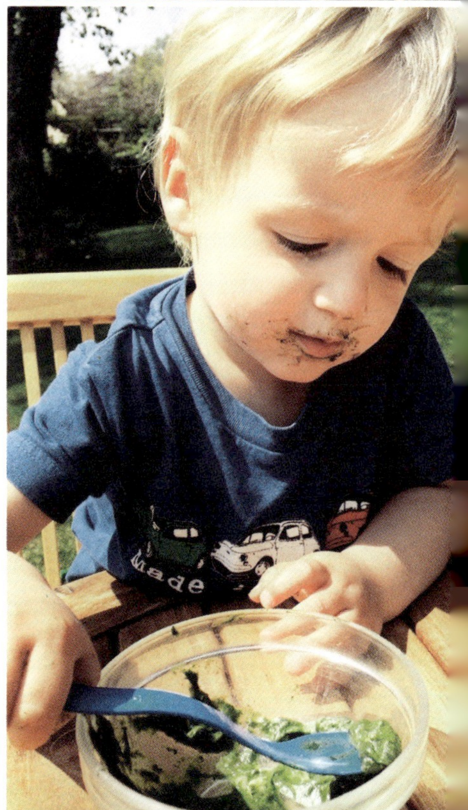

FRISCHER SPINAT MIT GIERSCH

Zutaten:

- ✗ 600 g frische Spinatblätter
- ✗ 200 g frische Gierschblätter
- ✗ 1 große Zwiebel
- ✗ 3 Knoblauchzehen
- ✗ 3 EL Mehl
- ✗ ¼ l Milch
- ✗ 6 EL Bratöl
- ✗ 1 Prise Muskatnuss sowie Salz & Pfeffer nach Belieben

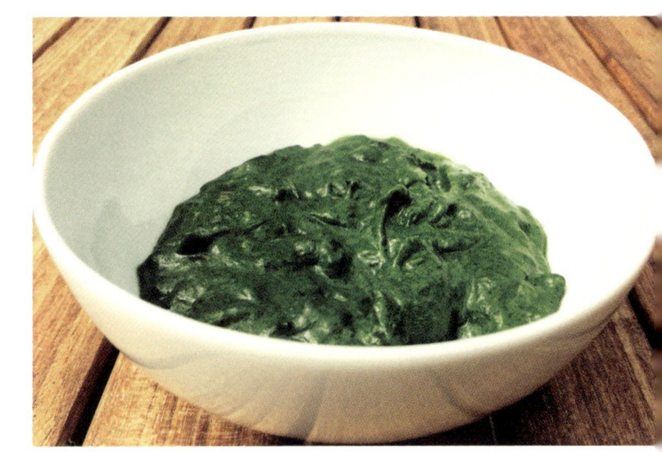

Zubereitung:

1. Spinat und Gierschblätter von den Stängeln befreien und waschen.
2. Danach in einem Topf (am besten mit Siebeinsatz, damit die Blätter nicht im Wasser schwimmen) mit Wasser dünsten, bis sie weich sind (ca. 10 Minuten).
3. Anschließend abseihen und die Pflanzen mit dem Stabmixer pürieren.
4. Zwiebel fein hacken und mit dem Bratöl in einem Topf glasig anbraten.
5. Währenddessen den Knoblauch fein hacken und ebenfalls kurz mitdünsten (Fett sollte nicht zu heiß sein, da der Knoblauch sonst bitter wird).
6. Sobald die Zwiebel leicht bräunlich wird, gibt man 2–3 EL glattes Mehl dazu und rührt für ca. 30 Sekunden um, bis sich Klumpen bilden.
7. Danach gießt man vorsichtig die Milch dazu und rührt währenddessen alles gut mit einem Schneebesen durch, damit sich die Klumpen lösen und eine helle, dickflüssige Masse entsteht.
8. Dann gibt man den pürierten Spinat dazu und verrührt alles so lange, bis eine homogene Masse entsteht.
9. Jetzt ist es Zeit zum Würzen, Anrichten und Verkosten.

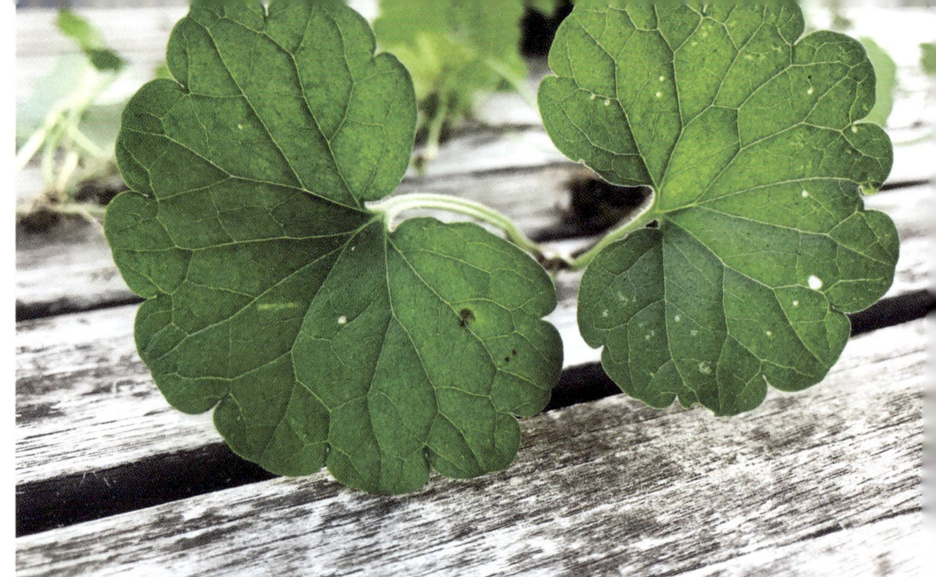

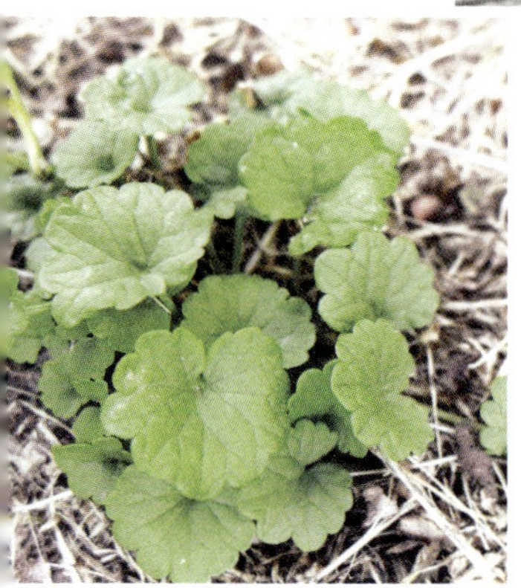

GUNDELREBE

(GLECHOMA HEDERACEA)

Volksname:	Gundermann
Blütezeit:	März bis Juni
Verwendete Pflanzenteile:	Blüten und Blätter
Wichtige Inhaltsstoffe:	Flavonoide, ätherische Öle, Gerbstoffe, Bitterstoffe, Vitamin C, Kalium
Anwendung:	Rachen-, Hals- und Bronchien-Entzündungen, Katarrhe, Brustbeschwerden, Lungenverschleimung, Blasenleiden
Verwendung:	frisch geschnitten in Salaten, Saucen, Kräuteraufstrichen, Spinat, Kräuterfrittaten getrocknet als Tee oder in Kräutersalz-Mischungen
Sammeln in der Natur:	Hecken, Waldwiesen, feuchte Böden
Aufbewahren/ Konservieren:	Blüten und Blätter pflücken und auf einem mit Küchenrolle ausgelegten Blech lichtgeschützt trocknen. Regelmäßig wenden und in einem Glasgefäß an einem dunklen Ort aufbewahren.

FRÜHLINGS-KRÄUTERSALZ MIT GUNDELREBE

Rezept

Zutaten:

- ✗ *10 g getrocknete Gundelrebeblüten und -blätter*
- ✗ *10 g getrocknete Brennnessel-Blätter*
- ✗ *10 g getrocknete Gierschblätter*
- ✗ *100 g Salz fein*

Zubereitung:

Die getrockneten Kräuter in einem Mixer (Chopper) kurz durchmixen, bis sie fein sind, anschließend das Salz beimengen, noch einmal mixen und das Frühlings-Kräutersalz ist fertig.

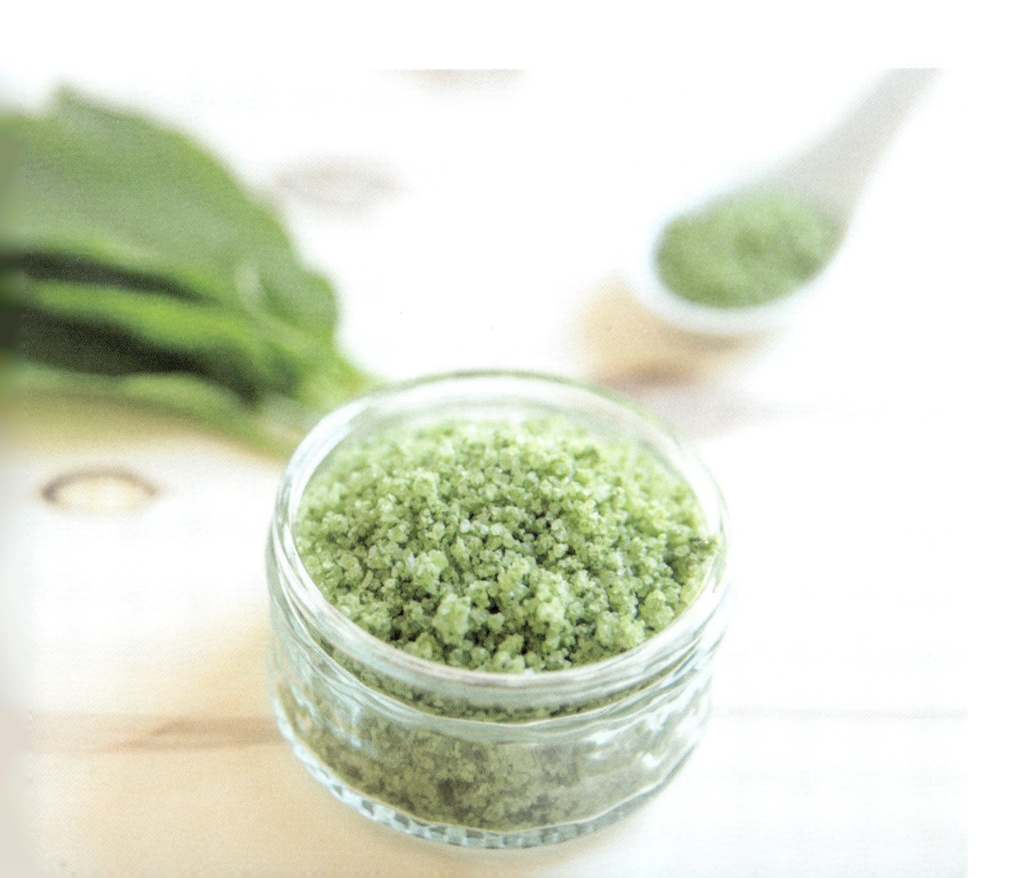

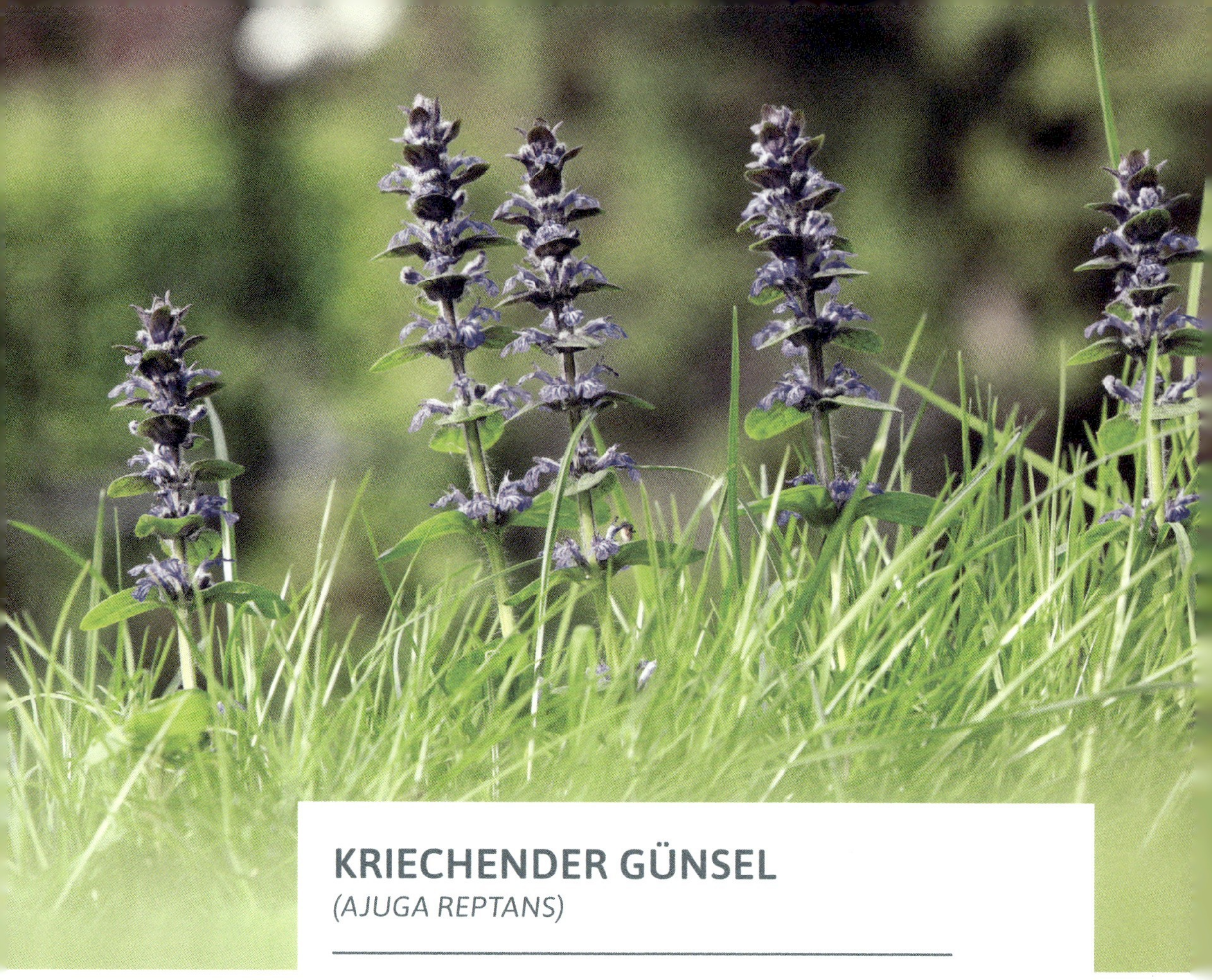

KRIECHENDER GÜNSEL
(AJUGA REPTANS)

Volksname:	Kuckucksblume
Blütezeit:	Mai bis August
Verwendete Pflanzenteile:	Blüten und Blätter
Wichtige Inhaltsstoffe:	ätherische Öle, Bitterstoffe, Gerbstoffe, Vitamin C
Anwendung:	blutdrucksenkend, bei Sodbrennen, Wunden
Verwendung:	frisch geschnittene Blätter in Salaten, Saucen, Kräuteraufstrichen, getrocknet als Tee oder in Kräutersalz-Mischungen
Sammeln in der Natur:	nährstoffreiche Wiesen im Schatten oder Halbschatten, Waldrand
Aufbewahren/ Konservieren:	Blätter und Blüten pflücken und auf einem mit Küchenrolle ausgelegten Blech lichtgeschützt trocknen. Regelmäßig wenden und in einem Glasgefäß oder einer Papiertüte an einem dunklen Ort aufbewahren.

TEE GEGEN SODBRENNEN

Zutaten:

- *15 g Kriechender Günsel (Blüten & Blätter)*
- *15 g Fenchelsamen*

Zubereitung:

1. *Getrockneten Günsel und die Fenchelsamen in einen Mörser geben und fein zerkleinern.*
2. *Anschließend in eine Teetüte abfüllen und dunkel lagern.*

Anwendung:

Einen Teelöffel der Teemischung mit 250 ml heißem Wasser übergießen und 10 Minuten ziehen lassen. Bei Bedarf drei Mal täglich eine Tasse Tee trinken.

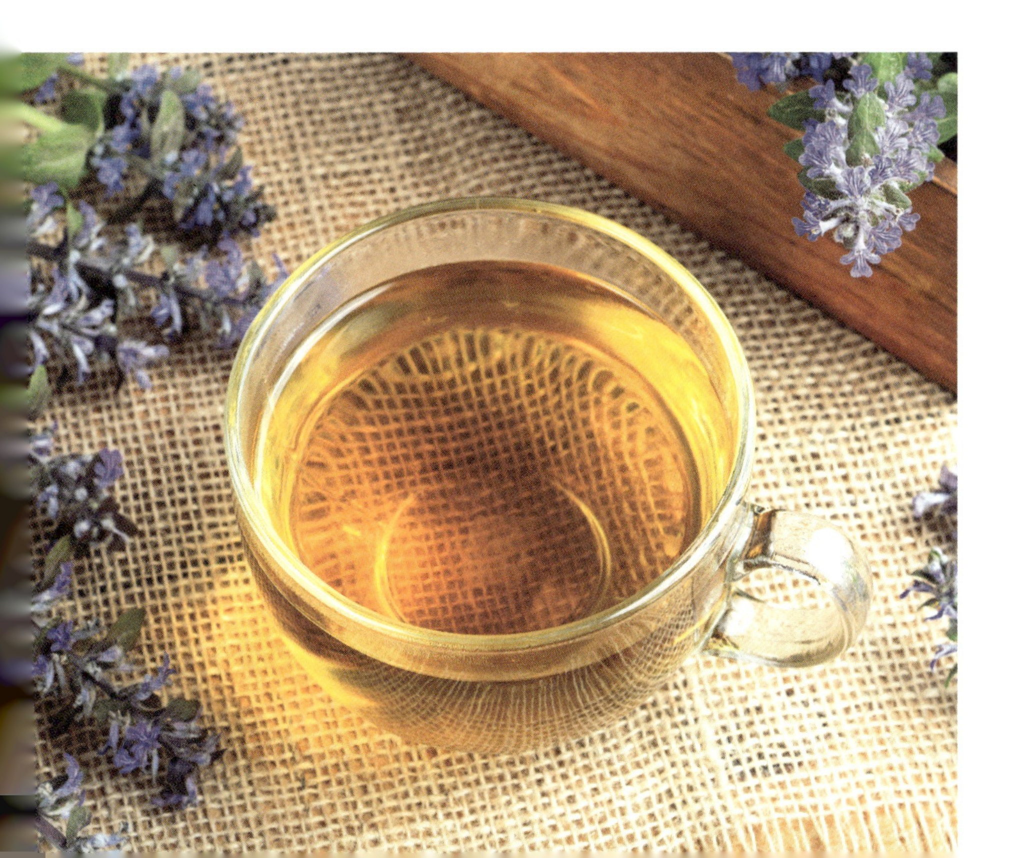

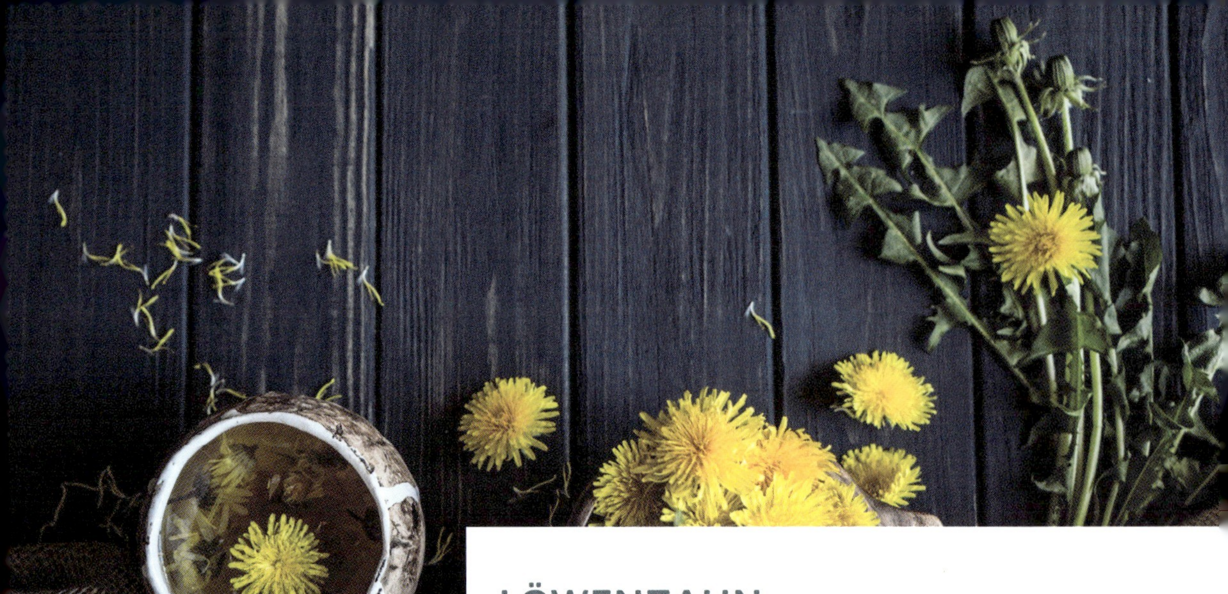

LÖWENZAHN

(TARAXACUM OFFICINALE)

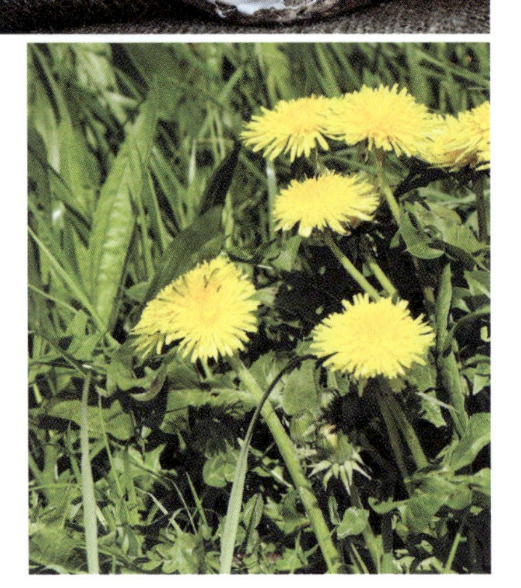

Volksname:	Augenmilch, Apothekerkraut
Blütezeit:	April bis Juni
Verwendete Pflanzenteile:	Blüten, Blätter und Wurzel
Wichtige Inhaltsstoffe:	Carotinoide, Saponine, Eiweiß, Vitamine, Kieselsäure, Magnesium, Kalzium, Eisen, Vitamin A und C
Anwendung:	zur Verbessung des Stoffwechsels, blutreinigende Wirkung, bei Hautexzemen, Darmträgheit, Störungen der Leber- und Gallentätigkeit, Zuckerkrankheit
Verwendung:	frisch geschnitte Blätter in Salaten, Saucen, Kräuteraufstrichen Jedoch nur in kleinen Mengen verwenden, da Löwenzahn sehr bitter ist. getrocknete Wurzeln, Blüten und Blätter als Tee oder in Kräutersalz-Mischungen.
Sammeln in der Natur:	auf ziemlich allen Böden auffindbar
Aufbewahren/ Konservieren:	Blätter, Wurzeln und Blüten pflücken und auf einem mit Küchenrolle ausgelegten Blech lichtgeschützt trocknen. Regelmäßig wenden und in einem Glasgefäß oder einer Papiertüte an einem dunklen Ort aufbewahren.

LÖWENZAHN-HONIG

Zutaten:

- ✗ *2 Becher Löwenzahn-Blüten*
- ✗ *500 ml Wasser*
- ✗ *320 g Zucker*
- ✗ *1 Zitrone (unbehandelt)*

Zubereitung:

1. *Die Löwenzahn-Blüten grob hacken und in einem Topf mit dem Wasser kurz aufkochen, die Zitronenschale und den Saft dazugeben und mindestens eine Stunde ziehen lassen.*
2. *Danach den Saft abseihen und die Pflanzenrückstände entfernen. Alles noch einmal erhitzen, mit Zucker verrühren und unter ständigem Rühren so lange einkochen, bis die Masse dickflüssig wird. Das kann längere Zeit in Anspruch nehmen, je nach Hitzezufuhr.*
3. *Dein Löwenzahn-Honig ist nun fertig und kann in noch heißem Zustand in Gläser abgefüllt werden.*

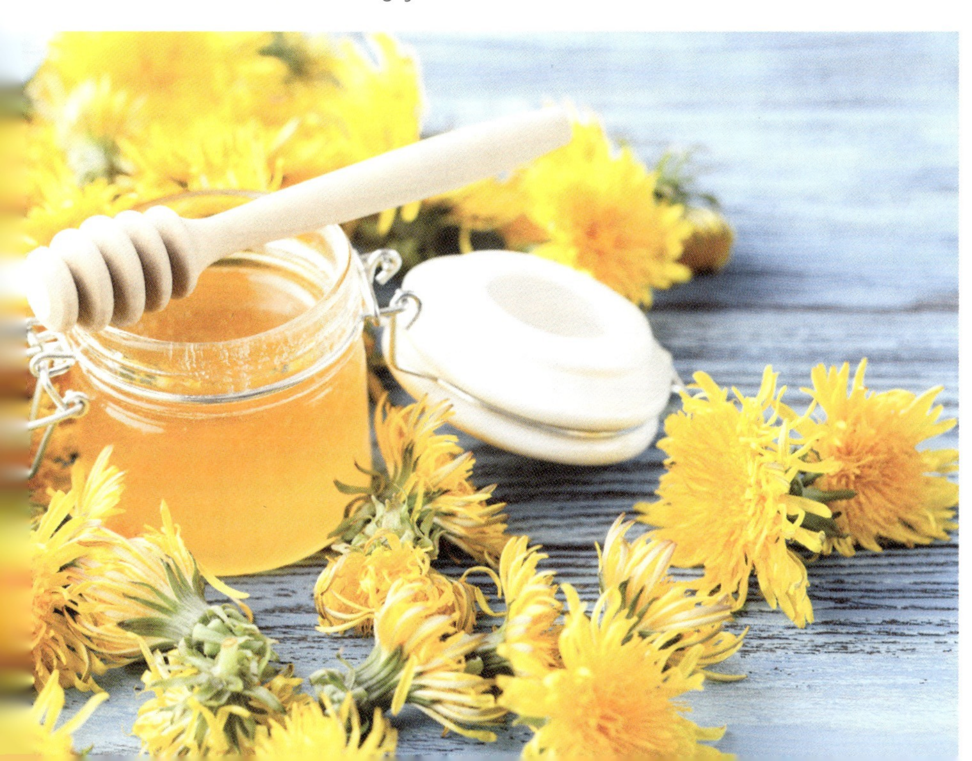

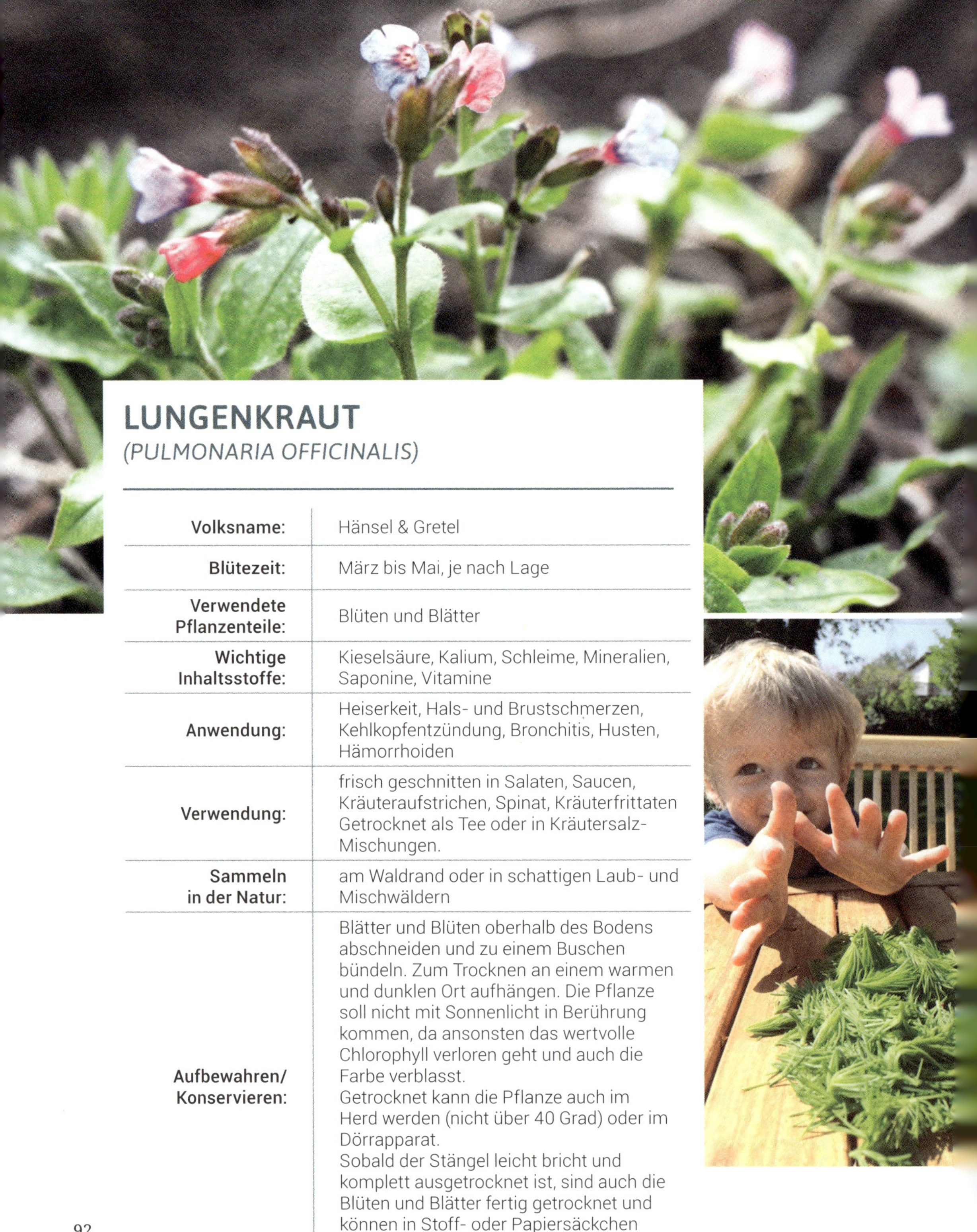

LUNGENKRAUT
(PULMONARIA OFFICINALIS)

Volksname:	Hänsel & Gretel
Blütezeit:	März bis Mai, je nach Lage
Verwendete Pflanzenteile:	Blüten und Blätter
Wichtige Inhaltsstoffe:	Kieselsäure, Kalium, Schleime, Mineralien, Saponine, Vitamine
Anwendung:	Heiserkeit, Hals- und Brustschmerzen, Kehlkopfentzündung, Bronchitis, Husten, Hämorrhoiden
Verwendung:	frisch geschnitten in Salaten, Saucen, Kräuteraufstrichen, Spinat, Kräuterfrittaten Getrocknet als Tee oder in Kräutersalz-Mischungen.
Sammeln in der Natur:	am Waldrand oder in schattigen Laub- und Mischwäldern
Aufbewahren/ Konservieren:	Blätter und Blüten oberhalb des Bodens abschneiden und zu einem Buschen bündeln. Zum Trocknen an einem warmen und dunklen Ort aufhängen. Die Pflanze soll nicht mit Sonnenlicht in Berührung kommen, da ansonsten das wertvolle Chlorophyll verloren geht und auch die Farbe verblasst. Getrocknet kann die Pflanze auch im Herd werden (nicht über 40 Grad) oder im Dörrapparat. Sobald der Stängel leicht bricht und komplett ausgetrocknet ist, sind auch die Blüten und Blätter fertig getrocknet und können in Stoff- oder Papiersäckchen aufbewahrt werden.

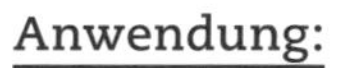

LUNGENTEE

Zubereitung:

2 Teelöffel geschnittene und getrocknete Lungenkrautblätter mit heißem Wasser übergießen und zehn Minuten ziehen lassen. Danach abseihen und trinken.

Anwendung:

3 Mal täglich kann eine Tasse Tee getrunken werden. Wie bei allen Kräutertees nicht überdosieren.

HUSTENHONIG

Zutaten:

- *leeres Glas mit Deckel*
- *1 kg Honig*
- *5 EL gehackte Lungenkraut-Blüten und -Blätter*
- *5 EL gehackte Spitzwegerichblätter*
- *5 EL gehackte Tannen- oder Fichtenwipferl*

Zubereitung:

1. *Frische Blüten und Blätter vom Lungenkraut sowie die Blätter vom Spitzwegerich grob hacken und in das leere Honigglas geben.*
2. *Anschließend mit Honig bis ca. 2–3 Zentimeter unter dem Deckel aufgießen. Gut verschließen und täglich umdrehen, damit sich alles gut vermischt.*
3. *Regelmäßig (1–2 Mal die Woche) öffnen, damit kein Gärungsprozess zustande kommt. Da erfahrungsgemäß die Fichten- und Tannenwipferl etwas später wachsen, können sie, sobald an den Bäumen die neuen Blattspitzen zu sehen sind, dazugegeben werden. So viel, bis das Glas voll ist.*
4. *Zwei Wochen danach wird alles durch ein Sieb abgeseiht, die Pflanzenrückstände werden entfernt und der Hustenhonig kann verwendet werden.*

Einnahme:

Bei Bedarf 3 Mal täglich einen Teelöffel.

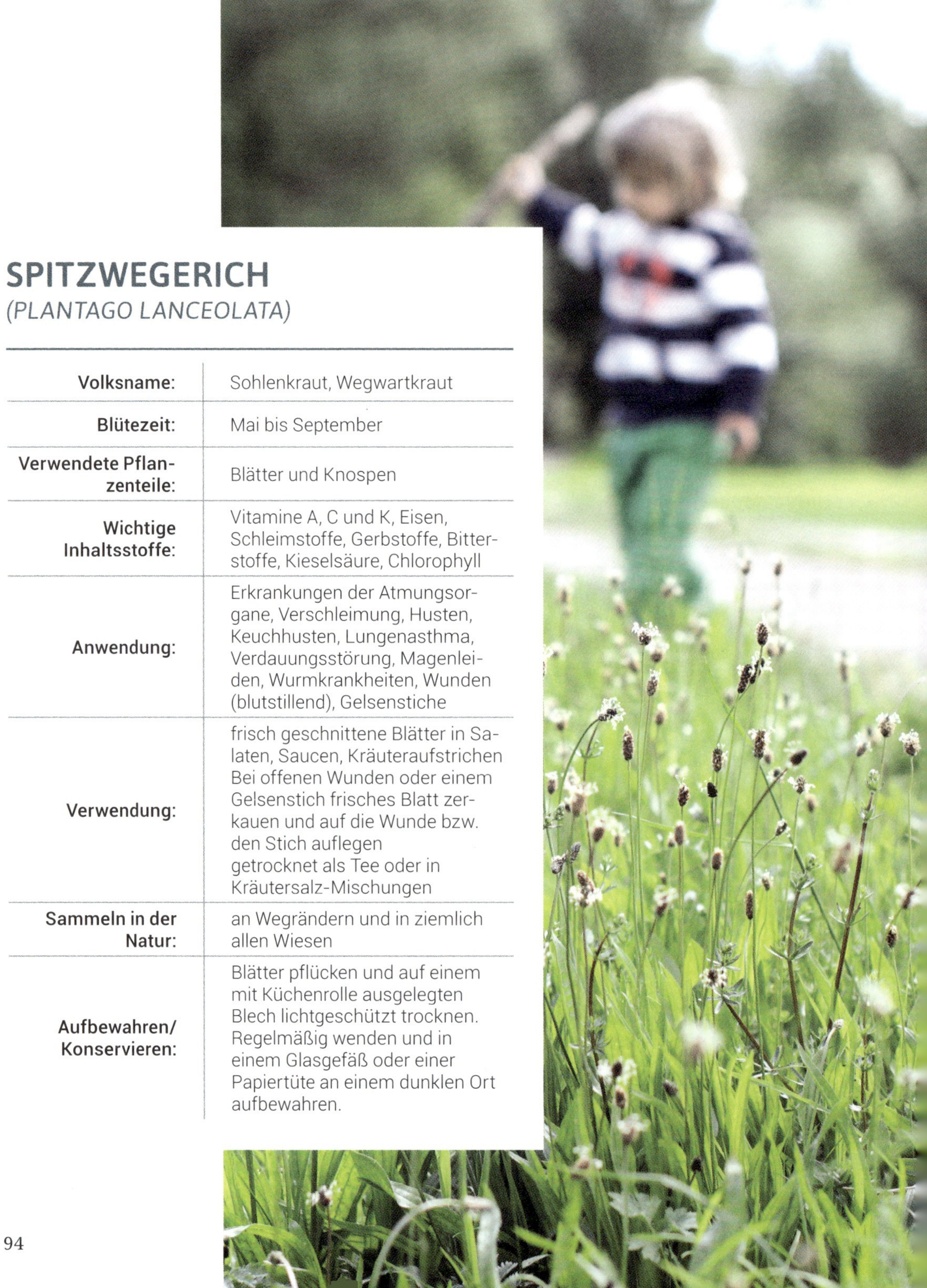

SPITZWEGERICH
(PLANTAGO LANCEOLATA)

Volksname:	Sohlenkraut, Wegwartkraut
Blütezeit:	Mai bis September
Verwendete Pflanzenteile:	Blätter und Knospen
Wichtige Inhaltsstoffe:	Vitamine A, C und K, Eisen, Schleimstoffe, Gerbstoffe, Bitterstoffe, Kieselsäure, Chlorophyll
Anwendung:	Erkrankungen der Atmungsorgane, Verschleimung, Husten, Keuchhusten, Lungenasthma, Verdauungsstörung, Magenleiden, Wurmkrankheiten, Wunden (blutstillend), Gelsenstiche
Verwendung:	frisch geschnittene Blätter in Salaten, Saucen, Kräuteraufstrichen Bei offenen Wunden oder einem Gelsenstich frisches Blatt zerkauen und auf die Wunde bzw. den Stich auflegen getrocknet als Tee oder in Kräutersalz-Mischungen
Sammeln in der Natur:	an Wegrändern und in ziemlich allen Wiesen
Aufbewahren/ Konservieren:	Blätter pflücken und auf einem mit Küchenrolle ausgelegten Blech lichtgeschützt trocknen. Regelmäßig wenden und in einem Glasgefäß oder einer Papiertüte an einem dunklen Ort aufbewahren.

SPITZWEGERICH-SPRÜHTINKTUR ZUR BEHANDLUNG VON GELSENSTICHEN

Rezept

Zutaten:

- ✗ *1 leeres Marmeladeglas mit Deckel*
- ✗ *Korn oder Wodka (36–38 %)*
- ✗ *frische Spitzwegerichblätter*

Zubereitung:

1. *Spitzwegerichblätter fein hacken und das Marmeladeglas zur Hälfte damit befüllen.*
2. *Mit Korn oder Wodka auffüllen und zugedeckt zwei Wochen ziehen lassen. Täglich schütteln.*
3. *Anschließend kann die Tinktur in Sprühflaschen abgefüllt werden.*

Anwendung:

Damit nach einem Gelsenstich keine unerwünschten großen Beulen entstehen, empfiehlt es sich, sofort nach dem Erkennen eine Spitzwegerich-Tinktur direkt auf den Stich aufzusprühen.

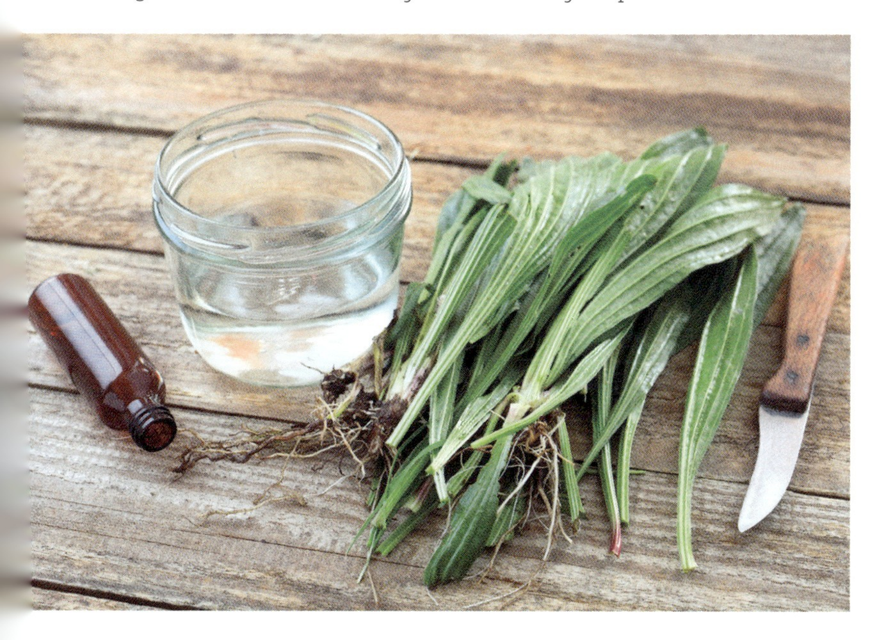

Haltbarkeit:

mindestens ein Jahr

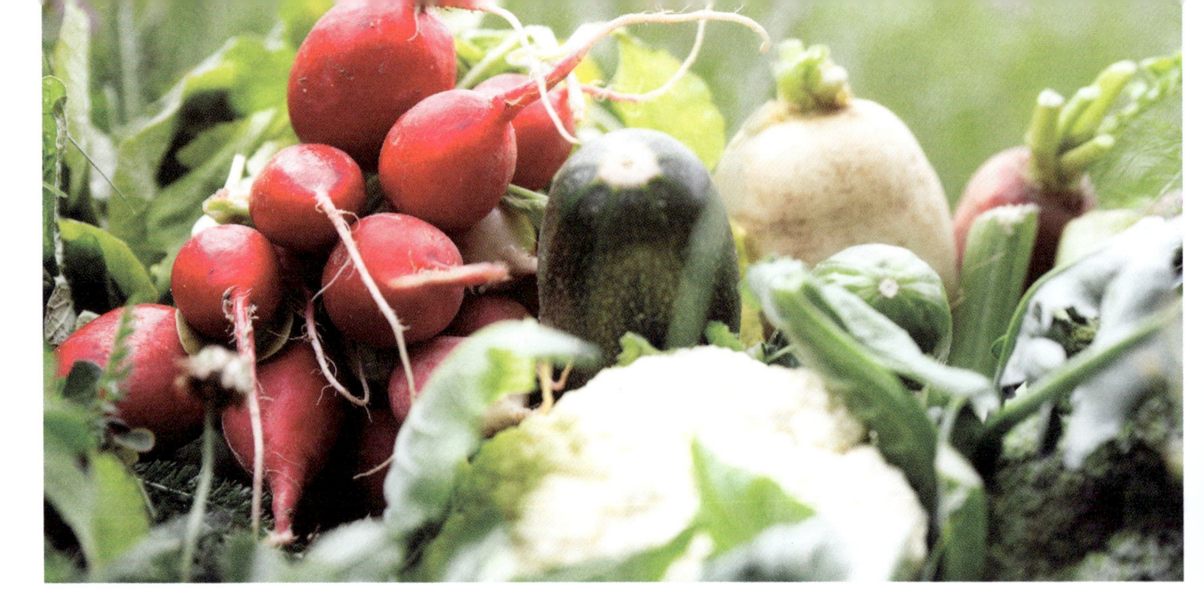

Frühlingshafte Schwangerschaftsküche

Was darf ich essen, was nicht? Fast jede Mama entwickelt sich mit der Zeit bei diesem Thema zum Profi und ich bin jedes Mal in meinen Schwangerschaftsvorträgen begeistert, wie groß das Wissen darüber bei den zukünftigen Müttern ist.

WAS DARF ICH ESSEN, WAS NICHT?

Jede Jahreszeit bringt eine neue Herausforderung, da sich die Supermärkte und Bauernläden regelmäßig neu befüllen und die Angebote stets verändern. Was gestern noch aktuell war, ist morgen schon vorüber und mit den neuen Rohstoffen stellt sich auch erneut die Frage „für Schwangere geeignet?"

Ich möchte mich vermehrt auf Pflanzen konzentrieren, die eine werdende Mama essen darf, und zu diesem Thema Empfehlungen abgeben. Schließlich soll am Ende des Tages der Bauch gefüllt sein, und das mit gutem Gewissen.

Frühlingsgemüse

Kohlrabi

Kohlrabi ist ein besonders zarter Vertreter der Kohlgewächse und ein typisch deutsches Gemüse. Sein Name wurde sogar ins Englische, Japanische und Russische übernommen.

Die grüne Knolle enthält viel Vitamin B, C und Folsäure. Ebenso ist sie reich an Mineralstoffen wie Kalium, Kalzium, Magnesium, Selen und Eisen sowie Sulforaphane.

Der milde Geschmack und das zarte Fruchtfleisch sind bei Kindern und Erwachsenen sehr beliebt und der Kohlrabi wird auch gerne als Rohkost verzehrt. Zum Füllen ist er sehr empfehlenswert, da das Fruchtfleisch seine Form behält. Egal ob überbacken oder als Suppe, Eintopf oder Auflauf, das kalorienarme Gemüse mit nur 27 Kalorien pro 100 Gramm sollte in der Frühlingsküche keineswegs fehlen.

Dank seines hohen Selengehaltes wird das Immunsystem unterstützt und Erkältungen kann vorgebeugt werden. Sein enthaltenes Magnesium stärkt die Herzfunktion und hilft bei der Blutbildung. Der hohe Gehalt an Kalzium ist eine Wohltat für unsere Knochen, Nägel und Zähne. Besonders bei Zahnfleischentzündungen in der Schwangerschaft ist eine reiche Zufuhr an Kalzium wichtig, da ein Mangel manchmal die Ursache dafür sein kann. Schließlich benötigt das heranwachsende Baby im Bauch eine Menge davon für die Knochenbildung und die Bildung der Zähne und Nägel.

Beim Kauf von Kohlrabi sollte unbedingt darauf geachtet werden, dass die Knolle frisch ist. Älteres Gemüse ist sehr oft holzig und kann nicht verwendet werden. Ein Frischezeichen ist eine nicht aufgeplatzte, geschlossene Knolle. Die Blätter werden nach dem Kauf entfernt, da sie der Knolle zu viel Feuchtigkeit entziehen. Man kann die Blätter fein hacken und in einen Salat geben.

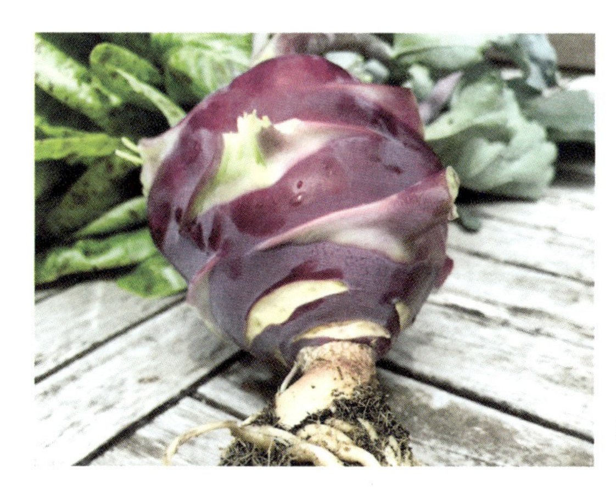

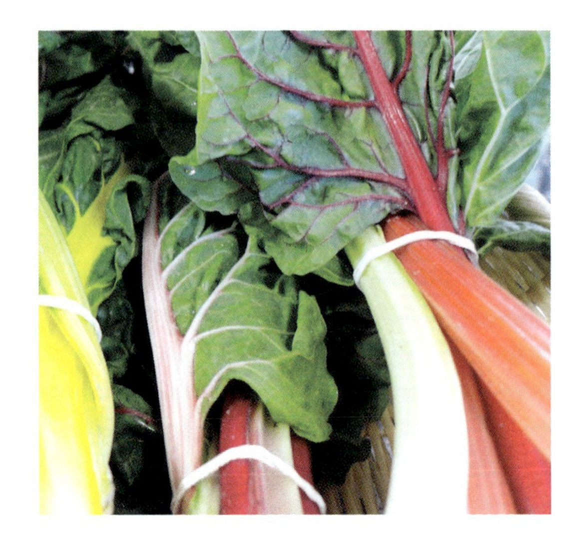

Mangold

Dieses grüne Supergemüse liefert neben den Vitaminen B, C und K wichtige Spurenelemente und Mineralstoffe wie Kalzium, Magnesium, Eisen, Kalium und Jod. Besonders das im Mangold enthaltene Vitamin K ist gut für den Körper, da es eine wichtige Rolle bei der Knochenbildung und der Blutgerinnung spielt. Der Tagesbedarf kann schon mit vier bis fünf Blättern gedeckt werden. Ebenso dürfen wir uns über das enthaltene Betacarotin freuen, denn es unterstützt die Sehkraft.

Botanisch betrachtet ist Mangold verwandt mit der Roten Rübe (Roten Beete) und wird deshalb wegen der Blätter gerne mit dieser verwechselt. Es werden jedoch nicht die Wurzeln wie bei den Roten Rüben gegessen, sondern die Blätter und Stiele. Diese können gekocht, roh verzehrt oder leicht angedünstet werden. Sein Kaloriengehalt ist ebenfalls sehr niedrig, es sind bloß 26 kcal für 100 g.

Ähnlich dem Spinat speichert Mangold aber auch Nitrat, das bei mehrmaligem Aufwärmen und längerem Warmhalten in Nitrit umgewandelt wird. Daher sollte er frisch gekocht konsumiert werden und es ist abzuraten, Gerichte mit Mangold in der Schwangerschaft mehrmals zu erwärmen. Am besten blanchiert man deshalb die Blätter und gießt das Kochwasser weg, das verringert das vorhandene Nitrat.

Genau wie beim Spinat wäre es gut, das Mangoldgericht mit einem Vitamin-C-haltigen Fruchtsaft wie Sanddornsaft oder Orangensaft zu genießen oder Zitronensaft anstelle von Essig für das Beilagensalatdressing zu verwenden. Vitamin C hemmt die Bildung von möglichen Schadstoffen und fördert gleichzeitig die Eisenaufnahme. Denn Mangold ist eine gute Eisenquelle für jede werdende Mama.

Beim Ernten im eigenen Garten ist zu bedenken, dass keine Blätter im Blütenstadium der Pflanze geerntet werden sollen. Auf alte Blätter, die schon gefleckt sind, ist zu verzichten.

Ansonsten kann Mangold bedenkenlos konsumiert werden und ist dank seines Reichtums an hochwertigen Inhaltsstoffen sehr zu empfehlen.

Radieschen

Schon seit Tausenden von Jahren sind Rettiche als Lebensmittel und Heilpflanzen in Verwendung.

Dank ihrer antibiotischen, galletreibenden und schleimlösenden Wirkung werden sie in der traditionellen Heilkunde noch immer bei Husten, Verdauungsbeschwerden sowie Leber- und Gallenleiden eingesetzt.

Durch ihre wertvollen Inhaltsstoffe wie Vitamin K und C, aber auch Eisen, sehr viel Kalzium, etwas Kalium, Folsäure und Senfölglykoside sind Radieschen eine Wohltat für Mama und das wachsende Baby im Bauch. Einer weiteren Besonderheit darf sich das Radieschen rühmen, denn neben seiner entzündungshemmenden Eigenschaft wirkt es auch antibiotisch und kann überdies vor Diabetes schützen.

Beim Einkauf sollte darauf geachtet werden, dass sich die Radieschen fest anfühlen, eine leuchtende Farbe haben und wenn möglich keine Flecken aufweisen. Grüne Blätter zeugen ebenso von einer Frischequalität. Es ist immer wichtig auf Bio-Qualität zu achten, da diese mehr bioaktive Substanzen enthält und viele weitere Vorteile bieten. Auch die Blätter sind essbar.

Mit seinen gerade einmal 17 Kalorien pro 100 g sind frische Radieschen auch zwischendurch als Snack jederzeit willkommen.

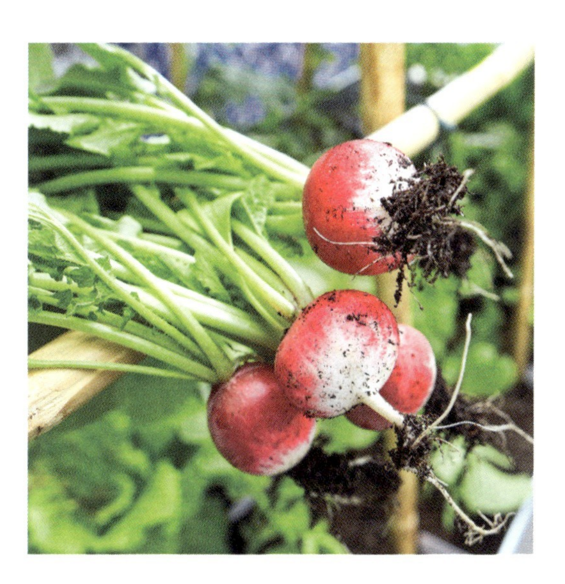

Rote Rübe (Rote Beete)

In Österreich wird dieses Supergemüse als Rote Rübe oder Rahne bezeichnet, in Deutschland ist sie als Rote Beete bekannt und in der Schweiz als Rande. Leider hält sich die Begeisterung dafür sehr oft in

Grenzen, da sie vielen zu erdig und gemüsig schmeckt. Die Inhaltsstoffe sowie der niedrige Kaloriengehalt (31 kcal) dank dem hohen Wasseranteil (90 Prozent) sprechen aber auf jeden Fall für sich, weshalb das Gemüse besonders in der Schwangerschaft konsumiert werden sollte.

Am besten ist es, die Rote Rübe frisch und roh zu essen oder als Saft zu sich zu nehmen, da sie viele Nährstoffe wie zum Beispiel Folsäure beinhaltet, die auf Hitze empfindlich reagieren.

Daneben ist sie auch ein hervorragender Eisenspender, eine wahre Wohltat für werdende Mamas, da diese häufig an einem Eisenmangel leiden. Grund dafür ist die vermehrte Blutversorgung der wachsenden Gebärmutter. Rote Rüben sind außerdem reich an Mineralstoffen wie Kalzium, Phosphor, Kalium, Magnesium, Jod und auch der Vitamingehalt an B-Vitaminen und Vitamin C ist in großen Mengen vorhanden.

Wer Sport in der Schwangerschaft betreibt, sollte auf die Superknolle keineswegs verzichten. Rote Rüben sind Energieversorgung für die sogenannten Mitochondrien. Diese sind die Kraftwerke der Zelle. Je mehr wir davon haben, desto leistungsfähiger sind wir. Aber auch der Alterungsprozess wird durch eine hohe Anzahl an Mitochondrien verlangsamt. Kurz gesagt man fühlt sich vitaler, je mehr gesunde Mitochondrien im Körper vorhanden sind.

Ähnlich wie Spinat und Mangold kann die Rote Rübe verhältnismäßig viel Nitrat aus dem Boden aufnehmen, das bei falscher Lagerung zu Nitrit umgewandelt wird. Von ungespritzten Bioböden und frisch gekocht ist sie daher am empfehlenswertesten.

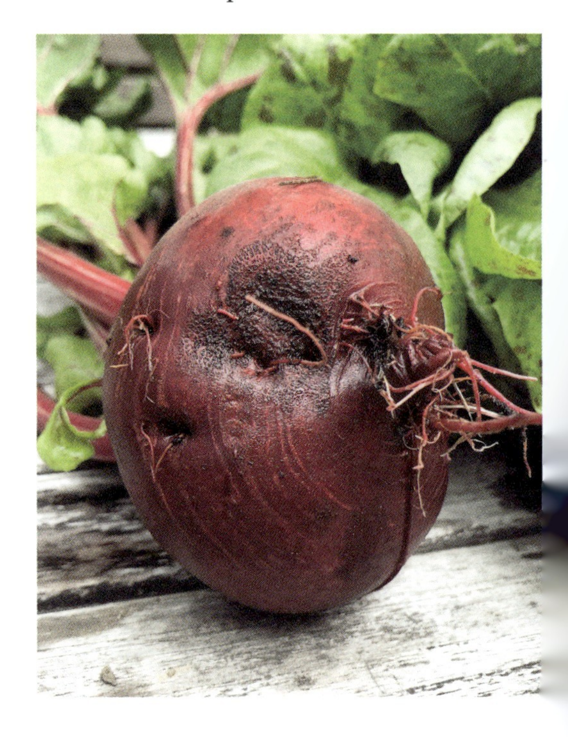

ROTE-RÜBEN-CARPACCIO MIT KRÄUTER-FRISCHKÄSE UND KÜRBISKERNÖL

Rezept

Zutaten:

- *1 Rote Rübe (Rote Beete)*
- *1,5 EL Frischkäse*
- *1,5 EL Sauerrahm*
- *1 EL gehackte frische Kräuter (Petersilie & Schnittlauch)*
- *1,5 EL Kürbiskernöl*
- *Salat zum Garnieren*
- *Salz & Pfeffer nach Belieben*

Zubereitung:

1. *Die gekochte Rote Rübe fein schneiden (ca. 3–5 mm) und auf ein Teller auflegen. Anschließend salzen.*
2. *Nun kannst du den Frischkäse (ich verwendete Frischkäse in Salzlake) mit etwas Sauerrahm vermischen und gehackte frische Kräuter dazugeben, bis eine schöne Konsistenz entsteht.*
3. *Der Frischkäse wird auf den Rüben verteilt und mit Salat bestückt (Blattsalate oder Rucola eignen sich sehr gut).*
4. *Zum Schluss wird alles mit Kürbiskernöl beträufelt und dein Carpaccio ist fertig.*

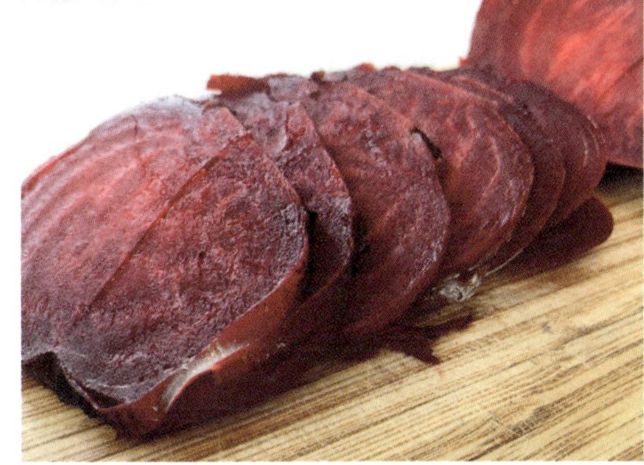

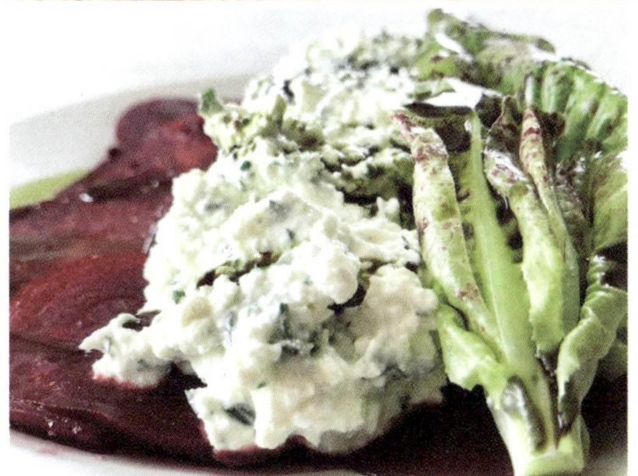

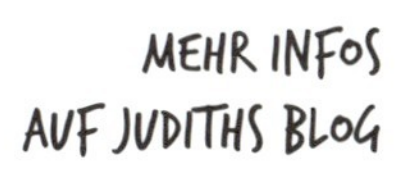

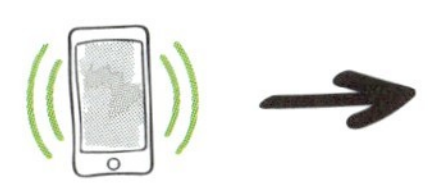

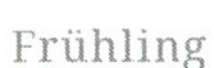

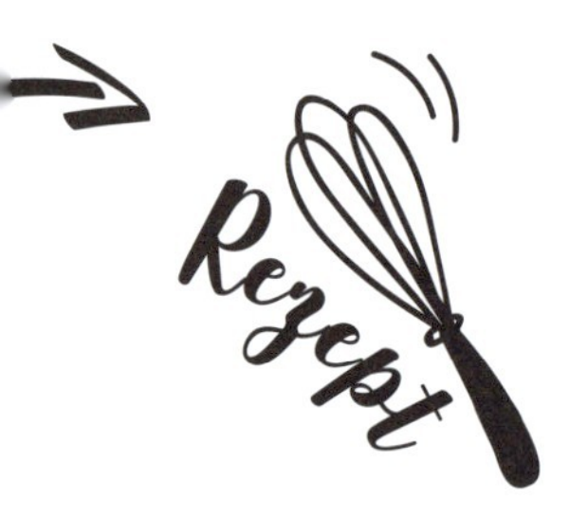

KRAFTSAFT MIT ROTEN RÜBEN

Zutaten für 2 Gläser:

- *250 g Rote Rüben (Rote Beete)*
- *150 g Karotten*
- *150 g Äpfel*

Zubereitung:

1. *Rote Rüben waschen und am besten mit Handschuhen schälen und grob schneiden.*
2. *Karotten ebenfalls waschen und halbieren.*
3. *Äpfel waschen und vierteln, der Stängel soll entfernt werden.*
4. *Alle Zutaten zusammen in einen Entsafter geben.*
5. *Anschließend einen Schuss kalt gepresstes Öl beimengen, damit sich die fettlöslichen Vitamine aus der Karotte lösen können und vom Körper aufgenommen werden.*
6. *Der Kraftsaft ist nun fertig und sollte frisch konsumiert werden.*

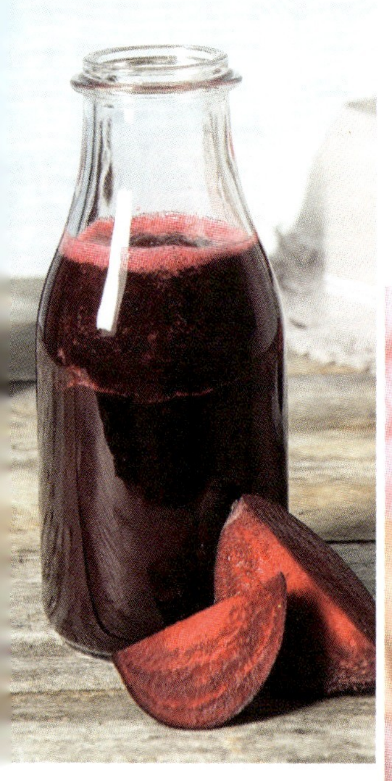

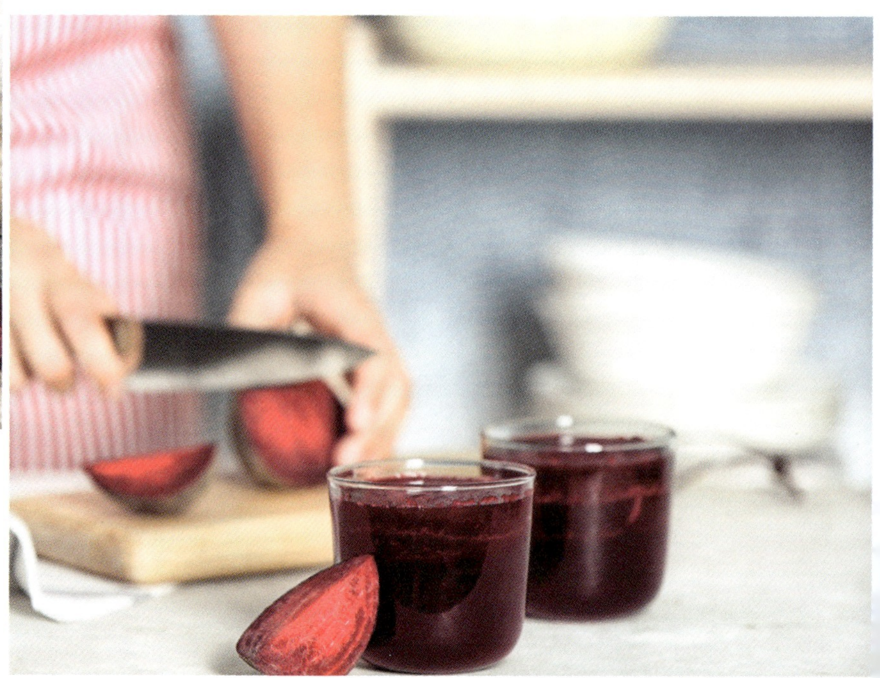

ERDBEER-SPINAT-SALAT MIT JUNGSPARGEL

Rezept

Zutaten:

- ✗ 200 g Babyspinat
- ✗ 100 g grüner Jungspargel
- ✗ 2 Avocados
- ✗ 100 g Feta
- ✗ 200 g Erdbeeren
- ✗ 1 rote Zwiebel
- ✗ 20 g Sesamkerne
- ✗ 20 g Kürbiskerne
- ✗ 10 g Sonnenblumenkerne

Dressing:

- ✗ 5 EL Olivenöl
- ✗ 4 EL Balsamico Essig
- ✗ 1 EL Honig
- ✗ 2 EL Zitronensaft
- ✗ Salz, Pfeffer

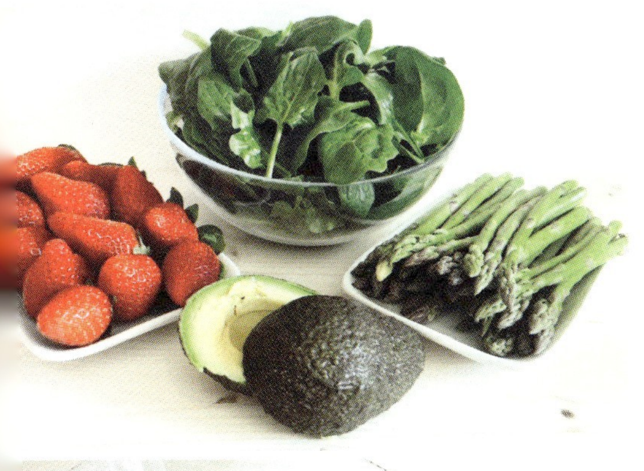

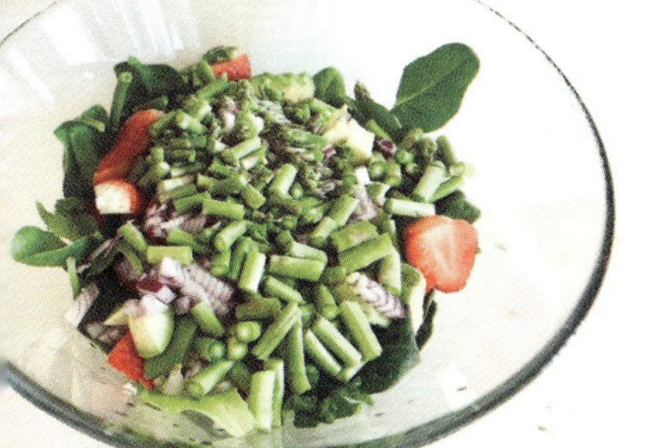

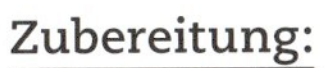

Zubereitung:

1. *Kernemischung in einer Pfanne ohne Öl anrösten und beiseitestellen.*
2. *Erdbeeren, Jungspargel und Babyspinat waschen.*
3. *Erdbeeren vom Strunk trennen und halbieren.*
4. *Zwiebel schälen und fein würfelig schneiden.*
5. *Avocados halbieren, entkernen, schälen und würfelig schneiden.*
6. *Jungspargel in kleine Stifte schneiden.*
7. *Für das Dressing alle Zutaten in ein kleines Schraubglas mit Deckel geben und gut schütteln.*
8. *Jetzt wird der Babyspinat in einer großen Schüssel mit Erdbeeren, Spargel, Avocado und Zwiebel vermengt, mit dem Dressing übergossen und gut vermischt. Mit Salz und Pfeffer abschmecken.*
9. *Den Salat auf Teller aufteilen und mit Fetastückchen legen.*
10. *Zum Schluss wird noch die Kernemischung darübergestreut und dein Frühlingssalat ist fertig.*

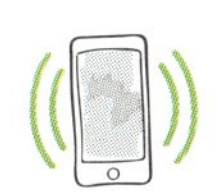

MEHR INFOS
AUF JUDITHS BLOG

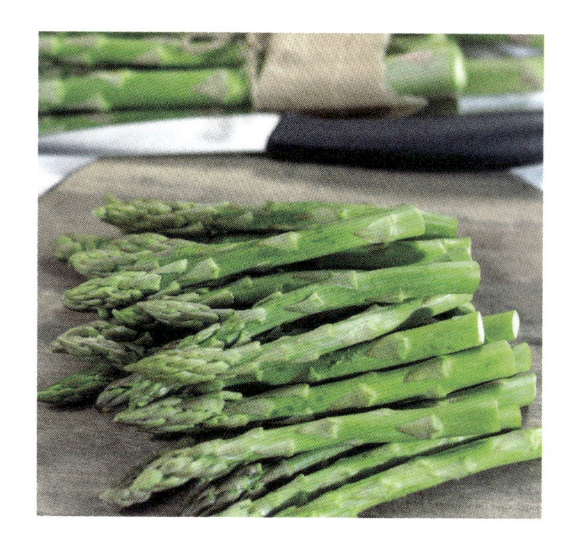

Spargel

Spargel ist ein ideales Frühlingsgemüse für Schwangere. Besonders für alle Mamas, die unter unerwünschten Babypfunden leiden, ist das kalorienarme Gemüse mit 24 Kalorien auf 100 g Spargel sehr zu empfehlen.

Ebenso ist er eine reiche Quelle von Vitamin B_9, dem gesamten B-Komplex, K, C und Vitamin A. Besonders das Vitamin B_9 ist sehr hilfreich, um Geburtsschäden wie Spina Bafida (offener Rücken) zu verhindern.

Auch Mamas im Anfangsstadium der Schwangerschaft profitieren vom Spargel, denn er ist reich an Folsäure, was in den ersten zwölf Schwangerschaftswochen sehr wichtig für das Baby ist.

Spargel enthält außerdem viel Kalzium, dies ist förderlich für die Entwicklung der Zähne und Knochen des wachsenden Babys.

Mamas, die unter Verstopfung leiden, sollten unbedingt Spargel in ihre Frühlingsküche mit einbinden, denn dank der reichen Ballaststoffe wird diese sehr gut in Schach gehalten.

Wer Spargel konsumiert, sollte sich nicht über den veränderten Geruch des Urins wundern, denn dafür ist das harntreibende Frühlingsgemüse bekannt. Zusätzlich reinigt es das Magensystem und verbessert die Verdauung und den Stoffwechsel.

Spinat

Dieses kalorienarme Blattgemüse mit 23 kcal auf 100 g ist reich an Vitamin B, C und besitzt einen hohen Anteil an Beta-Carotin. Außerdem versorgt es den Körper mit Folsäure und wichtigen Mineralstoffen wie Kalium, Kalzium, Magnesium und Eisen.

Auch wenn Spinat einen wahren Reichtum an wichtigen Inhaltsstoffen liefert, sollten werdende Mamas Folgendes beim Konsum beachten, damit sie wirklich nur das Beste aus ihm herausholen.

Spinat enthält einen relativ hohen Anteil an Nitrat, dies ist für den Körper unschädlich, es kann jedoch bei längerer Lagerung oder beim Aufwärmen in gesundheitsschädliches Nitrit umgewandelt werden. Verantwortlich für diese Umwandlung sind Bakterien, die sich bei Zimmertemperatur rasch vermehren. Es ist daher darauf zu achten, dass Spinat am besten sofort nach dem Einkauf frisch zubereitet und gegessen wird.

Wer Spinat im Garten anbaut, sollte achtgeben, dass dieser nach dem Aufblühen nicht mehr geerntet wird, denn zur Blütezeit ist sein Nitratgehalt erhöht und sollte in der Schwangerschaft nicht mehr in den Körper gelangen. Die Bildung von Nitrit kann durch Vitamin C und E gehemmt werden. Es empfiehlt sich daher, als Beilage gekochte Karotten zu servieren oder ein Gläschen Orangensaft während des Essens zu trinken.

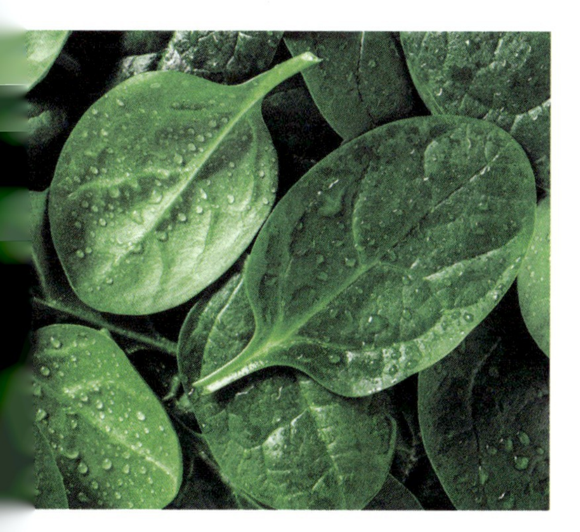

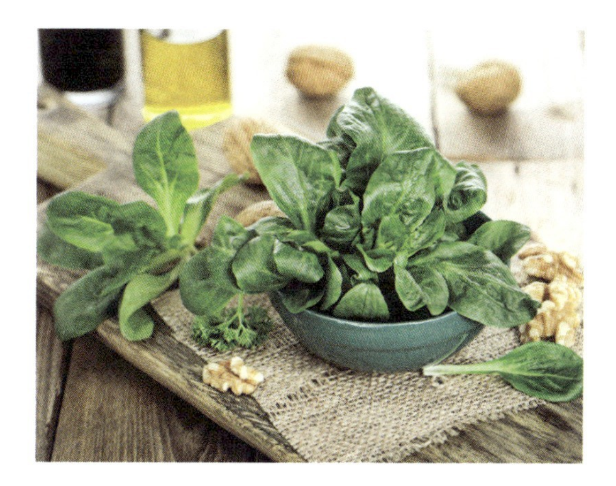

Vogerlsalat

Wie alle Salatsorten ist auch der Vogerlsalat eine kalorienarme Kost und enthält nur 17 kcal auf 100 g.

Gartenbesitzer sollten im Frühling unbedingt Vogerlsalat pflanzen, aber auch in Blumentöpfen am Balkon wächst er hervorragend. Er ist reich an Folsäure, die gerade in den ersten Schwangerschaftswochen für die Entwicklung des Rückenmarks und des Nervensystems des Babys benötigt wird.

Ebenso ist Vogerlsalat eine Quelle an Eiweiß, Vitamin C und Kalium und kann daher im Frühjahr regelmäßig als Beilagensalat konsumiert werden.

In der Schwangerschaft solltest du auf abgepackte Salate wegen der erhöhten Keimbelastung verzichten. Bauernmärkte sind im Frühling voll mit frischem Vogerlsalat und gewiss einen Besuch wert.

Frühlingsobst

Erdbeeren

Wer im Frühling schwanger ist, darf sich besonders freuen. Denn die Natur bringt zu dieser Zeit viele Früchte hervor, die reich an Eisen, Folsäure, Vitaminen und anderen Inhaltsstoffen sind, die werdende Mamas vermehrt benötigen.

Ein sehr großer Eisenspender zum Beispiel ist die Erdbeere. Das verrät sie schon durch ihre rote Farbe, denn sehr oft trifft es zu, dass alles, was rot ist, besonders viel Eisen enthält. Es ist das Spurenelement, das der Körper am meisten von außen benötigt, denn es kann nicht von uns erzeugt werden. Deshalb ist eine eisenreiche Ernährung lebenswichtig.

Außerdem enthalten Erdbeeren mehr abwehrstärkendes Vitamin C als Orangen und weisen zusätzlich noch einen hohen Gehalt an Folsäure auf. Ein ebenso hoher Kalzium-Gehalt stärkt die Knochen, Nägel und Zähne von Mama und Baby. Ergänzend sind noch das enthaltene Kalium und Magnesium mit ihrer herzschützenden Wirkung. Da Erdbeeren nur 32 Kalorien pro 100 g haben und zu 90 Prozent aus Wasser bestehen, darfst du dich auch bedenkenlos daran sattessen und dich über dieses Superfood freuen.

Erdbeeren sind für mich ein regionales Obst und sollte meiner Meinung nach dann konsumiert werden, wenn sie auch bei uns wachsen. Ich persönlich halte wenig von importierten Erdbeeren aus fernen Ländern, da sie meist sehr stark gespritzt sind und oft schon in unreifem Zustand geerntet werden, sonst würden sie es unverdorben nicht zu uns schaffen. Bei unreifen Erdbeeren ist der Säuregehalt viel höher als bei reifen, was sehr oft zur Übersäuerung des Körper führen und Sodbrennen und Hautunreinheiten verursachen kann. Erdbeeren sind als Frühlingsobst zu sehen und man sollte sie eben zu dieser Zeit, wo sie bei uns wachsen, auch genießen.

Wenn man im Winter Lust auf Erdbeeren hat, kann man eingefrorene hernehmen und daraus Erdbeerknödel herstellen oder man greift auf den Klassiker zurück, nämlich selbst gemachte Marmelade.

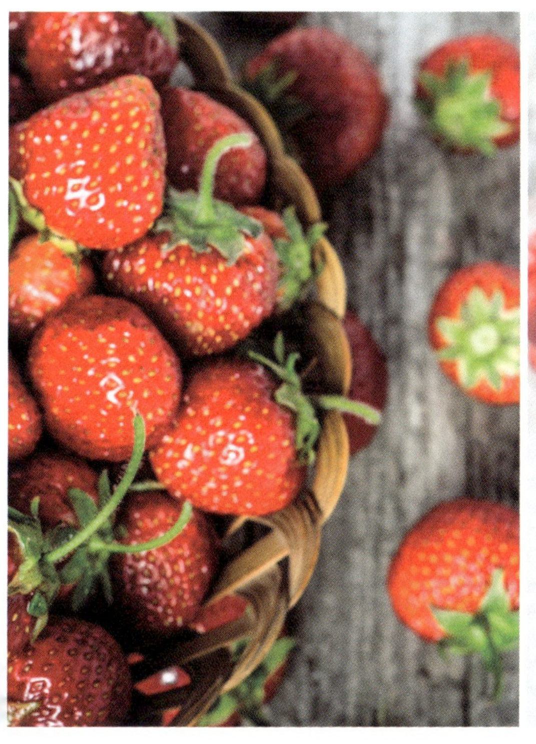

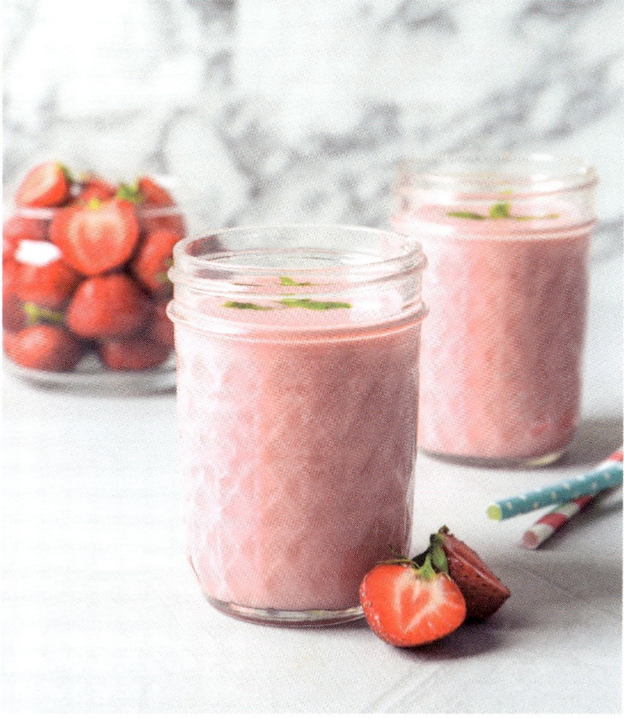

TIPP: Wer Erdbeermarmelade herstellt, sollte beachten, dass sich ihre frische rote Farbe mit der Zeit sehr verändert und der schöne Rotton verloren geht. Geschmacklich und inhaltlich verändert sich jedoch nicht viel. Wer die schöne Farbe unbedingt beibehalten möchte, sollte nach der Herstellung der Marmelade die Gläser einfrieren und nach Bedarf auftauen. Somit bleibt die Farbe erhalten. Keine Sorge, das Marmeladenglas platzt nicht im Gefrierschrank, da sich ein Innendruck bildet.

ERDBEER-BANANEN-SMOOTHIE

Zutaten für 2 Personen:

- *250 g Erdbeeren*
- *1 Banane*
- *100 ml Wasser*
- *100 ml Orangensaft*
- *1 TL Sesam*

Zubereitung:

Alle Zutaten gemeinsam in einen Mixer geben und so lange mixen, bis keine Stücke mehr vorhanden sind.

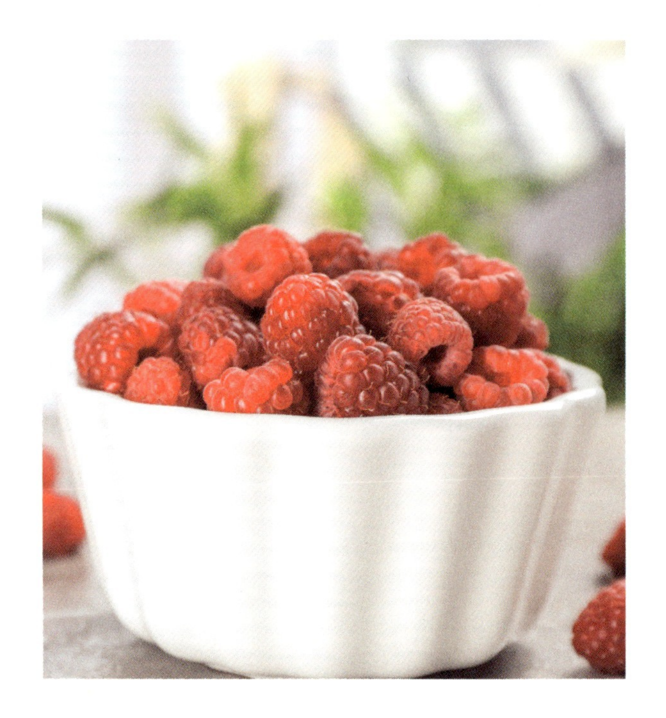

Himbeere

Hinter dieser kleinen und unscheinbaren Frucht verbirgt sich ein wahres Kraftwerk für die Gesundheit. Nicht umsonst wird dieses Obst auch als Heilmittel bezeichnet und wurde bereits im Mittelalter in Klostergärten kultiviert. Auch die berühmte Äbtissin Hildegard von Bingen schätzte die Himbeere sehr und erwähnt sie oft in der von ihre verfassten Ernährungslehre aus dem 12. Jahrhundert. Sie empfiehlt Himbeersaft mit Galgant bei fiebrigen Virusinfekten.

Himbeeren sind reich an Vitaminen, Spurenelementen und sekundären Pflanzenstoffen. Zudem wird ihr eine antibiotische, appetitanregende sowie eine entwässernde Wirkung nachgesagt, aber auch die Abwehrmechanismen im Körper werden durch sie stimuliert.

Zusätzlich wird die Himbeere bei Krebstherapien eingesetzt, da sie das Immunsystem unterstützt und den Stoffwechsel anregt. Ihre Wirkstoffe helfen unter anderem bei Blasen- und Nierenleiden, Sodbrennen und Verdauungsstörungen.

Neben Provitamin A und Vitamin B sind Himbeeren zusätzlich reich an Vitamin C. Schon 150 g enthalten ein Drittel des benötigten Tagesbedarfs eines Erwachsenen. Der Gehalt an Eisen gilt ebenso als bemerkenswert, dies ist der Grund für die blutreinigende und blutbildende Wirkung der roten Frucht. Gemeinsam mit dem hohen Gehalt an Vitamin C kann der Körper das Eisen besonders gut verwerten, da dieses Vitamin die Aufnahme unterstützt.

Folsäure, Magnesium und Kalium zählen zu den wertvollen Mineralstoffen in Himbeeren und bei dieser geballten Gesundheitswirkung haben

Himbeeren pro 100 g nur 34 kcal. Ich denke, all dies sind Gründe genug, in der Schwangerschaft ab und zu von der Zauberbeere zu naschen.

Obwohl Himbeeren eine intensive Süße haben, ist ihr Zuckergehalt relativ gering. Ihr Ballaststoffgehalt ist wiederum hoch, was sie zu einer idealen und gesunden Zwischenmahlzeit macht. Die Ballaststoffe sättigen nicht nur, sie sorgen für eine gesunde Verdauung und regen diese an.

Am besten werden Himbeeren frisch gegessen, da ihre Haltbarkeit sehr kurz ist. Gemischt in einen Frühstücksbrei oder in Joghurt und Buttermilch können sie im Frühling für Abwechslung sorgen. Auch viele Kuchen lassen sich gut mit Himbeeren zubereiten, denn das fein-süßliche Aroma bleibt auch bei Hitzeeinwirkung erhalten.

Aber auch Salate können gerne mit Himbeeren dekoriert werden und geben ihnen eine besondere Note. Bekannt durch sein feines Aroma ist der Himbeeressig.

Wer Zugang zu reichlich Himbeeren hat, kann daraus Marmelade herstellen, eine Portion frischer Früchte für die kalte Winterzeit einfrieren und so auch im Winter von der Superfrucht profitieren.

Die Blätter der Himbeeren haben ebenso eine sehr gesundheitsfördernde Wirkung. In ihnen liegt die Eigenschaft, die Gebärmutter zu lockern und den Beckenboden zu erweichen. Daher ist ihr Einsatz erst zum Schluss der Schwangerschaft zu empfehlen. Schließlich wollen wir, dass ein Baby wohlbehalten im Bauch bleibt und nichts unerwünscht beschleunigen.

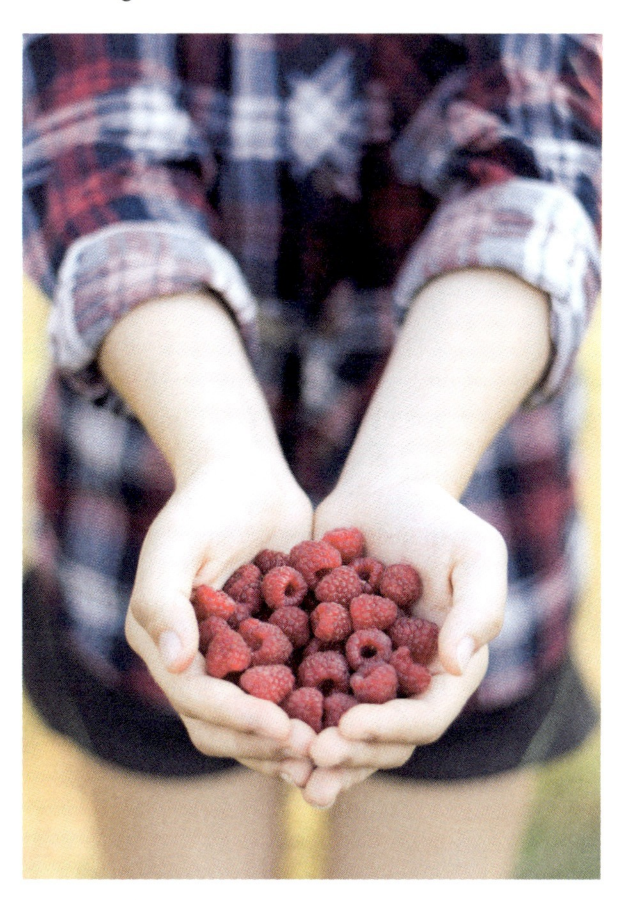

Kirschen

Es ist dem römischen Feldherrn Lukullus zu verdanken, dass die Kirsche nach Europa kam. Er nahm sie 74 v. Chr. aus Cerasus mit, dem heutigen Giresun in der Türkei. Im Namen dieser Hafenstadt liegt auch der Namensursprung der Kirsche.

Ihr auffälliges Rot und der prall gefüllte Fruchtkörper machen es einem schwer zu widerstehen. Welch ein Glück, dass die liebe Kirsche eine Wohltat für Mama und das wachsende Baby im Bauch ist. Im Sommer ist sie bloß kurze Zeit erhältlich, da sie nur reif geerntet werden kann und nicht wie viele andere Obstsorten nachreift. Kirschen sind leicht verderblich und nicht zum langen Lagern geeignet. Im Kühlschrank können sie maximal zwei bis drei Tage aufbewahrt werden. Dass sie reif sind, erkennt man übrigens daran, dass der Stiel noch fest im Fruchtfleisch steckt.

Die rote Superfrucht enthält zahlreiche Mineralstoffe wie Kalium, Kalzium, Magnesium, Phosphor und Eisen sowie das Spurenelement Zink. Ebenso enthalten sind die Vitamine B1, B2, B6 und Vitamin C. Auch Folsäure ist reichlich vorhanden.

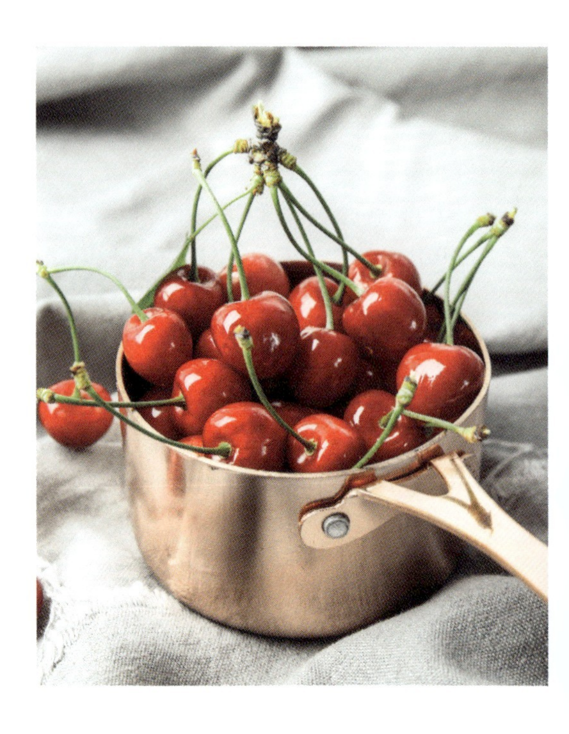

Der für die rotviolette Farbe der Kirsche verantwortliche Farbstoff soll zudem entzündungshemmend wirken.

Kirschen kann man zu unterschiedlichsten Süßspeisen wie Aufläufen, Kuchen, Torten und anderen Desserts verarbeiten. Besonders beliebt bei uns ist der Kirschreis oder Grießschmarren mit Kirschkompott.

Die Kirsche ist eine ideale Frucht zum Einmachen in Gläser. Egal ob als Kompott, Marmelade, Gelee oder Grütze, du kannst so ihre Inhaltsstoffe super konservieren und in der kalten Jahreszeit für Abwechslung im Speiseplan sorgen.

Rhabarber

Rhabarber besitzt zahlreiche Vitamine wie zum Beispiel C und K. Ebenso ist er reich an Mineralstoffen wie Magnesium, Kalium, Eisen, Jod, aber auch Phosphor. Letzterer ist ein wichtiger Baustein für die Knochen und neben Kalzium das häufigste Mineral im menschlichen Körper.

Das im Rhabarber enthaltene Natrium sorgt für eine gute Verdauung und unterstützt die Darmbewegung. Ein besonderes Augenmerk muss jedoch auf die Oxalsäure gerichtet werden, die vorwiegend in den Blättern in größeren Mengen enthalten ist.

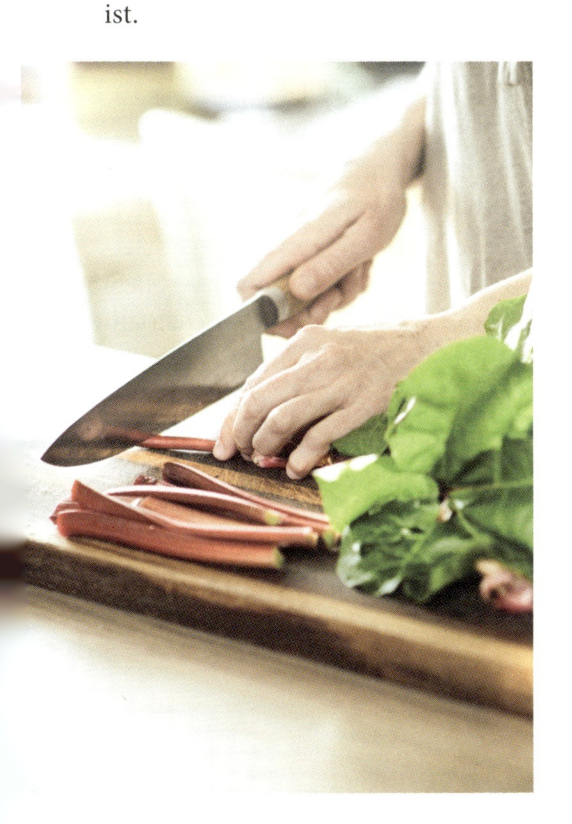

Die heimische Rhabarber-Saison beginnt in Österreich im April und dauert bis Ende Juni. Danach sollten Pflanzen auch aus dem Eigenanbau nicht mehr geerntet werden. Im Hochsommer steigt nämlich der Gehalt an schädlicher Oxalsäure enorm an. Die Blätter und die Schale sollen dann keinesfalls mehr verzehrt werden. Im Stängel selbst ist Oxalsäure zu einem kleinen Teil vorhanden. Rhabarber sollte auch nur gekocht genossen werden und ist in rohem Zustand nicht für den Konsum geeignet.

Zu viel Oxalsäure im Körper kann die Bildung von Nierensteinen vorantreiben, aber auch bei empfindlichen Personen Magen-Darm-Beschwerden oder Brechreiz auslösen. Sie entzieht Kalzium und erschwert die Aufnahme von Eisen im Darm. Außerdem kann die Säure Rheuma und Gichtschmerzen verstärken.

Bei der Herstellung eines Rhabarberkompotts mit anderen Obstsorten sollte Rhabarber separat gekocht werden, da sich die Oxalsäure im Wasser löst. Es ist daher besonders in der Schwangerschaft empfehlenswert, den Rhabarber abzuseihen und das Kochwasser wegzuschütten.

Wenn man sich an alle oben genannten Richtlinien hält und Rhabarber nicht zur täglichen Mahlzeit macht, kann er in der Schwangerschaft gerne das eine oder andere Mal genossen werden. In der Stillzeit ist von Rhabarber jedoch abzuraten, da er bei Säuglingen Durchfall auslösen kann.

TIPP: Ich habe in der Schwangerschaft beim Konsum von Rhabarber immer darauf geachtet, ein Glas Milch zu trinken, da das enthaltene Kalzium die Oxalsäure neutralisiert. Zusätzlich wird noch der Kalziumverlust ausgeglichen.

Wusstest du, dass Rhabarber in Wahrheit kein Obst, sondern ein Stielgemüse ist? Es ist in der Kategorie Frühlingsobst eigentlich falsch platziert. Da es jedoch hauptsächlich zur Herstellung von Süßspeisen, wie Marmelade, Kuchen oder Kompott, verwendet wird, hat es sich den Platz beim Frühlingsobst meines Erachtens verdient.

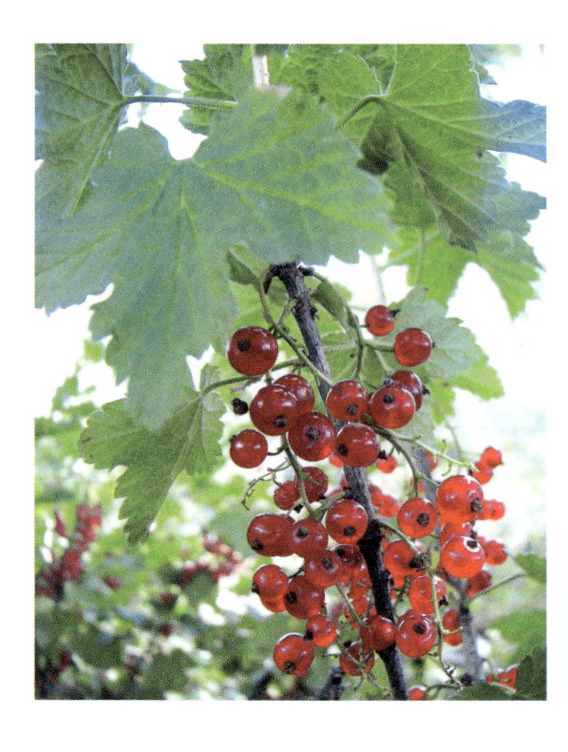

Ribisel

Die bei uns in Österreich bekannte Ribisel wird in Deutschland Johannisbeere genannt und gehört zu den alten Heilpflanzen, die schon seit Jahrhunderten in Klostergärten kultiviert werden.

Es gibt drei verschiedene Arten von Ribisel. Angefangen bei der roten Ribisel mit einem süß-säuerlichen Geschmack, über die schwarze Ribisel, deren Geschmack säuerlich-aromatisch ist und die einen würzigen Geruch aufweist, bis zur weißen Ribisel, die im Vergleich zu den anderen mild-süßlich und aromatisch ist.

In der Schwangerschaft wird das Naschen von Ribiseln sehr empfohlen, da sie mehr Vitamin C enthalten als Zitronen. Ebenso sind sie reich an Mineralstoffen wie Kalium, Kalzium, Phosphor, Eisen und Zink. Neben dem sehr hohen Gehalt an Vitamin C weisen Ribisel ebenso Vitamin A, E und Folsäure auf.

Die Superbeere lässt sich auf unterschiedlichste Weise verarbeiten und sehr gut für den Winter in Form von Marmelade oder als Saft konservieren. Ebenso können frische Beeren tiefgekühlt werden, um daraus später einen leckeren Ribiselkuchen herzustellen.

Frisch vom Strauch sind sie jedoch am gesündesten, da keine Pflanzenstoffe verloren gehen und alle wichtigen Vitamine erhalten bleiben.

Im Vergleich zu den Vitaminen, die beim Kochen großteils, aber nicht komplett zerstört werden, kann die Hitze den Mineralstoffen und Spurenelementen gar nichts anhaben. Das Problem ist aber, dass sie ausgespült werden, wenn beim Kochen viel Wasser verwendet wird, welches anschließend in den Abfluss kommt.

Es lohnt sich daher allemal, einen schönen Vorrat an Ribiselgelee oder -saft anzulegen.

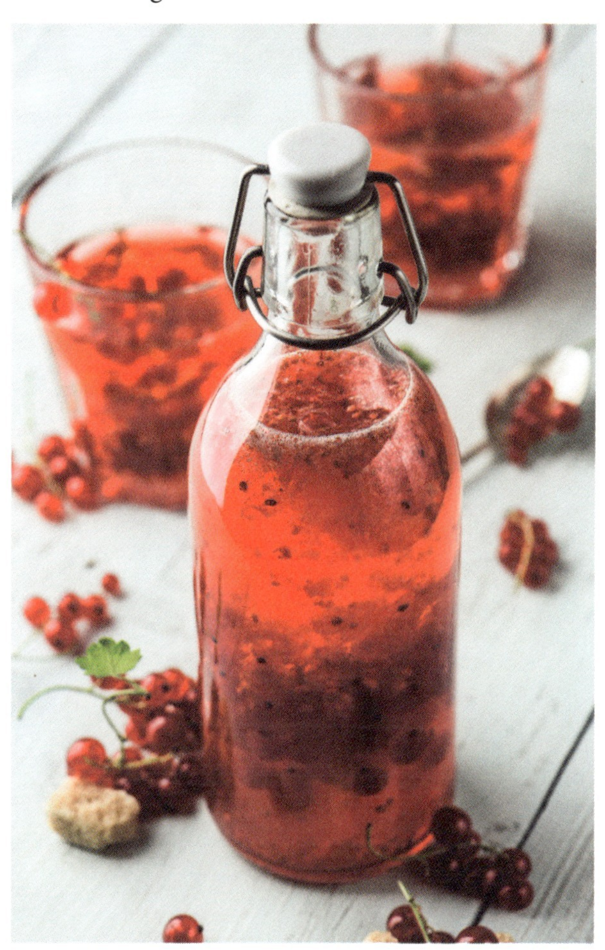

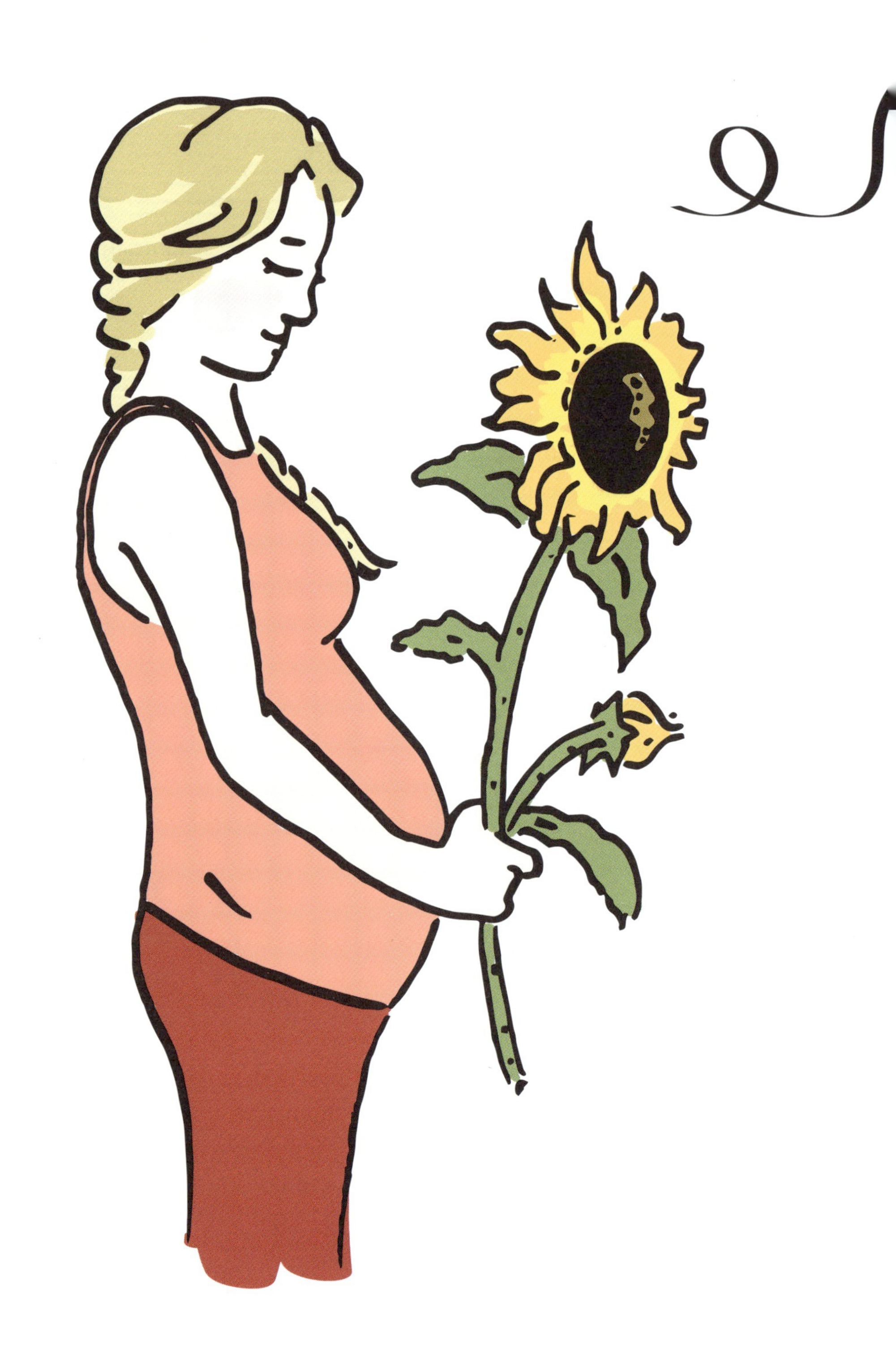

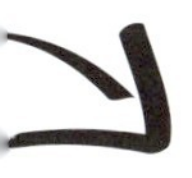

SOMMER

Eingehüllt in leichte Kleidung und befreit von festem Schuhwerk lässt sich das Kugelbauchdasein zu dieser Jahreszeit besonders genießen.

Der Sommer gibt uns Kraft in so ziemlich jeder Form. Kulinarisch betrachtet sind wir im Schlaraffenland, denn die Natur bringt Abwechslung in den regionalen Speiseplan und beschenkt uns mit frischem Obst und Gemüse mit wichtigen Inhaltsstoffen, deren tägliche Zufuhr in der Schwangerschaft wichtig ist.

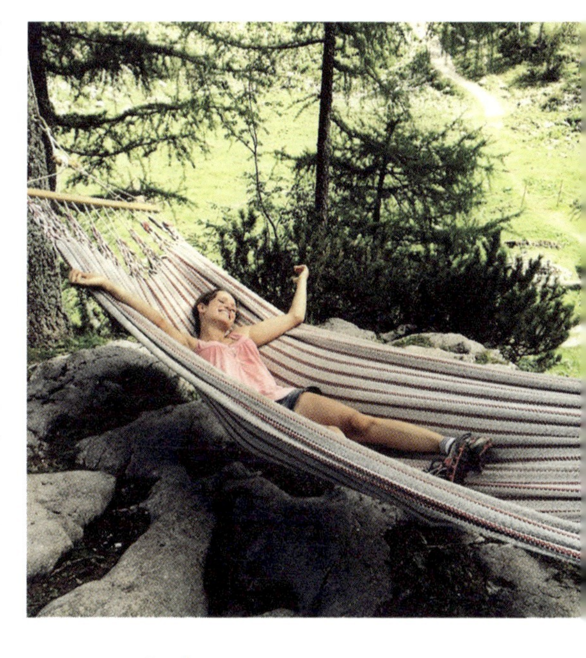

Ebenso dürfen wir die Kraft der Sonne tanken, bei romantischen Lagerfeuern die Seele baumeln lassen oder die Beinchen in klaren Gebirgswässern kühlen. Vielleicht steht noch ein schöner gemeinsamer Urlaub am Plan, denn die Zeit mit dem Partner, das Entspannen und Verwöhnenlassen darf nicht unterschätzt werden. Schließlich wird sie bald zweitrangig sein, denn besonders in den ersten zwei Jahren braucht das Baby volle Aufmerksamkeit und es wird für manche Mamas schwer sein, ein paar Tage für sich abzuzwicken.

Eine intensive Zeit steht bevor, mit vielen neuen Herausforderungen, die gemeistert werden dürfen. Aufgetankt und den Erinnerungsspeicher gefüllt mit wunderschönen Momenten, haben wir selbst an zehrenden Tagen Kraft, diese zu bewältigen. Deshalb ist es empfehlenswert, in der Schwangerschaft alles so gut es geht auszukosten und vor allem den Partner noch einmal so richtig zu genießen, die Beziehung zu stärken und die Liebe zueinander zu spüren.

Viele Beziehungen werden mit dem ersten Schrei des Neugeborenen auf die Probe gestellt, denn der neue Erdenbürger wünscht sich nichts mehr als volle Aufmerksamkeit, viel Körperkontakt und alle paar Stunden eine ordentliche Portion Muttermilch, auch in der Nacht. Es beginnt eine sehr intensive Zeit des Gebens und der Alltag nimmt keine Rücksicht auf die veränderten Umstände. Es ist eine neue Herausforderung und wir Mamas werden jeden Tag aufs Neue auf die Probe gestellt. Aber wir schaffen es, wir meistern es mit Glanz und Gloria und wir können es auch genießen, wenn wir im Saft des Lebens stehen und unsere Energiepegel hoch sind.

„Geht es der Mama gut, dann geht es allen gut".

Zu diesem Thema gibt es einen Spruch, den ich sehr befürworten kann, nämlich **„GEHT ES DER MAMA GUT, DANN GEHT ES ALLEN GUT"**. Wahre Worte, die viele Mütter, aber auch deren Kinder bestätigen können. Wenn es unrund in einem selbst läuft, dann wird schnell getobt, die Nerven liegen blank und sehr oft fühlt man sich im Stich gelassen und überfordert. Alle sind schuld, nur nicht wir selbst. Babygeschrei oder unerwartete Ereignisse können einem die letzte Kraft rauben und man ist dann manchmal an einem Punkt angelangt, wo man nicht mehr weiter weiß. Die Vorstellung, eine glückliche Familie zu führen, ist oft einfacher als die Realität.

Unser Perfektionismus und unsere Muster, aus denen wir schwer ausbrechen können, stehen uns oft im Wege und der permanente Drang, alles richtig zu machen, führt dann zur kompletten Überforderung. Deshalb ist es wahrhaftig ratsam, stets auf sich selber zu schauen, und das beginnt schon in der Schwangerschaft.

Der Sommer lädt gewiss dazu ein, nimm die Einladung an und genieße ihn auf die Art und Weise, wie es dir guttut. Tanke auf und fülle all deine Energiespeicher, damit du deine zukünftige Familie nähren kannst mit deiner Liebe, deiner Geduld und deiner Bedingungslosigkeit. Schließlich kommt bald die Liebe deines Lebens zur Welt, voller Freude und Erwartungen, endlich bei dir sein zu dürfen, und das am liebsten die ganze Zeit. Es flüstert dir jetzt schon zu mit seinen sanften Tritten in den Bauch:

„Mama, ich brauche dich in voller Kraft und Stärke, zeig mir die Welt und beschütze mich vor Zorn und Ärger, vor Stress und Ängsten. Lebe mir Vertrauen vor, lass mich an deiner Liebe teilhaben und schenke mir dein Lächeln und deine Aufmerksamkeit. Denn ich wachse schneller, als du denkst, und plötzlich bin ich groß und dann wirst du erkennen, es war bloß ein Augenblick, wo du Zeit hattest, mir Wurzeln und Flügel zu geben."

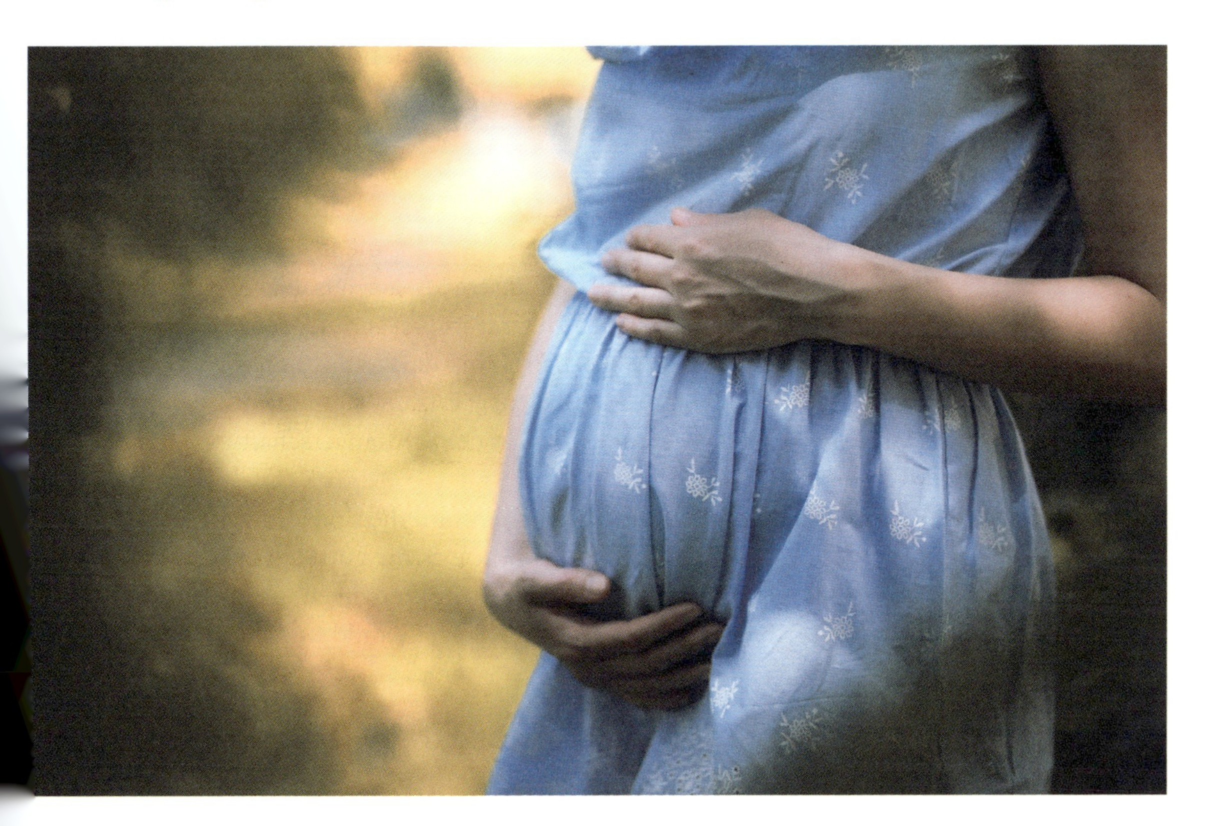

Wildkräuter für Schwangere im Sommer

DER SOMMER MEINT ES GUT MIT DEN WERDENDEN MAMAS, DENN ER IST REICH AN BESONDEREN KRÄUTERN, DIE FÜR SCHWANGERE BESTENS GEEIGNET SIND. EBENSO LOHNT ES SICH, EINEN KLEINEN VORRAT FÜR DEN WINTER ANZULEGEN.

LAVENDEL

(LAVANDULA ANGUSTIFOLIA)

Volksname:	Balsam, Nervenkräutlein
Blütezeit:	Juli bis August
Verwendete Pflanzenteile:	Blüten
Wichtige Inhaltsstoffe:	Lavanulol, Geraniol, Nerol, Borneol, Cineol, Linalylacetat, Linalool, ätherisches Öl, Kampfer, Harz, Gerbstoffe, Cumarin, Ursolsäure, Flavonoide
Anwendung:	Beruhigung der Nerven, Schmerzlinderung, bei nervöser Erschöpfung, Unruhezustand, Einschlafstörungen, Herzklopfen, Nervenleiden, löst Krämpfe, Verbrennungen, Insektenstiche, bei Scheidenpilz, Erkältung, Sonnenbrand
Verwendung:	Salben, Bäder, Gurgel- & Mundwasser, Kompresse, räuchern, Kräutersalz, Blütenzucker, getrocknet als Tee. Ein in Olivenöl getränktes Tampon mit einem Tropfen ätherischem Lavendelöl hält Scheidenpilze fern. Ätherisches Öl pur bei Verbrennungen.
Sammeln in der Natur:	sammeln nur im eigenen Garten empfehlenswert
Aufbewahren/ Konservieren:	Stängel mit den Blüten oberhalb des Bodens abschneiden und zu einem Strauß bündeln. Zum Trocknen an einem warmen und dunklen Ort aufhängen. Die Pflanze soll nicht mit Sonnenlicht in Berührung kommen, da ansonsten die Farbe verblasst. Getrocknet kann die Pflanze auch im Herd werden (nicht über 40 Grad) oder im Dörrapparat. Sobald der Stängel leicht bricht und komplett ausgetrocknet ist, sind auch die Blüten und Blätter fertig getrocknet und können in Stoff- oder Papiersäckchen aufbewahrt werden.

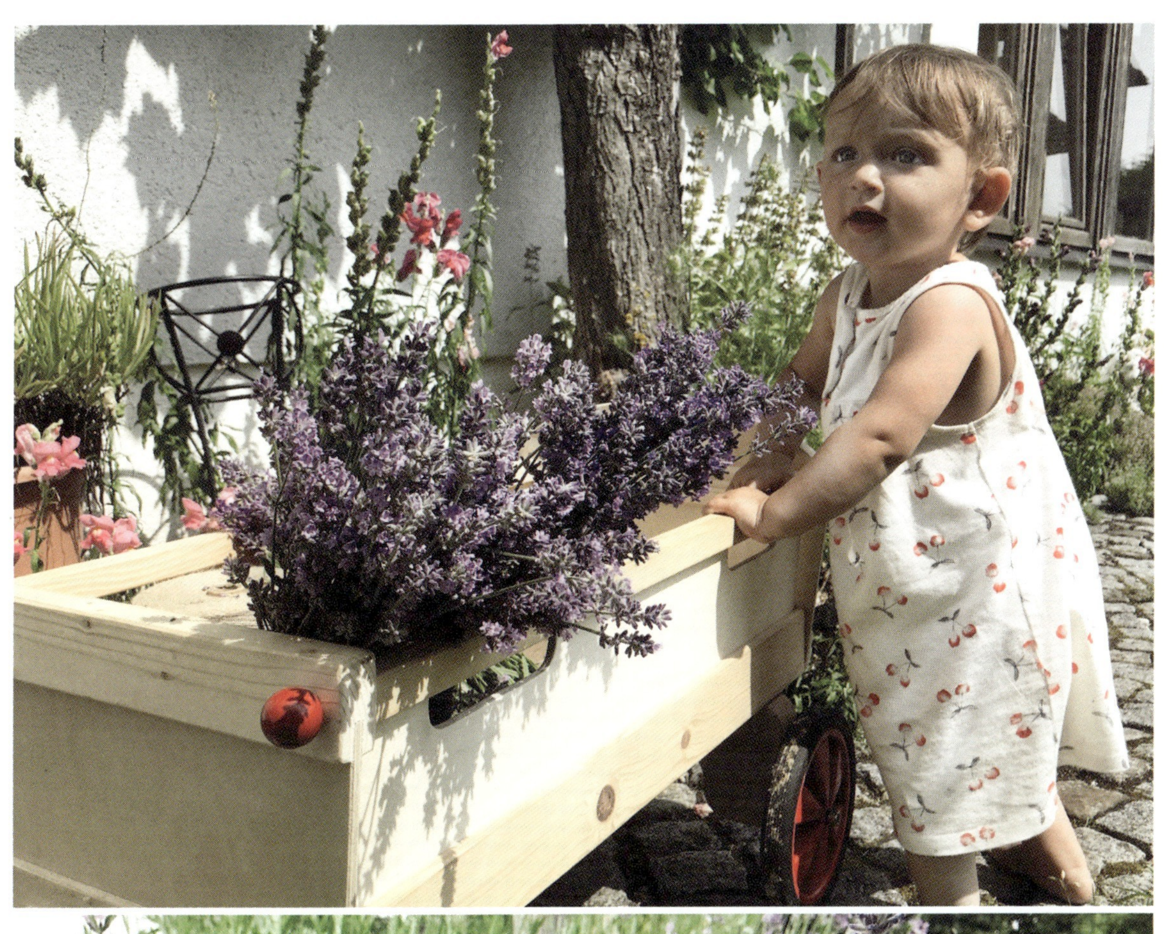

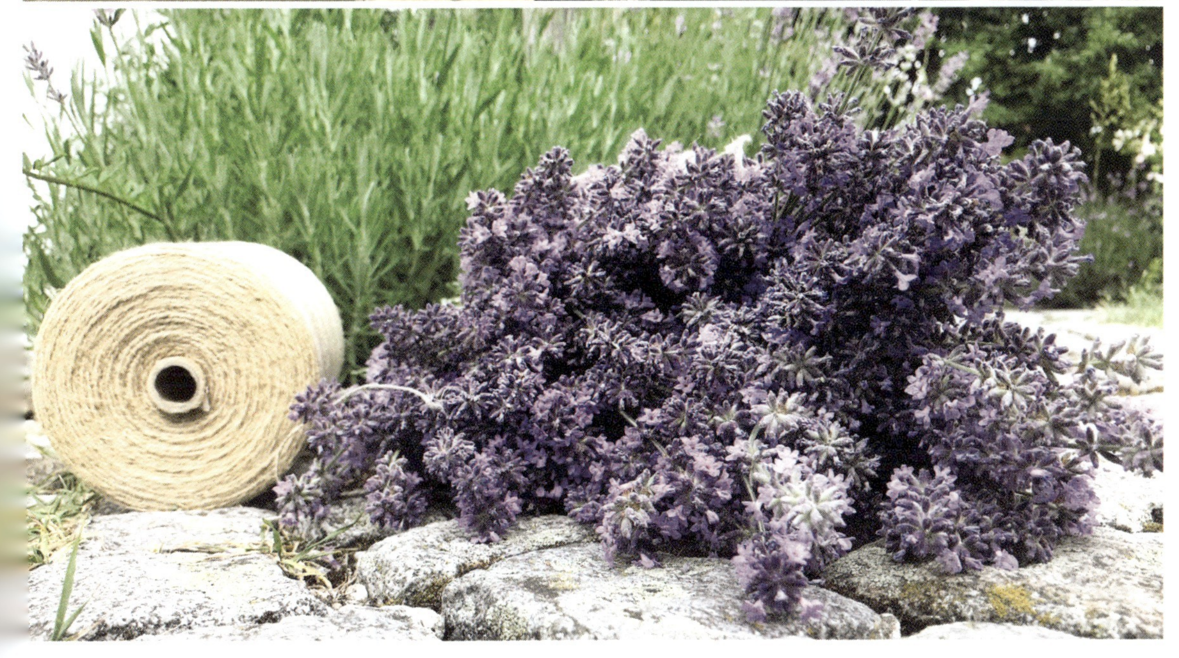

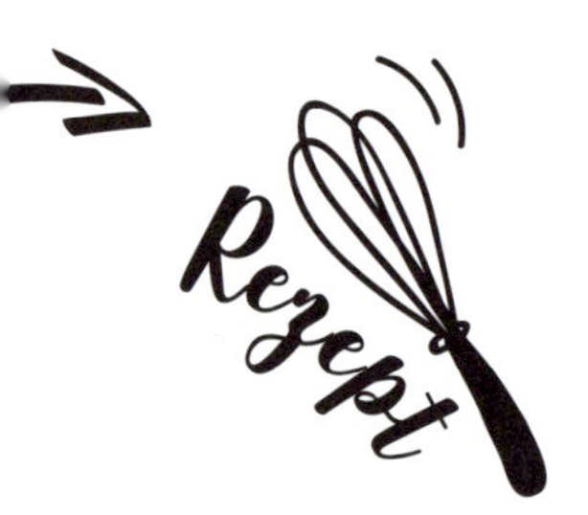

FEUCHTIGKEITSSPENDENDE GESICHTSCREME MIT LAVENDEL

Zutaten für 30 ml:

- *6 g Sheabutter (empfohlen desodorierte)*
- *4 g Mandelöl*
- *10 g Lavendelhydrolat*
- *3 g Emulsan*
- *3 Tr. ätherisches Lavendelöl*

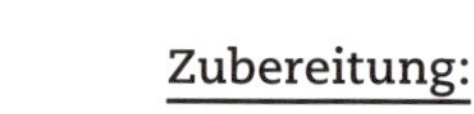

Zubereitung:

1. *Mandelöl im Wasserbad mit Emulsan schmelzen.*
2. *Anschließend Sheabutter dazugeben und mit einem Glasstab vermischen [Fettmenge]. Achtung: Alles muss sehr gut durchgemischt werden!*
3. *Lavendelhydrolat in ein anderes, separates Becherglas füllen und leicht anwärmen (ca. 30 Grad) [Wassermenge].*
4. *Nun rührt man die Wassermenge zügig in die Fettmenge ein. Nicht umgekehrt, sonst flockt die Creme aus und ist unbrauchbar!*
5. *Zum Schluss gibt man das ätherische Öl dazu und verrührt das Ganze noch einmal. Die Creme kann jetzt abgefüllt und in den Kühlschrank zum Abkühlen gestellt werden.*

EMULSAN ist ein natürlicher Emulgator (Bindemittel) und ist in jedem Naturkosmetik-Shop, der natürliche Rohstoffe verkauft, erhältlich (mehr dazu auf Seite 203).

Haltbarkeit

2 Monate

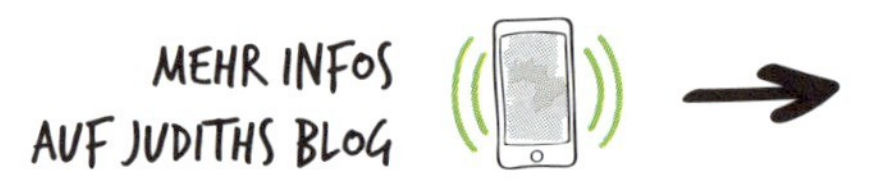

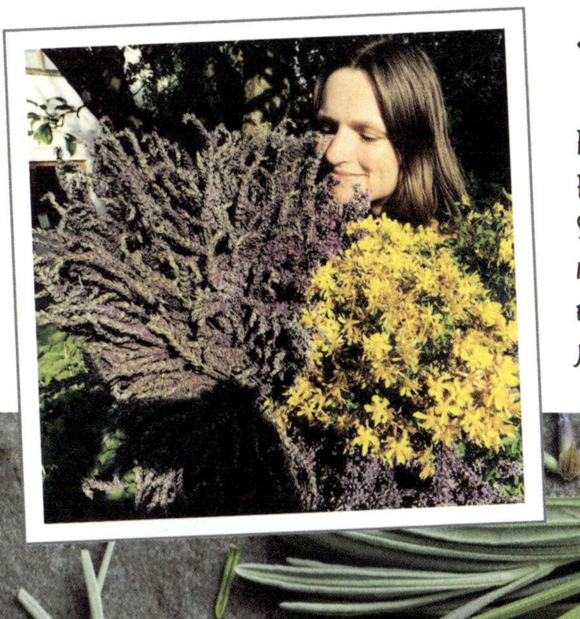

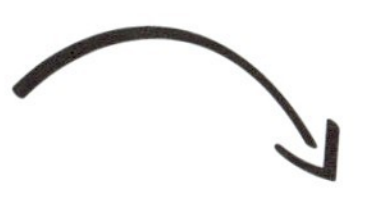

BESONDERS IM SOMMER HABE ICH DAS GEFÜHL DASS MEINE HAUT SPANNT, WENN ICH SIE NICHT REGELMÄSSIG EINCREME. DESHALB HAB ICH MIR VOR KURZEM FÜR MEIN GESICHT EINE FEINE LAVENDELCREME PASSEND ZUR JAHRESZEIT GEMACHT UND BIN BEGEISTERT.

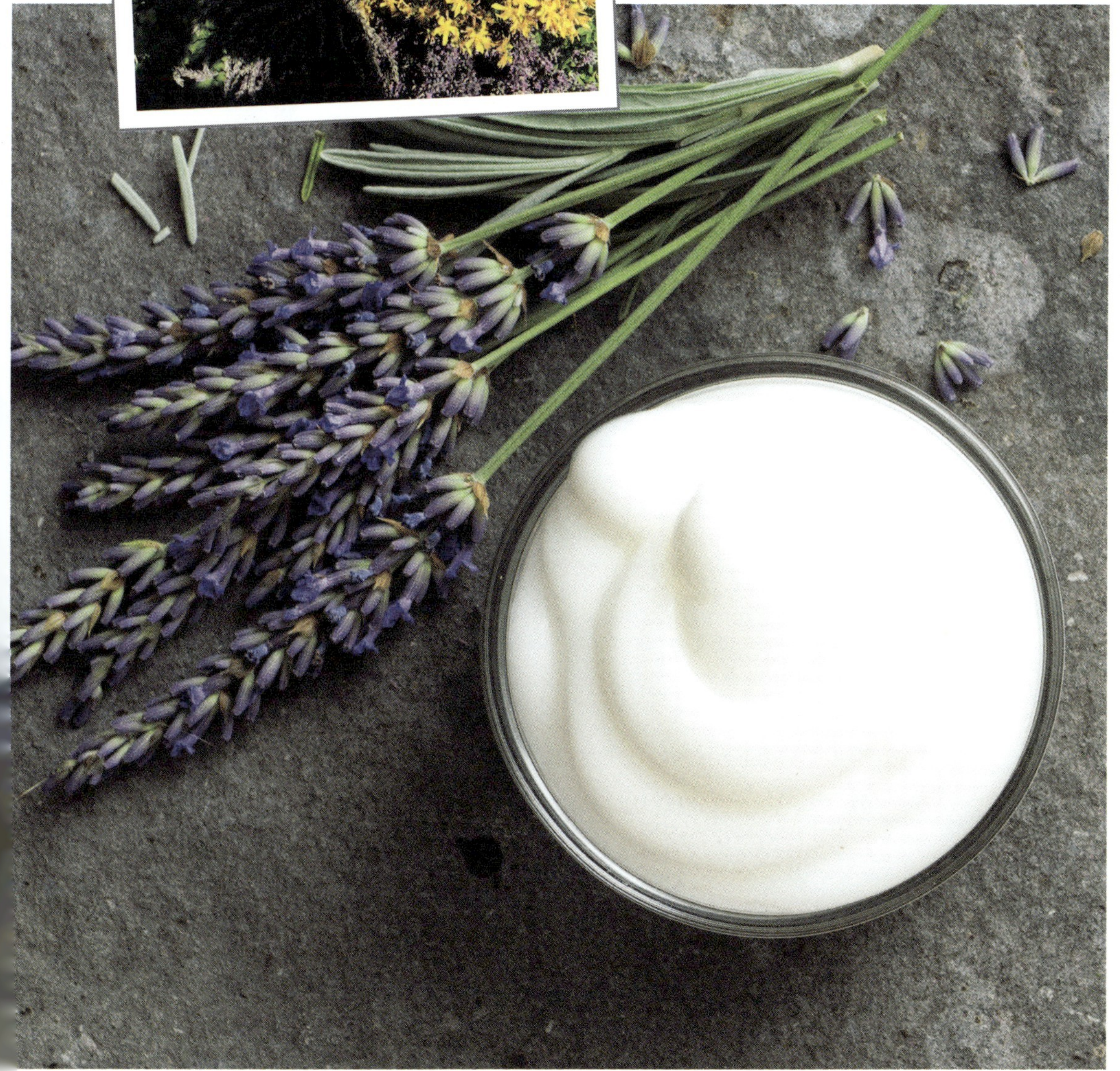

RINGELBLUME

(CALENDULA OFFICINALIS)

Volksname:	Butterblume, Wucherblume
Blütezeit:	Juni bis Oktober
Verwendete Pflanzenteile:	Blüten
Wichtige Inhaltsstoffe:	Bitterstoffe, Säuren, Saponine, Glykoside, Flavonoide, Fermente, Triterpene, Calendulin, ätherisches Öl, Schleim, Gummin, Farbstoffe
Anwendung:	bei schlecht heildenden Wunden, Entzündungen, Ausschlägen, Gallenproblemen, Menstruationsbeschwerden, Magenschmerzen, Darmstörungen, Lymphknotenentzündungen, Entzündungen der Schleimhäute im Rachen, Zahnfleischentzündungen, Blutergüssen, Verstauchungen, Abszessen, Geschwüren, Warzen
Verwendung:	als Salben, Bäder, Gurgel- & Mundwasser, Kompresse, frischer Pflanzensaft der Blüten bei Warzen, Kräutersalz, Blütenzucker, zum Einfärben von Butter, getrocknet als Tee
Sammeln in der Natur:	Es ist möglich, wenn die Pflanze aus Gärten und Kulturen auswildert. In der Regel ist sie jedoch in den Gärten heimisch. Die Ringelblume ist ein Wucherpflanze und kommt jedes Jahr aufs Neue von selbst.
Aufbewahren/ Konservieren:	Blütenköpfe abschneiden und zum Trocknen an einem warmen und dunklen Ort aufhängen. Die Pflanze soll nicht mit Sonnenlicht in Berührung kommen, da ansonsten die Farbe verblasst. Getrocknet kann die Pflanze auch im Herd werden (nicht über 40 Grad) oder im Dörrapparat. Bevorzugt in Stoff- oder Papiersäcken aufbewahren.

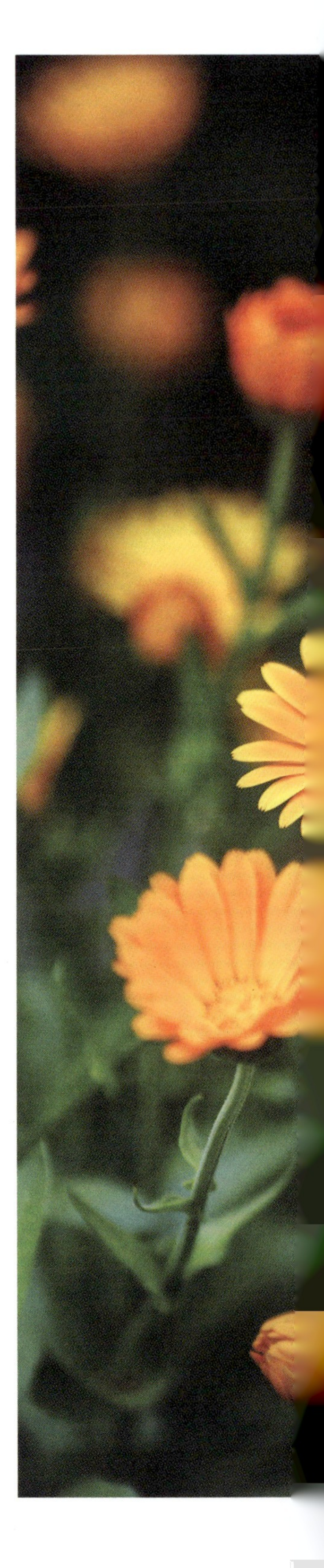

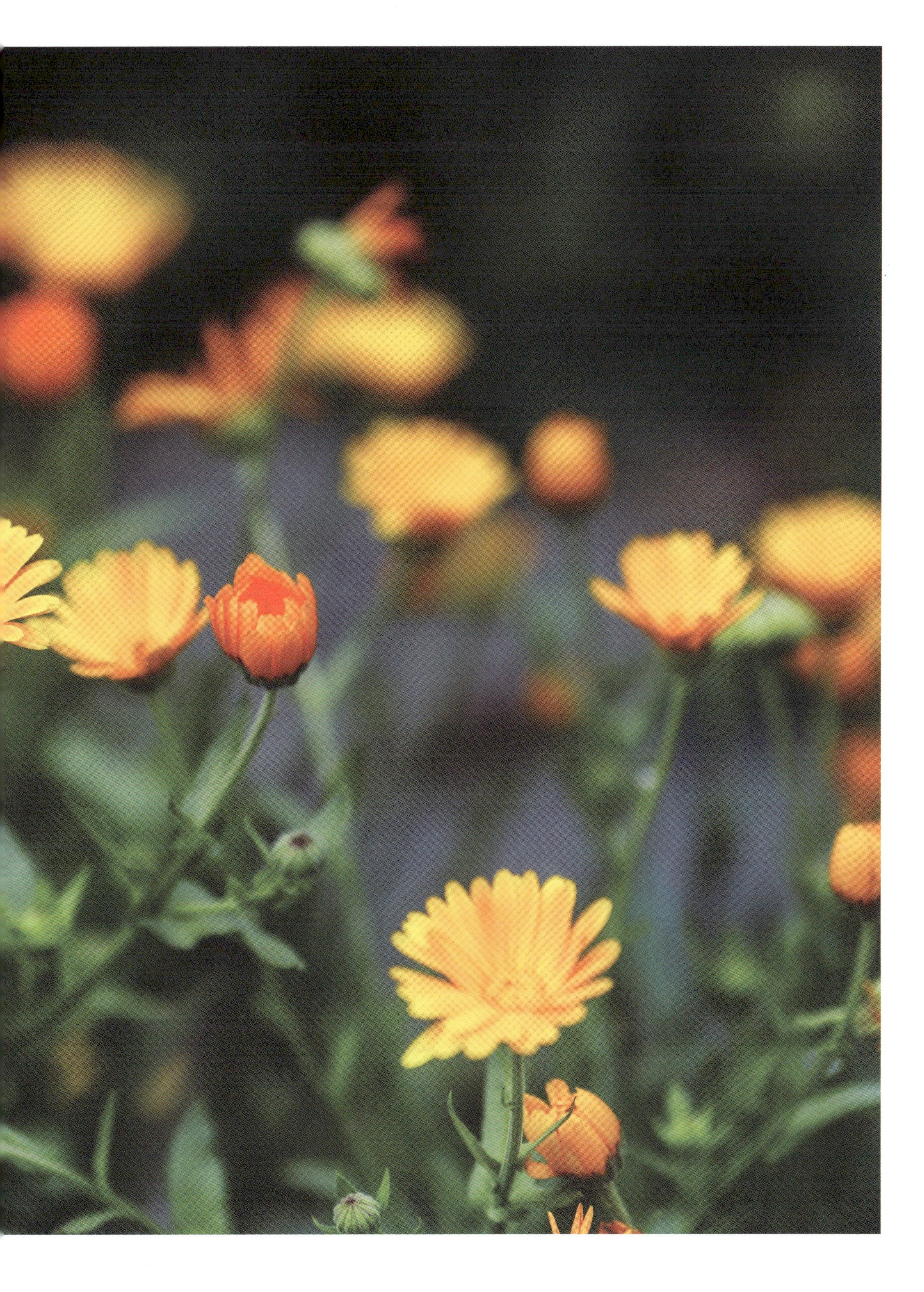

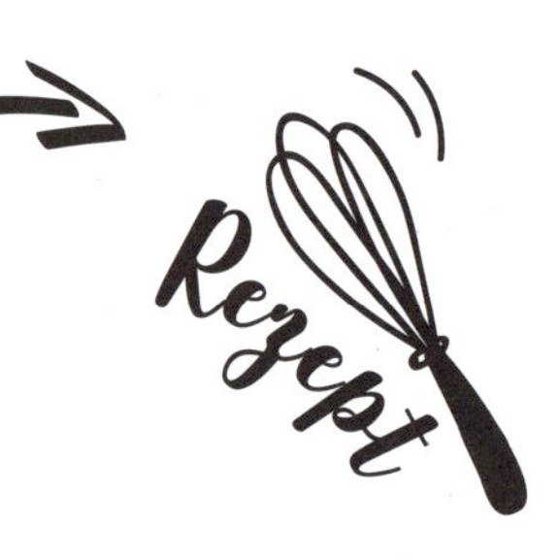

KÄLTESCHUTZ-BALSAM

Zutaten für 30 ml:

- ✗ *15 g Ringelblumenöl (Rezept siehe nächste Seite)*
- ✗ *8 g Sheabutter (empfohlen desodorierte)*
- ✗ *3 g Bienenwachs*
- ✗ *3 Tr. ätherisches Benzoe-Siam-Öl (kann auch weggelassen werden)*

Zubereitung:

1. *Bienenwachs und Ringelblumenöl gemeinsam in einem Wasserbad zum Schmelzen bringen. Anschließend die Butter dazugeben und in der Restwärme schmelzen lassen.*
2. *Sobald die flüssige Salbe etwas runtergekühlt ist, wird das ätherische Öl eingetropft und alles noch einmal gut verrührt. Nun kann dein Kälteschutz-Balsam abgefüllt werden.*

Haltbarkeit

1 Jahr

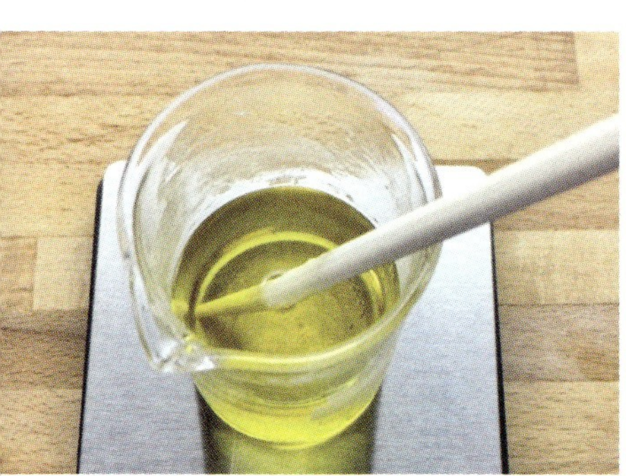
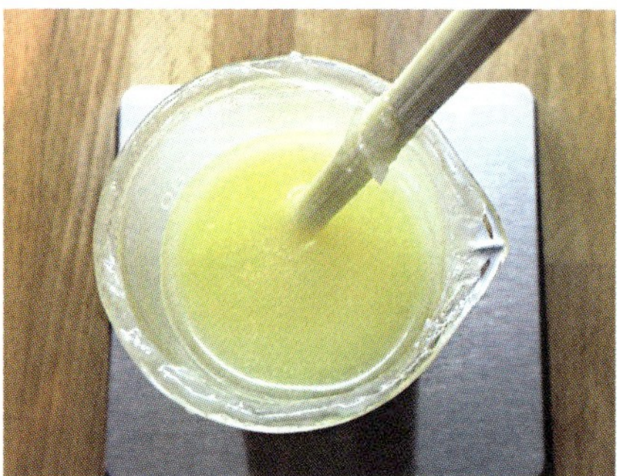
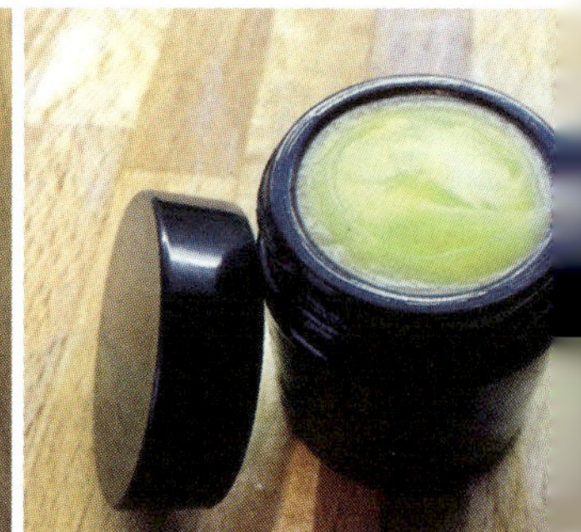

MEHR INFOS
AUF JUDITHS BLOG

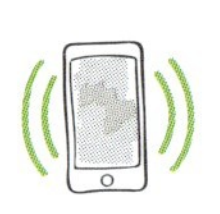
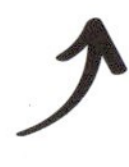

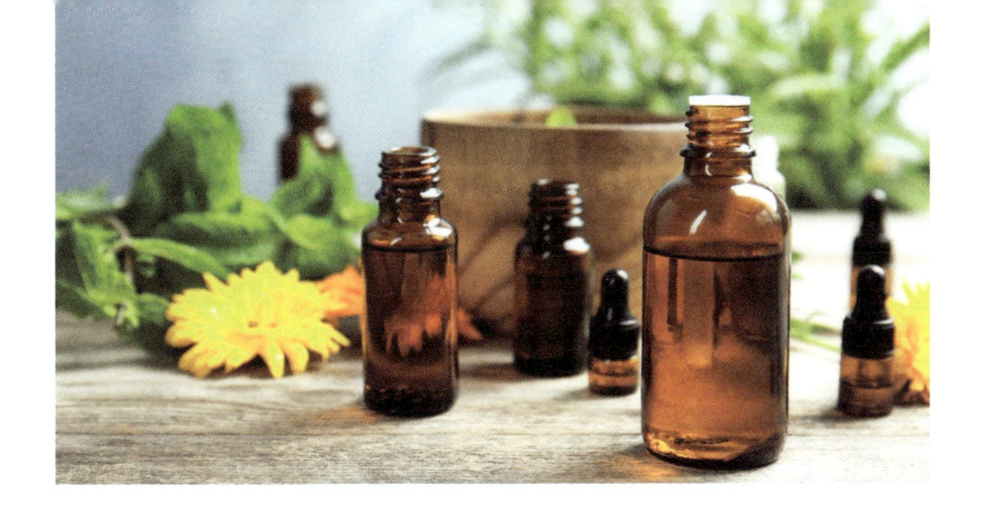

WUNDHEILENDES RINGELBLUMENÖL

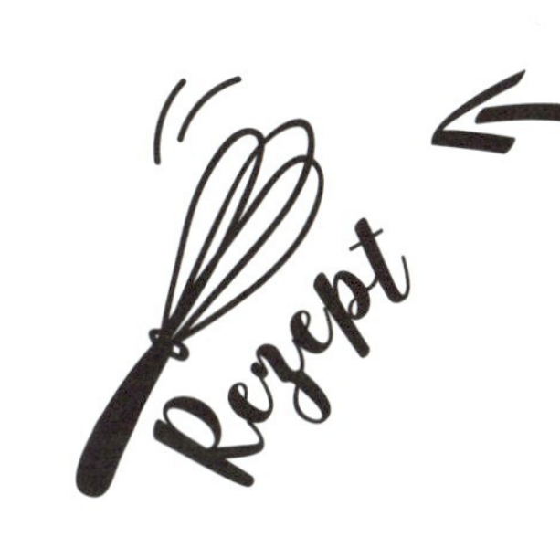

Zutaten:

✗ *frische Ringelblumenblüten*
✗ *Sesamöl kalt gepresst*
✗ *Schraubglas mit Deckel*

Zubereitung:

1. *Ein Schraubglas halbvoll mit frischen Ringelblumenblüten füllen, diese mit einem kalt gepressten Sesamöl übergießen und das Glas verschließen.*
2. *Das Öl wird nun drei Wochen lang in die Sonne gestellt, täglich geschüttelt und alle paar Tage der Deckel geöffnet, damit kein Gärungsprozess zustande kommt.*
3. *Danach abfiltern und in Glasflaschen abfüllen. Kühl und dunkel gelagert, ist es ein Jahr lang haltbar.*

Verwendung:

Ringelblumenöl kann als Körperöl verwendet werden, aber auch als Salbengrundlage sowie zur Einreibung bei schmerzenden Muskeln oder gezerrten Sehnen. Ebenso ist es ein wunderbares Pflegeöl für kleine Kinder und Babys.

SCHAFGARBE
(ACHILLEA MILLEFOLIUM)

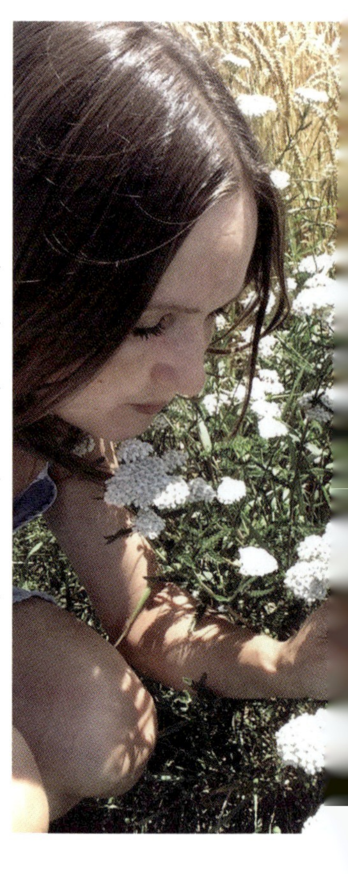

Volksname:	Balsamgarbe, Blutkraut
Blütezeit:	Juni bis Oktober
Verwendete Pflanzenteile:	Blüten & Blätter
Wichtige Inhaltsstoffe:	Proazulene, Campher, Thujon, Cineol, Eukalyptol, Gerbstoffe, Flavonoide, Bitterstoffe, Cumarin, Mineralstoffe, Natrium
Anwendung:	Entzündungen, Krämpfe, Harnwegsbeschwerden, Verdauungsbeschwerden, Blähungen, Menstruationsbeschwerden, Wunden, Blutergüsse, Verletzungen, Akne, Hämorrhoiden, Unterleibskrämpfe
Verwendung:	Die Schafgarbe kann in der Schwangerschaft in kleinen Mengen gerne verwendet werden, von großen Mengen ist jedoch abzuraten, da sie ansonsten Wehen auslösen könnte. Da diese Pflanze von Natur aus sehr viele Bitterstoffe enthält und dadurch auch ziemlich bitter schmeckt, wird sie von den meisten Menschen nur in kleinen Mengen konsumiert. Vom ätherischen Öl ist in der Schwangerschaft abzuraten. Frisch geschnitten in kleinen Mengen in Salaten, Saucen, Kräuteraufstrichen, Sirup, Salben. Getrocknet als Tee oder in Kräutersalz-Mischungen.
Sammeln in der Natur:	auf vielen Wiesen
Aufbewahren/ Konservieren:	Blätter und Blüten knapp oberhalb des Bodens abschneiden und zu einem Strauß bündeln. Zum Trocknen an einem warmen und dunklen Ort aufhängen. Die Pflanze soll nicht mit Sonnenlicht in Berührung kommen, da ansonsten das wertvolle Chlorophyll verloren geht und auch die Farbe verblasst. Getrocknet kann die Pflanze ebenso im Herd werden (nicht über 40 Grad) oder im Dörrapparat. Sobald der Stängel leicht bricht und komplett ausgetrocknet ist, sind auch die Blüten und Blätter fertig getrocknet und können in Stoff- oder Papiersäckchen aufbewahrt werden.

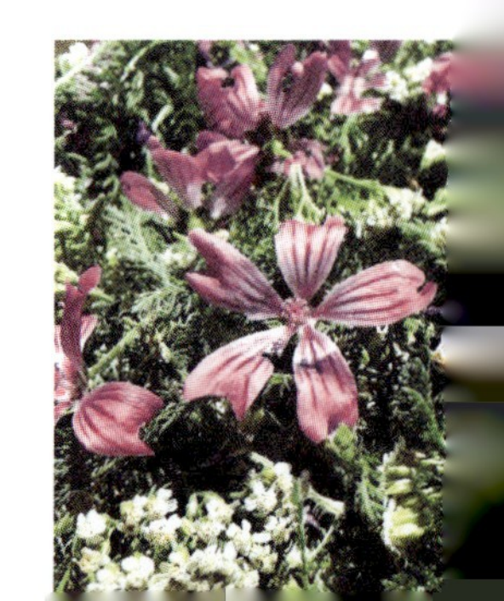

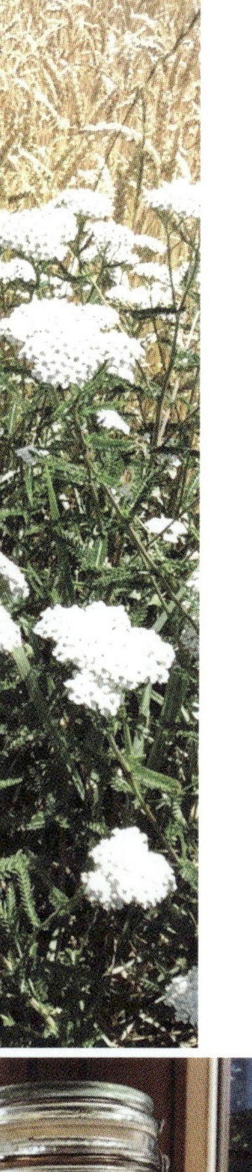

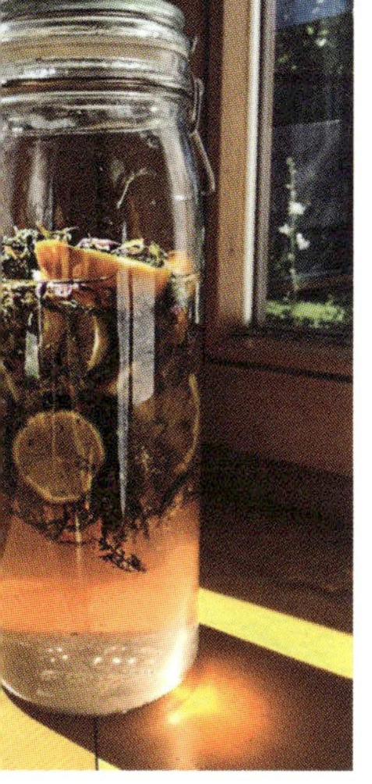

SCHAFGARBEN-MALVEN-SIRUP

Rezept

Zutaten:

- 1 l Wasser
- 800 g Zucker
- 10 g Zitronensäure
- 1 Orange (unbehandelt)
- 2 Zitronen (unbehandelt)
- 6 große Handvoll Schafgarbenblüten & -blätter
- 3 große Handvoll Malvenblüten

Zubereitung:

1. Ein sauberes Rexglas wird mit Schafgarbenblüten und -blättern sowie den Malvenblüten befüllt.
2. Nun werden die Orange und die Zitronen in grobe Stücke geschnitten und dazugegeben.
3. Nebenbei wird das Wasser mit dem Zucker und der Zitronensäure vermischt und ein Mal kurz aufgekocht, bis alles geschmolzen ist.
4. Anschließend wird das Zuckerwasser über die Pflanzen gegossen.
5. Das Glas luftdicht verschließen und für 4 Tage in die Sonne stellen. Mehrmals täglich vorsichtig schütteln, damit sich alles gut vermischen kann.
6. Nun ist der Sirup fertig und kann durch ein Sieb abgeseiht werden. Die Pflanzenrückstände werden im Biomüll entsorgt.
7. Bevor der Sirup in Glasflaschen abgefüllt wird, sollte er noch einmal kurz aufgekocht werden, damit er besser haltbar ist. In einer gut abgedichteten Glasflasche an einem kühlen und dunklen Ort (Keller oder Kühlschrank) hält er bis zu einem Jahr.

Verwendung:

Der Sirup wird wie jeder andere Verdünnsaft entweder mit Wasser oder Mineral angerichtet. Als erfrischender Aperitif eignet er sich hervorragend in Sekt oder Prosecco.

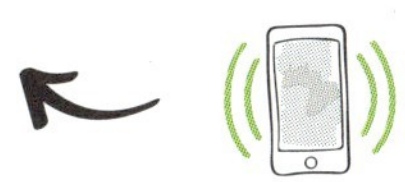

MEHR INFOS
AUF JUDITHS BLOG

Kühlende Lebensmittel für Schwangere

Der Hochsommer mit seiner Hitze und immer länger anhaltenden Dürreperioden kann so mancher Kugelbauchträgerin ziemlich zusetzen. Speziell im letzten Stadium der Schwangerschaft wird der Körper sehr gefordert und Temperaturen über 30 Grad sind oft eine wahre Herausforderung.

Auch durch die Ernährung kann der Körper im Sommer gekühlt werden.

Zu dieser Zeit ist es besonders ratsam, in der ärgsten Mittagshitze kühle Orte aufzusuchen. Vom frühen Morgen bis um 10 Uhr am Vormittag, sowie am späten Nachmittag ab 16 Uhr ist es ideal, baden zu gehen. Die Sonne ist zu dieser Zeit noch nicht bzw. nicht mehr so stark und auch die Belastung durch UV-Strahlen und ein damit verbundenes erhöhtes Sonnenbrand-Risiko sind wesentlich gesunken.

Zwischen 10 und 16 Uhr ist es bei der ärgsten Hitze zuhause oft am gemütlichsten. Viele genießen jedoch auch die Zeit in einem Einkaufszentrum oder in Möbelhäusern, da sie gut gekühlt sind und die letzten Besorgungen für den Nachwuchs gemacht werden können.

Ein ebenso empfehlenswerter Weg, wie man den Körper frisch und gekühlt halten kann, ist die Ernährung. Interessanterweise wachsen im Sommer viele Pflanzen, die von Natur aus eine kühlende Eigenschaft besitzen, den Körper quasi herunterkühlen und ihn so vor einer Überhitzung oder Kreislaufproblemen schützen.

In diesem Kapitel möchte ich dir verschiedenste Obst- und Gemüsesorten vorstellen, die ideal für Hitzeperioden sind und zu dieser Zeit vermehrt konsumiert werden sollten.

KÜHLENDES OBST

OBST	Weitere positive Eigenschaften
Ananas	Hebt Eiweißstatus im ganzen Körper, entlastet Bauchspeicheldrüse, entwässert Körper, baut Ödeme (Gewebewassersucht) ab, hilft bei Darmstörungen wie Durchfall
Apfel	blutdrucksenkend, cholesterinsenkend, kräftigt Immunsystem, stärkt Herz und Kreislauf, stabilisiert Blutzuckerspiegel, kräftigt schwache Venen, darmreinigend, kräftigt das Zahnfleisch
Banane	entwässernd, entgiftend, wohltuend bei entzündeten Magenschleimhäuten, senkt Cholesterinspiegel, kräftigt Immunsystem, hilft bei Schlafstörungen, nervenberuhigend
Birne	entschlackt den Darm, gegen Verdauungsstörungen, regelt Wasserhaushalt im Körper, entgiftend, unterstützt Niere und Blase, blutbildend
Brombeere	stärkt Immunsystem, hilft bei Venenleiden, Krampfadern und Hämorrhoiden, wirkt entzündungshemmend auf Schleimhäute, festigt Bindegewebe, regt Drüsentätigkeit an
Grapefruit	hilft bei Venenleiden, Krampfadern, Hämorrhoiden, kräftigt Immunsystem, fördert Hormonproduktion, beugt Erkältungen vor, darmreinigend, stabilisiert Darmflora, aktiviert Zellstoffwechsel und Zellwachstum
Heidelbeere	hilft bei Durchfall, lindert Darmstörungen, erhöht Urinmenge, wirkt entwässernd, senkt Cholesterinspiegel und Blutfettspiegel, beugt Infektionen vor, stärkt Immunsystem, schützt Körperzellen gegen freie Radikale, fördert Schleimhautbildung
Mango	beugt Erkältungskrankheiten vor, unterstützt Schleimhäute, stiumuliert die Zellen, kurbelt Eiweißbiosynthese im Körper an, beruhigt die Nerven, bringt Farbe in Haut und Haare, empfehlenswert bei Sehschwäche und Nachtblindheit

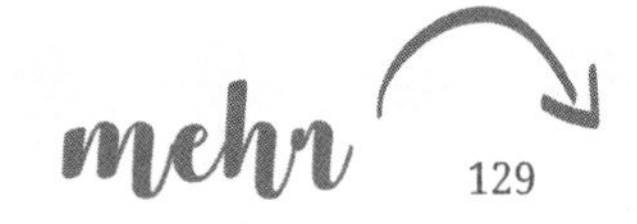

OBST	Weitere positive Eigenschaften
Marille (Aprikose)	wirkt verjüngend, verbessert Stimmungslage, konzentrationsfördernd, kurbelt Zellbildung an, käftigt Schleimhäute, Haut, Haare und Nägel, verbessert Blutbild, lindert Trockenheit in Hals und Rachen, lindert Asthmabeschwerden
Melone	vitalisierend und verjüngend, verschönert Haut und Haare, kräftigt Knochen und Zähne, verbessert Eiweißverwertung, stärkt Blutbildung, schützt Schleimhäute im ganzen Körper
Orange	kurbelt Zellstoffwechsel an, konzentrationsfördernd, stärkt Immunsystem und Blutbildung, kräftigt Bindegewebe, verschönert Haare, beugt Nasenbluten vor
Pfirsich	stärkt Immunsystem, wehrt freie Radikale ab, entwässernd, stärkt Bindegewebe, Gefäße, Herz und Kreislauf, hilft gegen nervöse Unruhe, beschleunigt Darmpassage, löst Verstopfung
Sanddorn	schützt Körperzellen und Schleimhäute vor Krankheitserregern, tötet Bakterien ab, ebenso Pilze und andere pathogene Mikroben, stärkt Bindegewebe, unterstützt Hormonproduktion und Zellteilung, stärkt Niere, Blase und Harnwege
Stachelbeere	entgiftet das Gehirn von Schwermetallen, darmreinigend, entwässernd, harntreibend, verbessert Eiweißverwertung, fördert Haarwuchs sowie Bildung gesunder Haut, stärkt Bindegewebe und Gefäße
Zitrone	kräftigt Immunsystem, Bindegewebe, Haare und Nägel, verbessert Eiweißstatus und Eisenverwertung für die Zellatmung, aktiviert Kalziumstoffwechsel, kräftigt Blutgefäße, stoppt Zahnfleischbluten, fördert Zellwachstum, wirkt verjüngend, stimuliert die Produktion von Magensäure
Zwetschke (Pflaume)	optimiert Kohlenhydratstoffwechsel, konzentrationsfördernd, stärkt Membranschutz aller Körperzellen, darmreinigend, hilft gegen Verstopfung, stärkt Herz und Immunsystem

KÜHLENDES GEMÜSE

GEMÜSE	Weitere positive Eigenschaften
Artischocke	stärkt Leber, sorgt für gesunden Gallenfluss, beugt Gallensteinen vor, verjüngt Organismus, cholesterinspiegelsenkend, entwässernd, schützt vor Gewebsschwellungen, reguliert Blutzuckerspiegel, entzündungshemmend
Aubergine	cholesterinsenkend, galletreibend, gegen Verstopfung, harntreibend, unterstützt die Nieren
Blumenkohl	entwässernd, hilft bei Nieren- und Blasenproblemen, baut Darmschleimhaut auf, fördert Zellwachstum, kurbelt Blutbildung an, stärkt Immunsystem, blutdrucksenkend, beugt Dickdarmkrankheiten vor
Blattsalate	fördern Vitalstoff-Spiegel im Blut
Brokkoli	verbessert Verdauung, beseitigt Verstopfungen, stärkt Herz und Kreislauf, wirkt blutbildend, versorgt Zellen mit Sauerstoff
Champignons	senken Cholesterinspiegel, blutdrucksenkend, stabilisieren Harnsäurespiegel im Blut
Chinakohl	stärkt Knochen und Muskeln, sorgt für einen guten Sauerstofftransport im Blut
Fenchel	beseitigt Verstopfung, gegen Blähungen und Völlegefühl, cholesterinspiegelsenkend, blutfettspiegelsenkend, entgiftet Darm, entwässernd, steigert Zelltätigkeit, kräftigt Immunsystem, schleimlösend bei Husten und Schnupfen
Grünkohl	entgiftet Darm, beseitigt Verstopfung, unterstützt Darmschleimhaut, schützt Körperzellen vor freien Radikalen, senkt die Cholesterin- und Fettkonzentration im Blut
Gurke	darmreinigend, lindert Nieren- und Blasenbeschwerden, stärkt Bindegewebe, kräftigt Immunsystem und Darmschleimhaut, verbessert Eiweißverwertung, kräftigt Haut und Haare, lindert Augenbeschwerden, hilft bei Sonnenbrand

mehr

GEMÜSE	Weitere positive Eigenschaften
Mangold	belebt Gehirn und Nerven, konzentrationsfördernd, beseitigt Verdauungsstörungen, entgiftet, blutfettspiegelsenkend, stärkt Immunsystem, Herz und Muskulatur, schützt alle Schleimhäute, festigt Knochen und Zähne, kurbelt Blutbildung und Zellatmung an
Olive	kräftigt Herz, verjüngend, kräftigt Immunsystem, schützt alle hormonproduzierenden Drüsen
Paprika	hilft bei Durchblutungsstörungen, lindert Venenleiden, Krampfadern und Hämorrhoidalprobleme, stärkt Herz und Kreislauf, verbessert Sehkraft, aktiviert Eiweißstoffwechsel, festigt Bindegewebe, konzentrationsfördernd
Rettich	hilft gegen Blähungen und Durchfall, tötet Darmbakterien und -pilze, beseitigt Verstopfung, cholesterin- und blutfettspiegelsenkend, Vorbeugung gegen Gallen-, Nieren- und Blasensteine, hilft bei Nieren- und Blasenentzündungen, beugt Harninfektion vor
Rosenkohl	hilft gegen Müdigkeit und Antriebsarmut, aktiviert Blutbildung, kurbelt Zellwachstum an, macht Haut geschmeidig und bringt Glanz in Haare, wirkt entwässernd, beseitigt Verstopfung, stärkt Immunsystem und Bindegewebe
Rote Rübe (Rote Beete)	stärkt Bindegewebe, Gefäßwände und Knochen, entgiftet speziell das Gehirn, fördert Zellwachstum und repariert Zellkern, verbessert Eiweißverwertung, sorgt für geschmeidige Haut, aktiviert Produktion roter Blutkörperchen, entwässernd, entsäuernd, entgiftet Darm, hilft bei Verstopfung
Sellerie	tötet Bakterien und Pilze in Magen und Darm, hilft bei Blähungen und Durchfall, reinigt Schleimhäute, schleimlösend bei Erkältung, antibakteriell in Nieren, Blase und Harnwegen, heilt Entzündungen und Blasenschwäche, entwässernd, aktiviert Kohlenhydratstoffwechsel, kräftigt Nerven

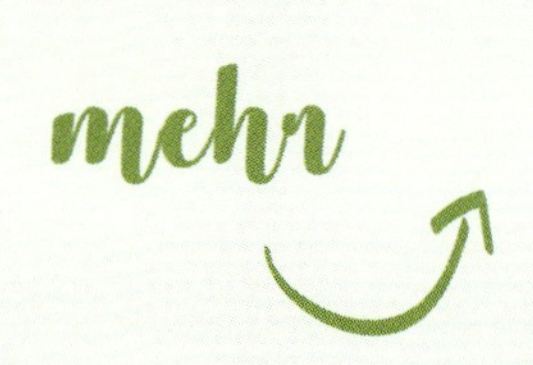

GEMÜSE	Weitere positive Eigenschaften
Tomate	fördert Zellstoffwechsel, kräftigt alle Schleimhäute, beugt Infektionen vor, unterstützt Aufbau von Haut und Bindegewebe, schlaffördernd, kräftigt Herz, wirkt entwässernd und harntreibend, gut bei Verdauungsbeschwerden wie Verstopfung
Weißkohl	aktiviert Kohlenhydratstoffwechsel, konzentrationsfördernd, schlafstimulierend, stärkt Immunsystem, regt Blutbildung an, aktiviert Zellatmung, steigert Leistungsfähigkeit, stimuliert Farbgebung in Haut und Haaren
Zucchini	aktiviert Zellstoffwechsel, erhöht Konzentrationsfähigkeit, stärkt Muskeln, Herz und Immunsystem, entgiftet den Darm und bindet Fettstoffe, beseitigt Darmträgheit und hartnäckige Verstopfung, kräftigt alle Schleimhäute im Körper

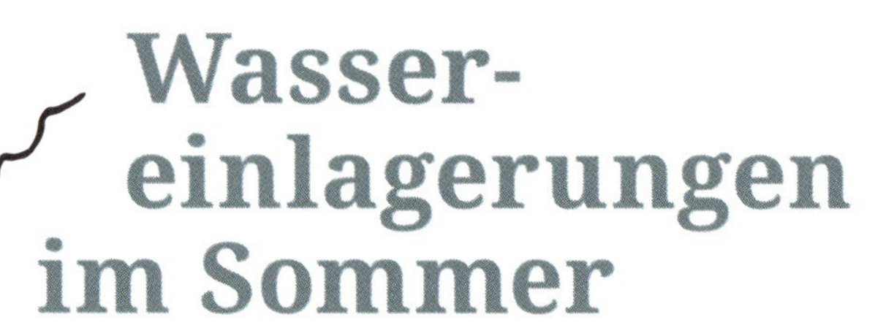

Wasser-einlagerungen im Sommer

Der Sommer bringt neben vielen schönen Sonnentagen auch so manche Herausforderungen in der Schwangerschaft mit sich.

Vermehrt im letzten Trimester klagen viele Mamas über Wassereinlagerungen. Die Folge sind müde und geschwollene Füße sowie schmerzende Hände. Aber auch unangenehmes Venenleiden und Krampfadern treten bei dieser Hitze vermehrt auf. Die heißen Temperaturen verstärken alles, deshalb ist es wichtig die betroffenen Stellen auch von außen zu kühlen und sich genug Zeit zu nehmen, um die Beinchen hochzulagern.

Ursachen für Wassereinlagerungen im Sommer

In Wahrheit handelt es sich bei Wassereinlagerungen um gestaute Lymphflüssigkeit, welche die Beine von den Füßen bis zur Hüfte, aber auch die Hände anschwellen lässt. Umgangssprachlich hat sich jedoch der Begriff Wassereinlagerungen eingeprägt. Medizinisch wird die Schwellung Ödem bezeichnet.

Besonders in den heißen Monaten werden die Venen durch die Hitze erweitert und es wird nur eingeschränkt Blut transportiert. Dieses wird nicht mehr richtig zum Herzen zurückgepumpt und staut sich daher in den Gliedmaßen. Flüssigkeit tritt aus den Blutgefäßen aus und sammelt sich im umliegenden Gewebe. Die Folgen sind schwere Beine und geschwollene Knöchel und Hände.

Wassereinlagerungen erkennen

Sehr oft spürt man, dass sich Wassereinlagerungen angesammelt haben. Plötzlich passt der Lieblingsring nicht mehr über den Finger, aber auch alltägliche Vorgänge wie Schuheausziehen werden noch schwieriger. Die Füße schwellen an, machmal so stark, dass der Knöchel nicht mehr erkennbar ist.

Viele Körperteile fühlen sich geschwollen an und die Haut spannt und beginnt zu schmerzen. An den Beinen lassen sich sogenannte Ödeme einfach erkennen, indem man mit dem Finger auf die gespannte Stelle drückt. Bleibt eine sichtbare Delle, handelt es sich mit großer Wahrscheinlichkeit um Wassereinlagerungen.

9 Tipps gegen Wassereinlagerungen

1. Reduziere Salz und Zucker

Salz und Zucker gehören zu den Lebensmitteln, die Wasser im Körper binden, und sollten daher so gut es geht vermieden werden. Besonders Fertiggerichte sind reich an beiden Zutaten, oft in größeren Mengen, als man vermutet. Frisch gekocht ist um vieles besser und Zucker wie Salz können dadurch hundertprozentig kontrolliert werden.

Salz-Liebhaber können darauf achten, Salze zu verwenden, die von Natur aus weniger Natrium enthalten. Dieser Inhaltsstoff ist hauptsächlich für die Wasserbindung verantwortlich. Ein gutes Beispiel dafür ist das Meersalz.

2. Magnesium, Kalium und Vitamin B_6

Kalium bringt Balance in den Körper und reduziert Wassereinlagerungen. Avocados, Nüsse, Quinoa, Spinat oder Bananen enthalten viel davon und sind sehr zu empfehlen.

Auch Magnesium reduziert die Symptome von Ödemen und ist in Nüssen, dunkler Schokolade, Vollkornprodukten und grünem Gemüse reichlichst enthalten. Neben den beiden Mineralien empfiehlt sich ebenfalls die Aufnahme von Vitamin B_6, da dieses Vitamin Wassereinlagerungen reduzieren kann. Vitamin B_6 findet man in Kartoffeln, Bohnen, Fleisch, Ananas, Melonen, Sellerie, Gurken und Birnen.

3. Lymphflüssigkeit anregen durch Trockenbürsten

Ein nicht intakter Lymphfluss führt häufig zu Wassereinlagerungen und wird mit Hilfe von Trockenbürsten angeregt. Dafür verwendet man eine Naturborstenbürste und massiert die Haut 10 bis 20 Minuten damit.

Die Durchblutung wird verbessert und Flüssigkeiten lösen sich schneller vom Körper. Auch Schwangerschaftsmassagen, die den Lymphfluss anregen, sind in der heißen Sommerzeit sehr zu empfehlen.

4. Wechselduschen

Da ein häufiger Auslöser von Wassereinlagerungen große Hitze ist, macht es Sinn, den Körper regelmäßig zu kühlen. Wechselduschen an den Beinen bewirken eine stärkere Durchblutung und die Gefäße ziehen sich durch den kühlen Strahl zusammen. Das eingelagerte Wasser kann dadurch abtransportiert werden. Durch den Temperaturwechsel von heiß auf kalt wird die Elastizität der Gefäße gefördert. Wechselduschen an den Beinen können bei jedem Duschvorgang durchgeführt werden.

5. Wassereinlagerungen mit Wasser bekämpfen

Viel Wasser trinken hilft gegen Wassereinlagerungen. So paradox es auch klingen mag, aber Wassermangel führt zu Wassereinlagerungen, da der Körper für viele Prozesse, wie zum Beispiel beim Ausspülen von Giftstoffen, Flüssigkeit benötigt. Stets eine Flasche Wasser bei sich zu haben schadet gewiss nicht.

6. Regelmäßige Bewegung

Ein aktiver Lebensstil ist auch oft der Schlüssel gegen Wassereinlagerungen. Dazu sind keine intensiven Sportarten, Trainings oder Workouts nötig, sondern es geht darum, den Körper mobil zu halten. Radfahren, Walken oder tägliche Spaziergänge sowie Schwimmen, aber auch Schwangerschaftsyoga sind sanfte Fithalter während der neun Monate. Dabei soll das Baby jedoch immer im Vordergrund stehen. Eine Überbelastung ist nicht zielführend und ich denke, jede Mama hat ein wunderbares inneres Gespür, was ihrem Körper guttut und wann der Zeitpunkt gekommen ist, eine Pause einzulegen. Auch eine einfache Übung, nämlich das Auf- und Abwippen der Zehenspitzen, aktiviert die Wadenmuskulatur und lässt gebundenes Wasser schneller abfließen.

7. Achte auf passendes Schuhwerk

Vermeide enge und drückende Schuhe, denn sie unterbinden die Durchblutung und fördern somit schmerzende, dicker werdende Füße und Waden. Am besten sind flache und bequeme Schuhe mit einem guten Fußbett. Aber auch das Barfußlaufen ist eine Alternative, denn es fördert die Durchblutung und wirkt somit Wassereinlagerungen entgegen.

8. Beine hochlagern, sooft es geht

Nimm dir Zeit, um die Beine hochzulagern, da eine werdende Mama, besonders im letzten Stadium der Schwangerschaft mehr als nur sich selbst zu tragen hat.

Den Füßen wird bei so rascher Gewichtszunahme einiges zugemutet und man sollte sie daher vermehrt entlasten. Eine schöne Übung ist, sich ins Bett zu legen und die Beine gegen die Wand zu stellen. So kann all die gestaute Energie wieder zurück zum Körper fließen und die Beine werden dadurch für ein paar Minuten komplett entlastet. Mache diese Übung so lange, wie es dir guttut, und wiederhole sie, sooft du möchtest. Wichtig ist wie bei allem, die werdende Mama soll sich dabei wohlfühlen und nichts sollte eine Qual für sie sein.

Auch abends ist ein Stillkissen oder ein dicker Polster unter den Waden eine wahre Wohltat. Eine kleine Vorrichtung, die deine Beinchen bestimmt lieben werden.

9. Nutze die kühlende Kraft der Natur

Es gibt wunderbare Helfer aus der Pflanzenwelt, die bei Wassereinlagerungen, Schmerzen in den Beinen und Waden, aber auch bei stechenden Krampfadern sehr unterstützen können. Zwei davon sind die Rosskastanie und der Efeu. Man kann sie in Form von Venensprays kaufen.

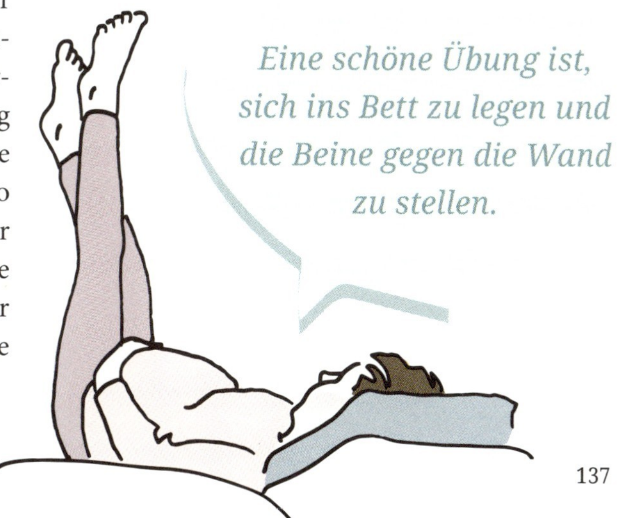

Natürliche Mittel gegen Zecken

Ein Zeckenbiss kann mancher schwangeren Frau schon ein bisschen Wirbel und Aufruhr in den Tag bringen, da die kleinen Blutsauger Überträger verschiedenster Krankheiten sein können, die auch für das Baby nicht ungefährlich sind.

Es ist aber nicht notwendig, nach jedem Biss ins Krankenhaus zu fahren, jedoch sehr zu raten, die betroffene Stelle mit einem Tropfen purem ätherischem Lavendelöl zu reinigen und anschließend zu beobachten. Tritt eine Veränderung ein, wie ein roter Kreis oder ein generelles Unwohlsein und Übelkeit, sollte unbedingt der Arzt aufgesucht werden.

Wenn ich eine Zecke bei mir oder meinen Kindern entferne, dann klebe ich sie mit einem Klebeband auf einen Zettel, schreibe den Namen der gebissenen Person sowie das Datum und die Uhrzeit darauf, denn im Notfall kann ich den kleinen Blutsauger ins Krankenhaus mitnehmen, falls etwas sein sollte. Die Ärzte könnten dann schneller herausfinden, womit jemand infiziert worden ist.

Zum Glück gibt es auch für Zecken ein paar natürliche Mittel, die sie gar nicht mögen, und so kann man sehr gute vorbeugende Maßnahmen setzen, um nicht gebissen zu werden. Ich möchte euch ein paar Möglichkeiten aufzählen, wie Zecken abgeschreckt werden können.

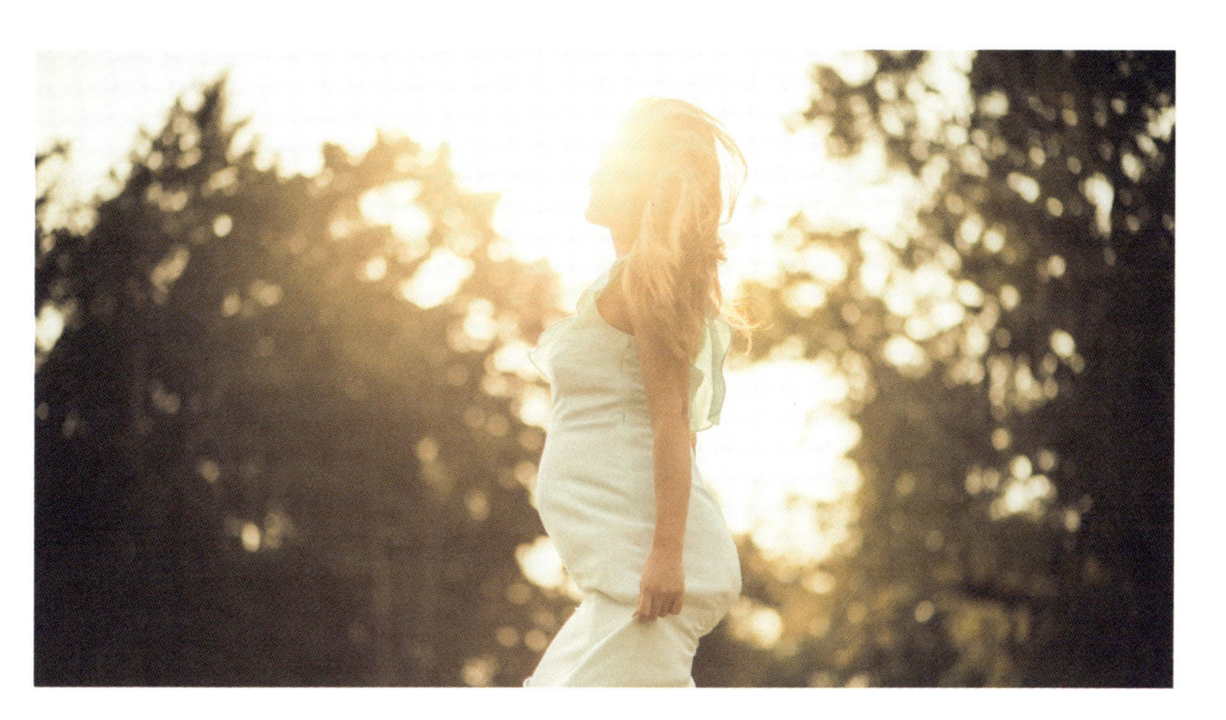

Ätherische Öle

Die Aromatherapie lässt wirklich nichts aus, denn selbst bei Zecken gibt es ein paar hilfreiche ätherische Öle, die die kleinen Blutsauger gar nicht mögen. Vertreter davon, die auch in der Schwangerschaft verwendet werden dürfen, sind Eucalyptus staigeriana, Rosengeranie, Lavendel, Thymian weiß, Patchouli, Wacholder oder Grapefruit.

Ätherische Öle bei Zecken: Eucalyptus staigeriana, Rosengeranie, Lavendel, Thymian weiß, Patchouli, Wacholder , Grapefruit

Da ätherische Öle pur nur in ein paar Ausnahmefällen angewendet werden sollen, rate ich dir, diese mit einem schönen Basisöl (z.B. Sesamöl, Mandelöl, Jojobaöl, Kokosöl) zu strecken und einen eigenen ZECKENSCHRECK zu kreieren.

→ In 10-ml-Roll-on-Flaschen abgefüllt (gibt es in jedem Naturkosmetik-Shop zu kaufen) kann er überall mitgenommen werden.

Sieben bis zehn Tropfen ätherisches Öl genügen für einen 10-ml-Roll-on. Angewendet wird er vor einem Wald- und Wiesenspaziergang. Einfach die Knöchel und Handgelenke mit dem Roll-on umrunden, damit die kleinen Biester keine Lust empfinden, dir einen Besuch abzustatten.

Bio-Kokosöl

Viele Hundebesitzer schwören auf Kokosöl in der Zeckenzeit und reiben das ganze Fell ihres Lieblings von Kopf bis Schwanz ein. Das hält nicht nur Zecken fern, sondern pflegt zusätzlich das Fell und gibt einen schönen Glanz.

Bei uns Menschen ist die Wirkung ähnlich. Die Zecken bleiben fern und unsere Haut freut sich sehr über die pflegende und feuchtigkeitsspendende Eigenschaft des Öls. Vor allem hat Kokosöl auch einen leichten UV-Schutz (Lichtschutzfaktor 4) und beugt Hautalterung vor.

Schwarzkümmelöl

Neben Kokosöl ist auch das Schwarzkümmelöl ein großer Unterstützer gegen Zecken. Denn diese mögen den Geruch vom Öl gar nicht. Auch Flöhe und Mücken, sowie Motten im Kleiderschrank kann man mit Schwarzkümmelöl fernhalten.

Knoblauchzehe vor dem Spaziergang

Dass Knoblauch einen eigenen Geruch erzeugt, wenn man ihn konsumiert, wissen viele.

Bei frisch verliebten Schmusebärchen ist er daher tabu. Wer also vorhat, keine Romantik aus dem Waldspaziergang zu machen, darf sich ruhig davor eine Knoblauchzehe gönnen oder knoblauchhaltiges Essen.

Zecken mögen die Ausdünstungen von Knoblauch nicht und werden lieber auf den nächsten Wanderer warten.

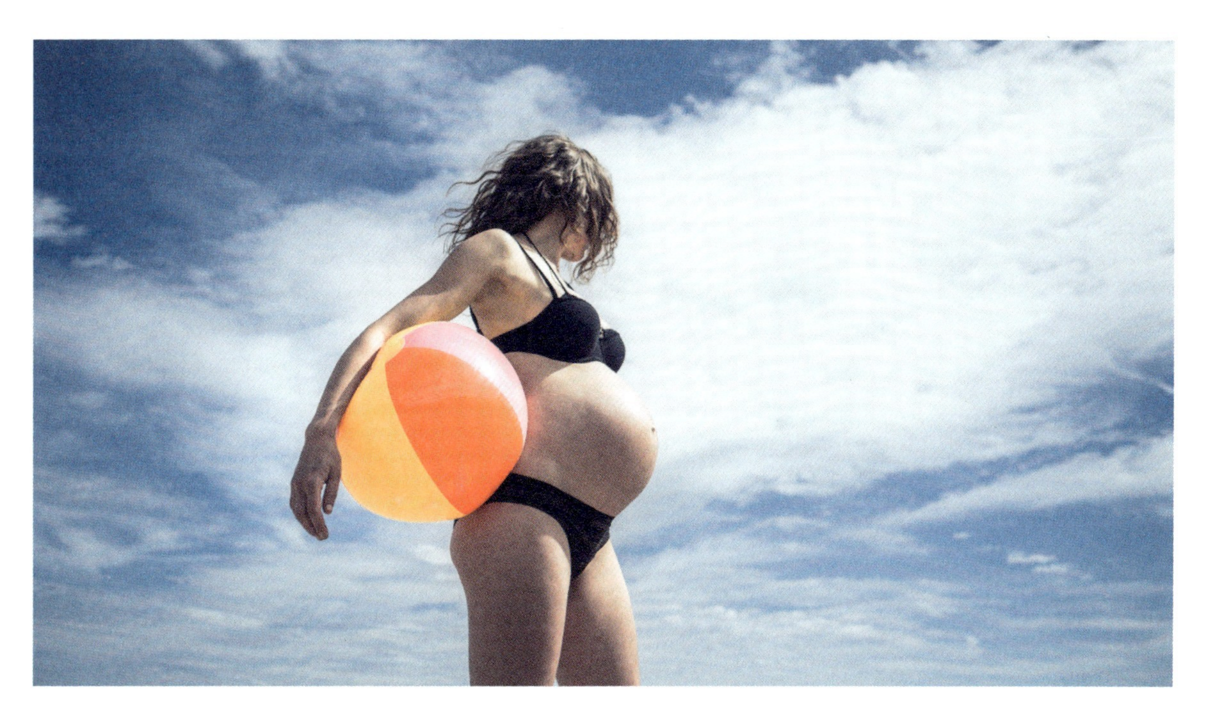

Sonnenschutz

Während der Schwangerschaft ist die Haut gegenüber Sonnenstrahlen empfindlicher. Sie reagiert mit einer vermehrten Pigmentierung. Sommersprossen, aber auch Muttermale werden dunkler.

Während der Schwangerschaft ist die Haut gegenüber Sonnenstrahlen empfindlicher.

Weiters kann die UV-Strahlung der Sonne dazu beitragen, Folsäure, die vor allem im Anfangsstadium der Schwangerschaft besonders wichtig ist, im Körper abzubauen. Aus diesem Grund wird empfohlen, im ersten Trimester auf übermäßiges Sonnenbaden zu verzichten.

Der Halbschatten allerdings ist gesund, zumal der Körper im hellen Licht das für den Knochenaufbau wichtige Vitamin D produzieren kann.

Ein direktes Sonnenbaden in der Schwangerschaft würde ich nur frühmorgens oder am späten Nachmittag empfehlen.

Dunkle Hauttypen, die von Natur aus kaum Sonnencreme benötigen, können während der Schwangerschaft, aber auch danach von diesen Ölen profitieren.

Körperöle für Schwangere mit leichtem UV-Schutz

Kukuinussöl

Es stammt von einem Nussbaum, der in der Südsee beheimatet ist. Kukuinussöl ist reich an Vitamin A, B und E, wirkt hautstraffend und feuchtigkeitsregulierend. Es regeneriert und schützt die Haut und erhält sie angenehm glatt. Dieses Öl hilft auch bei sonnengereizter Haut und hat den natürlichen Lichtschutzfaktor 10.

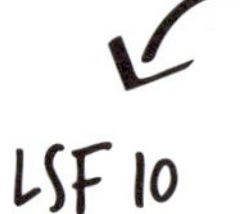

Macadamianussöl

Aufgrund seiner chemischen Zusammensetzung ist Macadamianussöl eine Besonderheit. Es enthält viel Vitamin A, B und E und wird dank seiner straffenden Wirkung gerne als wertvolles Anti-Falten-Mittel verwendet. Ein ausgezeichnetes Öl bei trockener, spröder und sensibler Haut. Es zieht sehr schnell ein und macht die Haut samtig weich. Der Lichtschutzfaktor liegt zwischen 3 und 4.

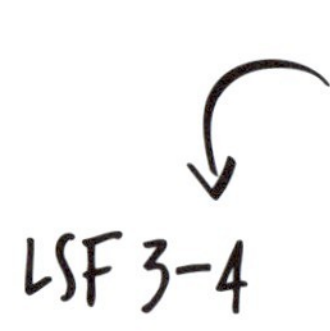

Buriti-Öl

Es wird aus dem Fruchtfleisch der im Amazonasgebiet heimischen tropischen Palme (Mauritia flexuosa) gewonnen. Buriti-Öl gilt als reichhaltige Quelle von Beta-Carotin, die um ein Vielfaches den Gehalt der Karotte übersteigt.

LSF 2-3

Beta-Carotin zählt zu den stärksten Antioxidantien mit hoher Zellerneuerung und der Eigenschaft, Strahlung im sichtbaren und ultravioletten Licht zu absorbieren. Buriti-Öl ist ein effizienter Solar-Filter, der gleichzeitig die Trockenheit der Haut reduziert. Es erhöht die Hautelastizität und kann pur bei Sonnenbrand und Verbrennungen auf die Haut aufgetragen werden, wo es sofort zur Entspannung beiträgt und bei der Heilung hilft.

Sesamöl

Dieses Öl ist besonders hautfreundlich und hat einen Lichtschutzfaktor von 3–4. Sesamöl enthält eine große Zahl von Antioxidantien. Durch den ausgeglichenen Anteil von Ölsäure und Linolsäure unterstützt Sesamöl zahlreiche Stoffwechselvorgänge im Körper.

LSF 4

Sesamöl hat sich als eines der besten natürlichen Produkte mit vor Sonne schützenden Eigenschaften erwiesen und schenkt der Haut viele Vorteile.

Es hält sie nicht nur feucht und macht sie geschmeidig, sondern blockt auch bis zu 30 Prozent der UV-Strahlung ab. Sesamöl ist außerdem reich an Antioxidantien, so dass es bei der Neutralisierung der freien Radikale helfen kann. (Freie Radikale sind aggressive Stoffe, die beispielsweise durch UV-Strahlen entstehen, die Hautzellen schädigen und zu Falten führen können.)

Kokosöl

Es weist einen etwas geringeren Sonnenschutzfaktor auf als das Sesamöl und blockt etwa 20 Prozent der UV-Strahlung ab. Kokosöl hat einen sehr angenehmen Geruch, verleiht der Haut einen wunderschönen Glanz und verstopft die Poren nicht.

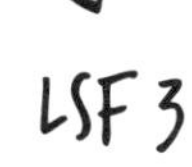

Hanföl

Es kann UV-Strahlen abblocken, ohne die überaus wichtige Aufnahme von Vitamin D zu behindern. Zusätzlich hilft es bei der Regeneration von geschädigter Haut und ist ein exzellentes Pflegemittel. Dank seiner entzündungshemmenden Wirkung wird es sehr gerne bei Hautkrankheiten wie Neurodermitis oder Schuppenflechte verwendet.

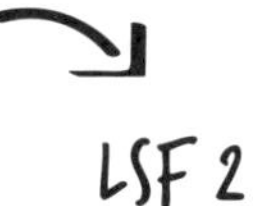

Mandelöl

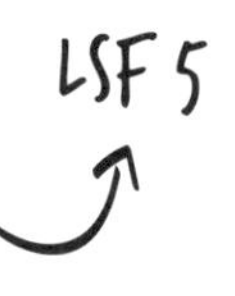

Mandelöl weist einen LSF von 5 auf. Es versorgt die Haut mit viel Vitamin E, was sie geschmeidig und jung hält. Im Öl sind 19 Prozent Linolsäure enthalten, diese wirkt auf der Haut als UV-Schutz, Feuchtigkeitsspender und beugt Hautreizungen effektiv vor.

Rezept

NATÜRLICHE SONNENCREME

Zutaten für 50 ml:

- 15 g Macadamianussöl
- 12 g Monoi-Frangipani-Öl
- 13 g Sesamöl
- 6 g SoFi Tix Breitband
- 5 g Aloe-Vera-Gel/-Saft (10-fach-Konzentrat)
- 5 g Olivenbutter
- 20 Tr. Carotinöl
- 1,5 g Bienenwachs

LSF 20

SOFI TIX BREITBAND ist ein mineralischer natürlicher Sonnenschutz aus Titandioxid und Zinkoxid.

Zubereitung:

1. 5 g Macadamianussöl mit SoFi Tix-Pulver verrühren, bis sich das Pulver mit dem Öl verbunden hat und keine Klümpchen mehr zu sehen sind. Anschließend mit dem Mini-Mixer gut durchmixen.
2. Den Rest vom Macadamianussöl, das Monoi-Öl, Carotinöl und Sesamöl dazugeben und mit dem Aloe-Vera-Gel/-Saft vermixen.
3. Olivenbutter in einem separaten Becherglas in einem Wasserbad zum Schmelzen bringen und zu den Ölen mixen.
4. Nun wird ein Drittel der Masse mit dem Bienenwachs erhitzt, bis dieses geschmolzen ist. Danach wird alles zusammengegeben und noch einmal durchgemixt und abgefüllt. Die Sonnencreme ist nun fertig. Vor Gebrauch schütteln.

Haltbarkeit:
6 Monate

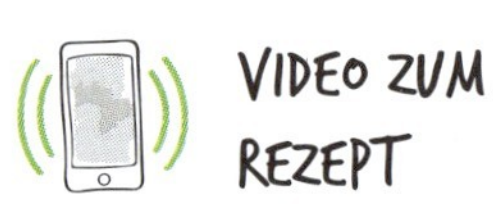

VIDEO ZUM REZEPT

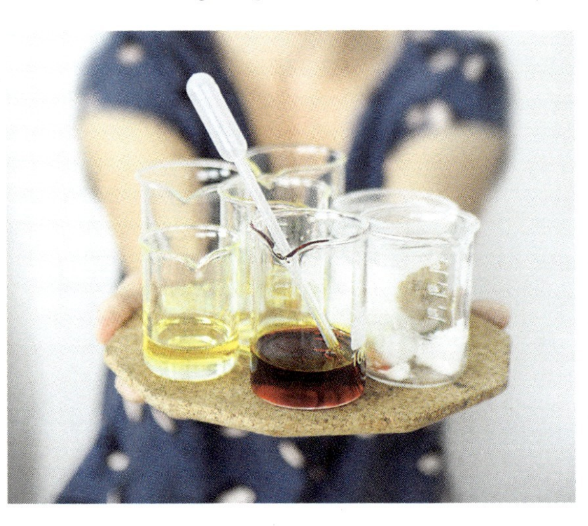

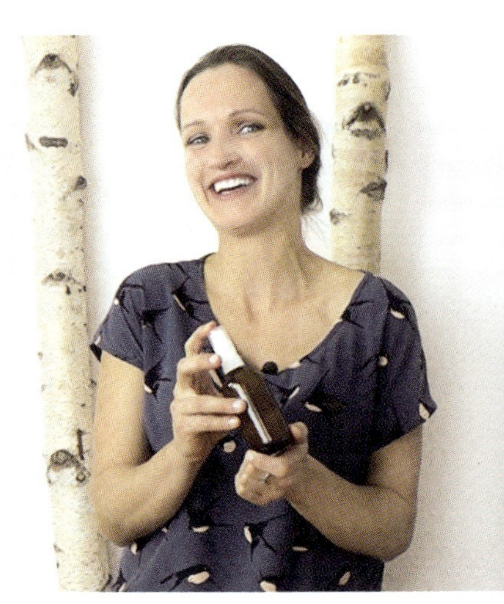

Rezept

AFTER-SUN-LOTION

Zutaten:

- 12 g Monoi-Frangipani-Öl
- 4 g Sheabutter (empfohlen desodorierte)
- 4 g Emulsan
- 2 g Carotinöl
- 60 g Aloe-Vera-Gel/-Saft (10-fach-Konzentrat)
- 5 Tr. ätherisches Grapefruitöl

WAS IST EMULSAN?
siehe Seite 120

Zubereitung:

1. Sheabutter gemeinsam mit Monoi-Öl, Carotinöl und Emulsan in einem Becherglas erwärmen, bis die Butter und das Emulsan geschmolzen sind.
2. In einem separaten Becherglas Aloe-Vera-Gel ebenfalls erwärmen (Achtung nicht erhitzen!).
3. Das Aloe-Vera-Gel/-Saft wird nun zur Fettphase gschüttet, mit einem Mini-Mixer gut verrührt und in die Formflasche abgefüllt.
4. Anschließend das ätherische Öl dazugeben, Deckel drauf, nochmals gut schütteln und fertig ist deine Lotion.

Haltbarkeit:
3 Monate

Hinweis:
Erst nach ein paar Stunden erreicht die Lotion die richtige Konsistenz, da sie etwas Zeit zum Festerwerden benötigt.

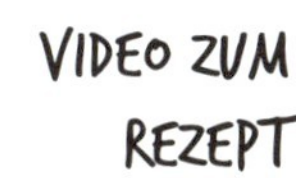

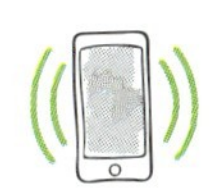

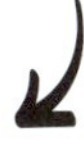

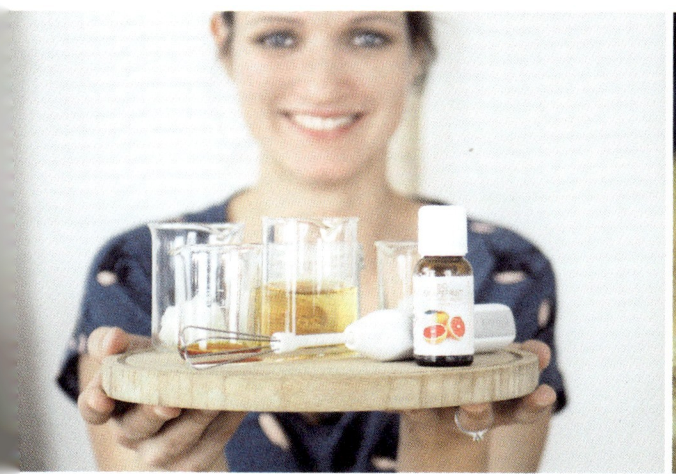

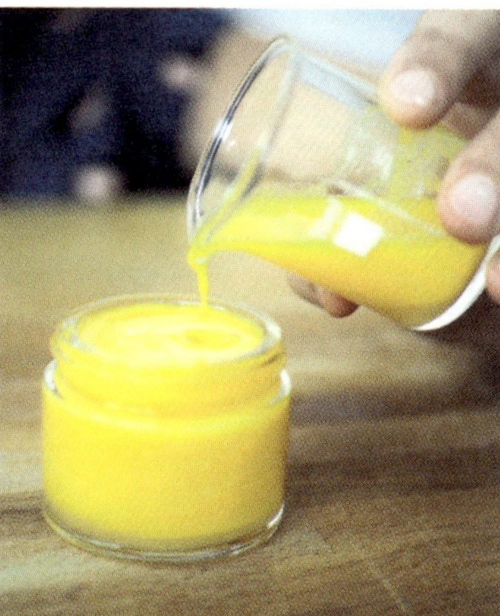

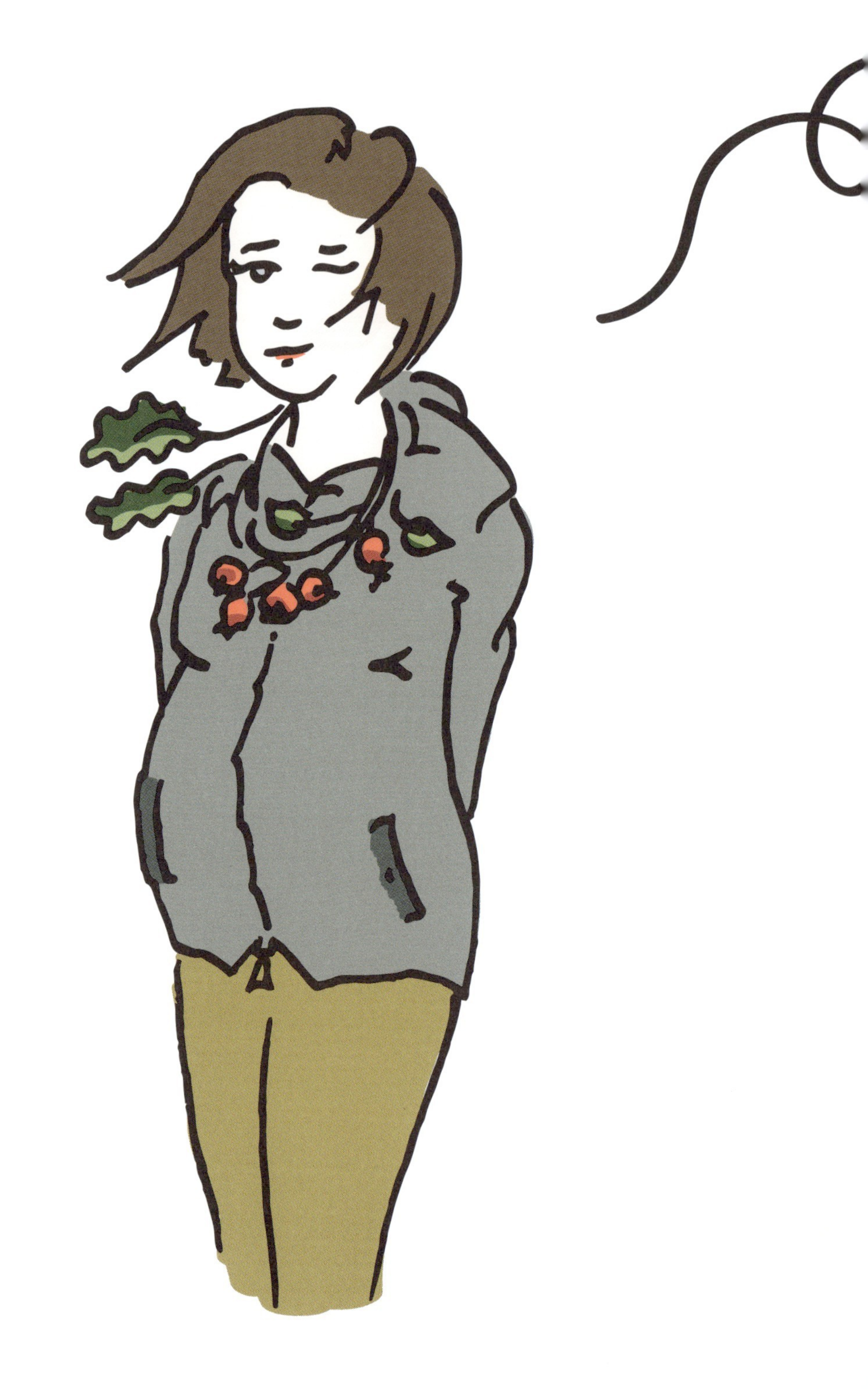

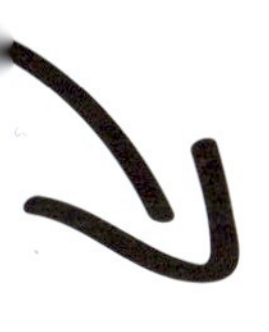

HERBST

Große Erleichterung macht sich nun bei vielen Mamas breit, da die heiße Jahreszeit mit den vielen Hitzewellen zu Ende ist. Der Herbst animiert zu wunderschönen Spaziergängen, denn er entfaltet seine schönste Farbenpracht in den Blättern der Bäume. Man merkt, dass sich die Natur zurückzuziehen beginnt und bevor sie ruht, zeigt sie sich noch einmal von ihrer schönsten Seite.

Aber nicht nur ihr Antlitz lässt unsere Seele baumeln, sondern sie beschenkt uns auch mit wunderbaren Schätzen. Werdende Mamas dürfen nun ihre Reserven für den kühlen Winter sammeln und von heimischen Superfoods profitieren.

Neben seinen milden Temperaturen und angenehmen Begleiterscheinungen ist der Herbst jedoch auch für viele Menschen der Beginn der Erkältungssaison. Kühle Winde ziehen über das Land und wenn die Sonne scheint, ist die Jacke zu heiß. Genau an solchen Tagen darf uns die Motivation zum ständigen Kleidungswechsel nicht verlassen, denn der eigene Körper gehört nun genauso gut geschützt und behütet wie das Baby im Bauch. Ein starkes Immunsystem ist der beste Schutz für dich und dein Baby.

Ein starkes Immunsystem ist der beste Schutz gegen Erkältungen für dich und dein Baby.

Geschenke von den Bäumen

Bevor sich unsere Bäume in ihre wohlverdiente Winterruhe zurückziehen, werden wir noch ein letztes Mal von ihnen reich beschenkt. Neben heimischen Apfelsorten sind auch die Birne oder Quitte Bäume, deren Früchten man unbedingt Beachtung schenken sollte. Aber auch die Vielfalt an Eisen spendenden Nüssen wie die Walnuss oder Haselnuss können Grund für einen kleinen Sammelspaziergang sein. Ebenso ist die Kastanie nicht nur zum Basteln gedacht, sondern ein wunderbares Mittel bei Venenleiden, Krampfadern oder schweren Beinen. Auch als Waschmittel wird sie dank ihres hohen Gehalt an Seifenstoffen gerne verwendet.

FLÜSSIGWASCHMITTEL MIT ROSSKASTANIEN

Zutaten für eine 2-Liter-Flasche:

- 50 Kastanien
- 2 l Wasser
- 30 g Kernseife
- 100 Tr. ätherisches Lavendelöl (auf Wunsch)
- 50 Tr. ätherisches Palmarosaöl (auf Wunsch)

Zubereitung:

1. Kastanien waschen und in grobe Stücke hacken.
2. Kernseife reiben.
3. Wasser zum Sieden bringen und über die grob gehackten Kastanien gießen.
4. Kernseife dazugeben und so lange rühren, bis sie sich verflüssigt hat.
5. Das Gemisch nun für mindestens 30 Minuten bis ca. 3 Stunden beiseitestellen und ab und zu umrühren.
6. Anschließend durch ein Sieb seihen und die Kastanien entfernen.
7. Das flüssige Waschmittel kann nun abgefüllt und auf Wunsch mit ätherischen Ölen beduftet werden.

Anwendung:

200 ml Flüssigwaschmittel zu einem Waschgang geben. Für Koch- und Buntwäsche geeignet.

Rezept Weichspüler:

Um einen natürlichen Weichspüler zu bekommen, kann man noch 50 ml Essig oder 2 EL Essigessenz ins Weichspülfach geben. Essig wird beim Waschen geruchlos und macht die Wäsche weich.

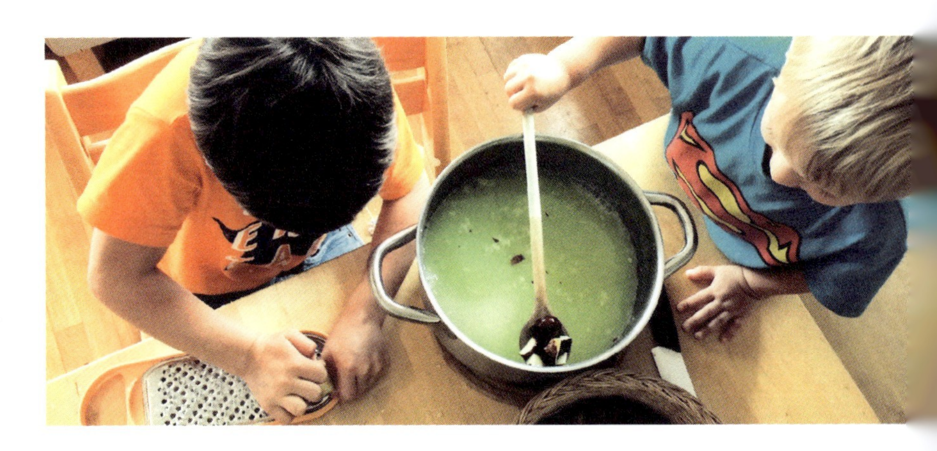

MEHR INFOS AUF JUDITHS BLOG

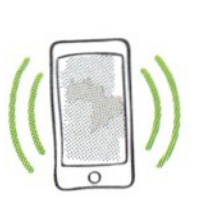

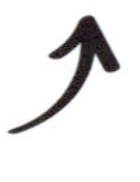

HASELNUSSMILCH

Rezept

Zutaten:

- 1 l Wasser
- 150 g Haselnusskerne frisch oder getrocknet
- 1 Pkg. Vanillezucker

Zubereitung:

1. Getrocknete Haselnusskerne für 3–4 Stunden in lauwarmes Wasser geben, damit sie weich werden – frische können sofort verwendet werden.
2. Kerne mit lauwarmem Wasser und Vanillezucker pürieren, bis sie ganz fein sind (2–3 Minuten). Das Wasser sollte deshalb lauwarm sein, da sich sonst der Zucker nicht löst.
3. Anschließend die milchige Flüssigkeit durch ein feines Sieb abseihen und die Nussrückstände entfernen. Deine Haselnussmilch ist fertig und kann sofort getrunken werden.

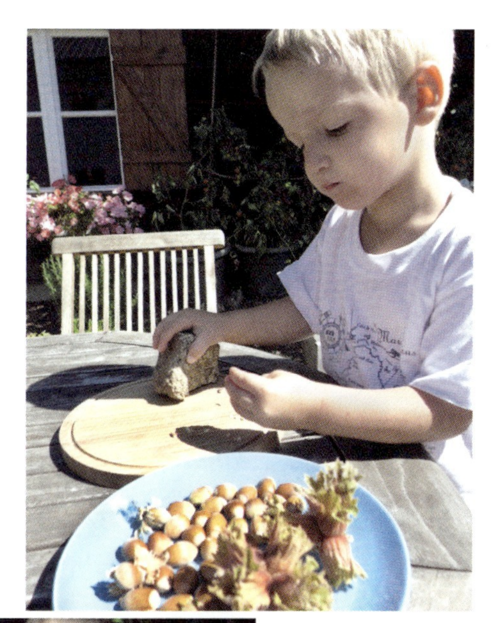

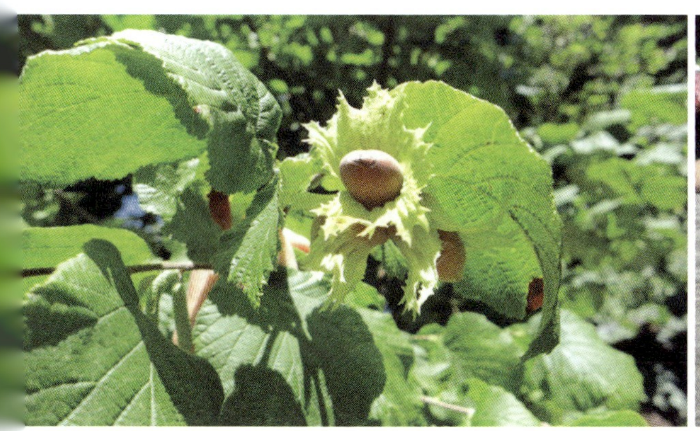

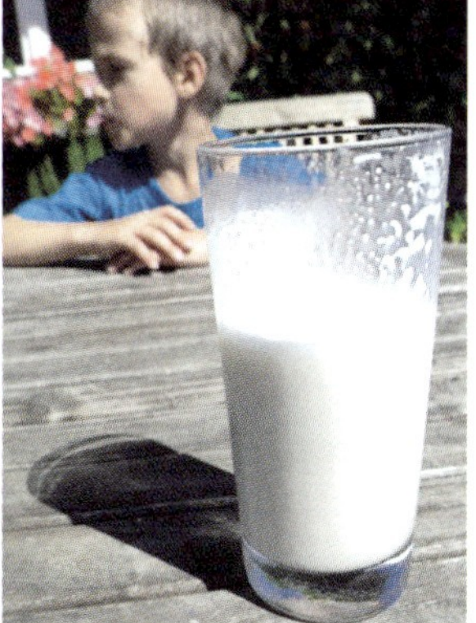

Haltbarkeit:
Im Kühlschrank hält die Nussmilch 2–3 Tage.

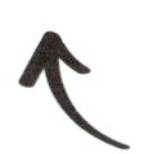

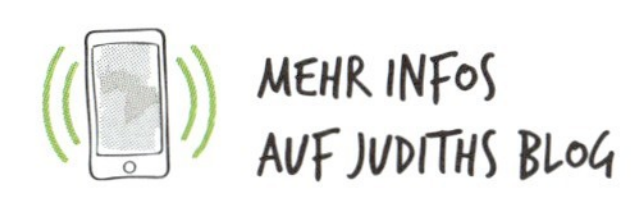

MEHR INFOS AUF JUDITHS BLOG

BÄUME UND IHRE EIGENSCHAFTEN

BAUM	Positive Eigenschaften
Apfel	blutdrucksenkend, reguliert Cholesterin- und Blutfettwerte, immunsystemstärkend, kreislaufanregend, herzstärkend, venenstärkend, stabilisiert Blutzuckerspiegel, darmreinigend, kräftigt das Zahnfleisch
Birne	darmreinigend, verdauungsfördernd, regelt Wasserhaushalt im Körper, nieren- und blasenreinigend, wirkt blutbildend
Haselnuss	wirkt positiv auf Nervenfunktion und Gedächtnis, Radikalefänger, verdauungsfördernd
Maroni	nervenstärkend, steigert Konzentration, kreislaufstärkend, herzstärkend
Quitte	cholesterinspiegelsenkend, bindet Schadstoffe, entzündungshemmend, Radikalefänger, verdauungsfördernd
Rosskastanie	äußerlich anwenden bei Schwellungen, Schmerzen, Juckreiz und nächtlichen Wadenkrämpfen, Venenleiden, Besenreisern, gefäßabdichtende Wirkung, natürliches Waschmittel
Walnuss	blutdrucksenkend, cholesterinspiegelsenkend, herzstärkend, kreislaufstärkend, verbessert Gefäßdurchblutung

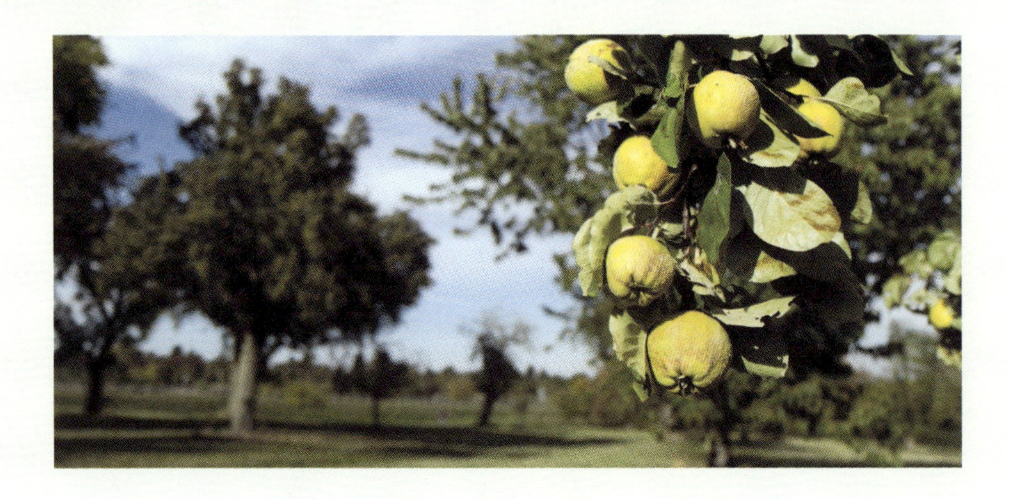

Heimische Powersamen & Superfoods

Breitwegerich – unsere heimischen Flohsamen

Flohsamen sind in aller Munde und gehören wahrlich zum Superfood. Von weit hergeholt zieren sie die Regale im Supermarkt und sind aus vielen Smoothies, Müslis usw. kaum mehr wegzudenken.

Aber was sind eigentlich Flohsamen und aus welcher Pflanze stammen sie? Die Antwort hat einen wahren Wow-Effekt, der selbst mich überraschte. Es handelt sich bei den kleinen Wohltätern um eine indische Wegerichart (Plantago indica), eine Pflanze, deren Verwandter bei uns überall wächst und der Feind des perfekten Rasenfanatiker ist:

Denn unsere heimischen Flohsamen sind nichts anderes als die Samen des Breitwegerich (Plantago major), der, wenn man es mit dem Rasenmähen nicht so genau nimmt, wunderbar im Garten reifen kann.

Es ist zu beachten, dass die Samen stark aufquellen, daher viel Flüssigkeit hinzufügen!

Breitwegerichsamen enthalten in der Samenschale Schleimstoffe, die genauso wie Leinsamen oder Flohsamen für eine gute Verdauung sorgen. Sie unterstützen die Darmschleimhäute und einen gesunden Stuhlgang. Schleimstoffe sind ein großes Hilfsmittel bei Verstopfung und Mitwirker für eine gesunde Darmbewegung.

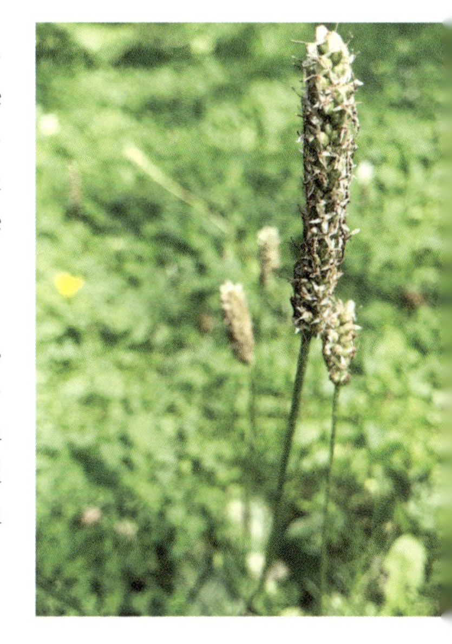

Wichtig ist zu beachten, dass die Samen stark aufquellen, daher ist es sehr zu empfehlen, genug Flüssigkeit zu konsumieren oder sie in Wasser für ein paar Stunden aufquellen zu lassen. → Ein Espressolöffel oder Teelöffel im täglichen Müsli oder im Porridge genügt schon, um von seiner Heilkraft zu profitieren.

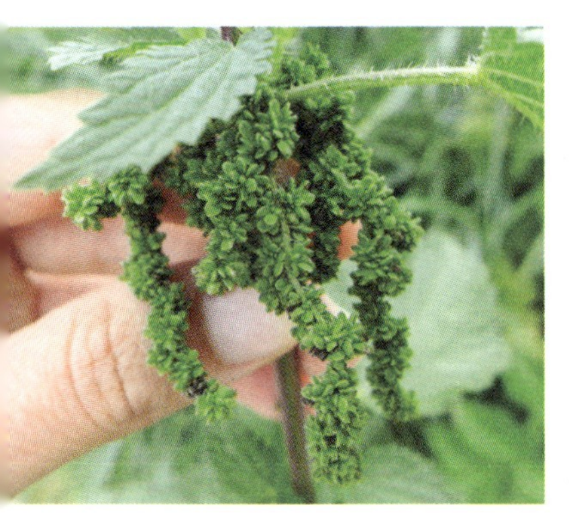

Brennnesselsamen – gesunde Booster

Neben den viel versprechenden Flohsamen gibt es noch eine weitere Pflanze, die im Herbst meine volle Aufmerksamkeit bekommt. Es handelt sich um die Brennnessel, genauer gesagt, um ihre Samen.

Neben einem hohen Eiweißgehalt überzeugen die kleinen Superkörner auch durch ihren hohen Gehalt an vielen wichtigen Vitaminen wie Vitamin A, B, C und E. Aber auch mit Mineralien wie Eisen, Kalium und Kalzium geizen die Samen nicht.

Dank der reichen Inhaltsstoffe ist ihr Einsatzgebiet dementsprechend groß. Sie steigern die Leistungsfähigkeit und unterstützen uns gegen Müdigkeit und Leistungsschwäche. Aber auch bei körperlichen Beschwerden wie Harnwegs-Störungen können sie in die tägliche Ernährung eingebunden werden. Die Harnwege werden dank der Brennnesselsamen gut durchgespült und der Bildung von Blasen- und Nierensteinen kann dadurch vorgebeugt werden.

Brennnesselsamen enthalten viele wichtige Vitamine wie Vitamin A, B, C und E.

Auch bei Verdauungsstörungen können Brennnesselsamen in eine gesunde Suppe, den Salat oder einen Porridge-Brei gestreut werden, da sie dank ihrer enthaltenen Schleimstoffe die Verdauung positiv beeinflussen.

Hagebutte

Egal ob im Blütenzucker oder in einer Müslimischung: Hagebutten sind einer meiner Vitaminbooster für den kalten Winter.

Hagebutten sind einer meiner Vitaminbooster für den kalten Winter.

Zur Zeit sind sie noch frisch vom Wildrosenstrauch genießbar. Sei wie ein Vogel und schnapp dir ein paar. Nach dem ersten Frost werden sie erst so richtig weich, schmecken lecker und versorgen nicht nur uns Menschen, sondern auch viele Wildtiere mit Vitaminen, Magnesium, Kalzium und Kalium.

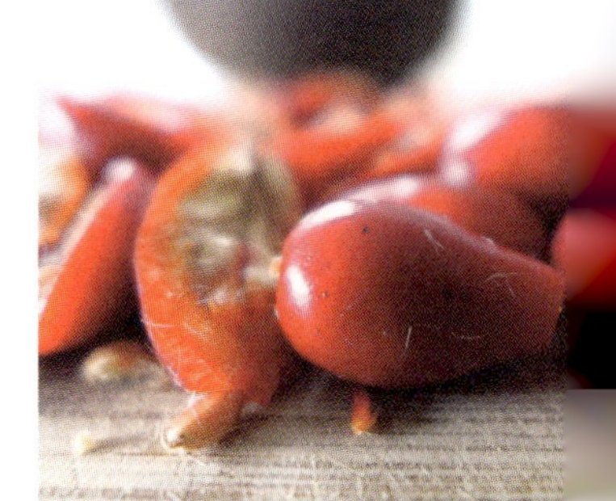

Rezept

Auf welchen Rosen findet man Hagebutten?

Wenn man auf der Suche nach frischen Hagebutten ist, dann sollte man Ausschau nach der Heckenrose halten. Denn sie ist diejenige, die uns mit ihren vitaminreichen Früchten beschenkt.

Die Heckenrose ist ein schnellwüchsiger Strauch und die am häufigsten wild wachsende Rosenart.

Heilwirkung und Anwendungsgebiete

Die Hagebutte besitzt eine leicht harntreibende Wirkung und ist entzündungshemmend bei Wunden. Auf Grund ihres hohen Vitamin-C-Gehalts und anderer wichtiger Vitamine und Mineralstoffe wird sie vorbeugend gerne bei Erkältung angewendet.

Die Frucht der Wildrose wird vorwiegend bei Bronchitis, Nieren- und Blasenleiden, Erkältungen und Frühjahrsmüdigkeit sowie zur Stärkung des Immunsystems eingesetzt.

HAGEBUTTEN-TEE

Zubereitung/Anwendung:

1. *Zwei Teelöffel getrocknete, grob gehackte Hagebutten mit einem Liter heißem Wasser übergießen und zehn Minuten ziehen lassen. Danach abseihen.*
2. *Bei Erkältung oder Blasenleiden sollten täglich drei Tassen getrunken werden.*

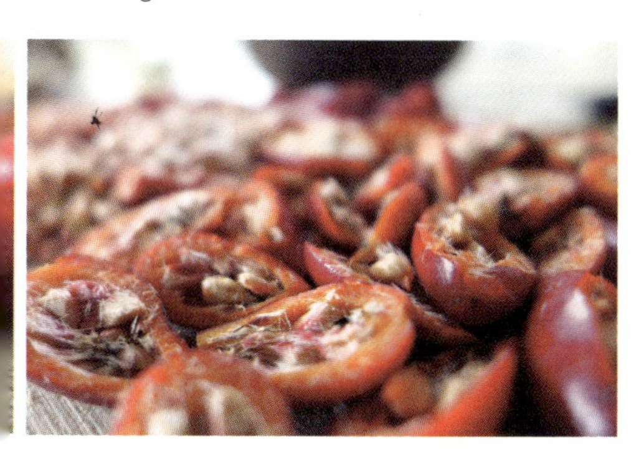

HAGEBUTTEN-MARMELADE

Zutaten:

- *1 kg Hagebutten*
- *1 kg Gelierzucker*

Zubereitung:

1. *Von den Hagebutten werden die schwarzen Kappen und Stielreste entfernt und die Früchte in der Küchenmaschine mit reichlich Wasser zu einem Brei verarbeitet.*
2. *Passieren und das Mus unter Rühren mit dem Gelierzucker mehrere Minuten aufkochen.*
3. *In noch heißem Zustand wird die Marmelade in sterile Gläser gefüllt und gut verschlossen. Sie soll kühl und dunkel gelagert werden.*

Haltbarkeit:

bis zu 1 Jahr

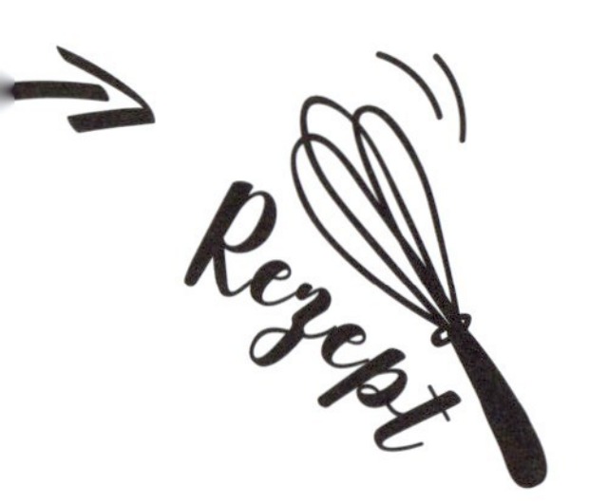

BRATAPFEL MIT HAGEBUTTEN & BRENNNESSELSAMEN

Zutaten:

- *4 Äpfel*
- *80 g Walnüsse*
- *50 g Hagebutten, frisch*
- *30 g Rosinen*
- *1 TL Brennnesselsamen*
- *3 EL Honig*
- *Zimt & Vanilleschote oder Zucker nach Belieben*
- *etwas Butter*

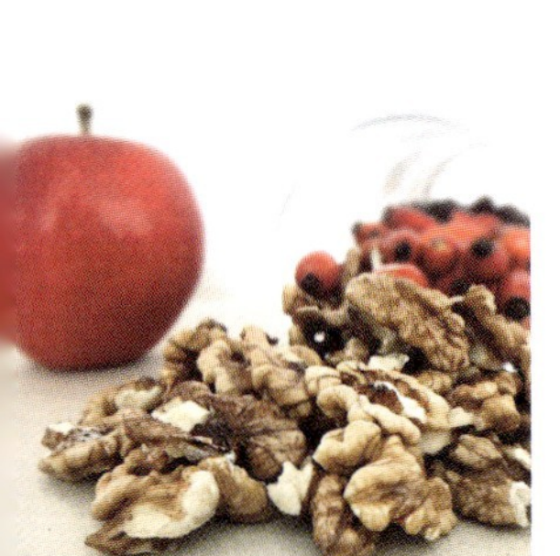

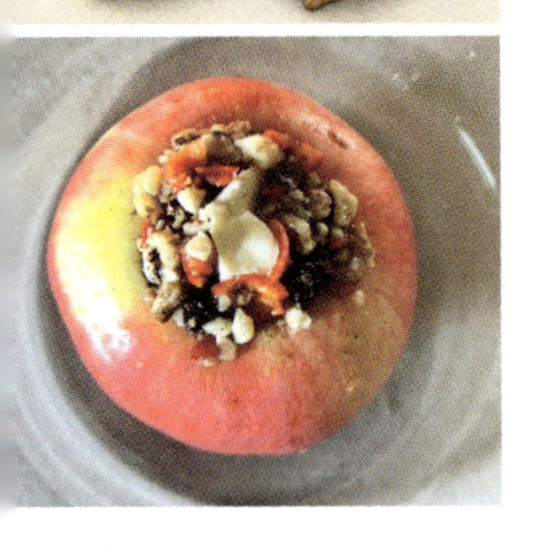

Zubereitung:

1. *Die Äpfel waschen und das Kerngehäuse großzügig ausstechen.*
2. *Hagebutten ebenfalls waschen, halbieren und die Kerne entfernen.*
3. *Walnüsse, Hagebutten und Rosinen grob hacken oder mit einem Mixer kurz zerkleinern und in eine Schüssel geben.*
4. *Nun kommen Honig und Brennnesselsamen dazu und etwas Zimt und Vanille nach Belieben. Alles wird in der Schüssel gut miteinander vermischt.*
5. *Die Äpfel werden anschließend mit der Mischung gefüllt, die am besten mit einem Kochlöffelstiel fest hineingedrückt wird.*
6. *Alles in eine gefettete Auflaufform setzen und auf jeden gefüllten Apfel ein kleines Stückchen Butter legen.*
7. *Im vorgeheizten Rohr bei 200 °C (Ober- und Unterhitze) 25 Minuten backen.*
8. *Dein Bratapfel ist nun fertig und kann gerne mit Vanilleeis oder Vanillesauce serviert werden.*

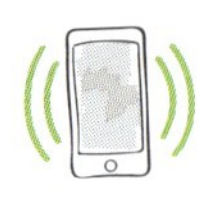

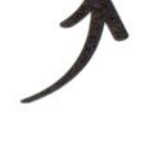

MEHR INFOS
AUF JUDITHS BLOG

Gojibeere

Die Gojibeere ist ein wahres Superfood im Herbst, denn genau zu dieser Jahreszeit kann man ihre knallorangen Früchte vom Strauch ernten. Sie liefern sehr viel Vitamin A in Form von Beta-Carotin, Vitamin C, E, aber auch Vitamin B. Auch der Eisengehalt ist besonders für Schwangere sehr interessant, denn diese Superfrüchte beinhalten mehr Eisen als Spinat. Ebenso sind sie reich an Spurenelementen und vielen anderen wertvollen Inhaltsstoffen.

Bei uns in Europa wurde die Gojibeere erst vor ein paar Jahren ein bekanntes Superfood, die chinesische Medizin hingegen setzt die Kraft der Wunderbeeren schon sehr viel länger ein. Sie werden als Mittel gegen Bluthochdruck und erhöhte Blutzuckerwerte gesehen, aber auch bei Augenproblemen sowie zur Behandlung von Immunschwäche und in der Krebstherapie werden sie gerne verwendet.

Gojibeeren eignen sich getrocknet hervorragend für Müsli-Mischungen, aber auch kombiniert mit anderen Trockenfrüchten sind sie sehr lecker zum Naschen.

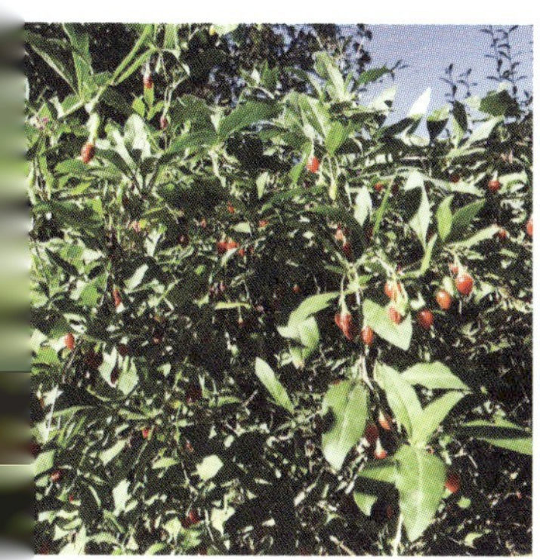

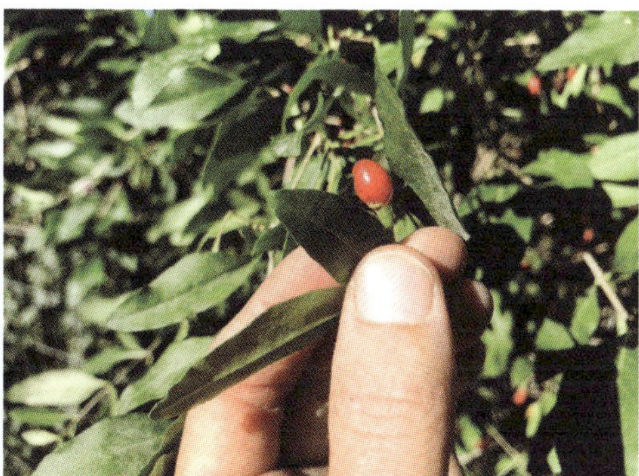

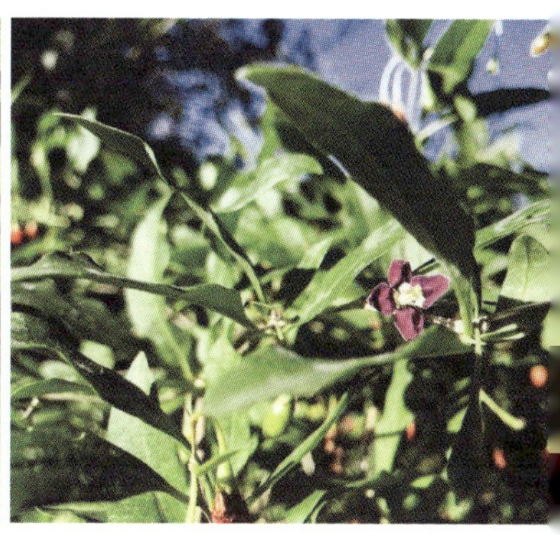

Wildkräuter für Schwangere im Herbst

WIR SIND ES GEWÖHNT, KRÄUTER WIE PETERSILIE ODER SCHNITTLAUCH ZU VERWENDEN, ABER ES GIBT IN WAHRHEIT VIEL MEHR KRÄUTER.

Auch im Herbst findet man verschiedenste Wildkräuter, die in die tägliche Schwangerschaftsküche mit eingebunden werden können. Wir sind es gewöhnt, Kräuter wie Petersilie oder Schnittlauch zu verwenden, aber es gibt in Wahrheit viel mehr Kräuter, die in kleinen Mengen unter unsere Standardkräuter gemischt werden können und deinen Körper mit den besten Nährstoffen versorgen.

Ein typisches Wildkraut, das bis zum ersten Frost als Küchenkraut verwendet werden kann, ist der GIERSCH. Dank seines petersilienähnlichen Geschmacks eignet er sich hervorragend für Kräuteraufstriche, aber auch fein gehackt zu verschiedensten Gerichten.

Im Herbst werden die Blätter vieler Kräuter stärker und somit auch zäher. Es ist ein natürlicher Schutz gegen die kommende kalte Jahreszeit. Kleine Blätter, die gerade beim Wachsen sind, empfehlen sich eher als ausgewachsene.

Neben dem Giersch findet man in vielen Wiesen und Gärten die großen Blätter des KRENS. Auch sie können neben der Wurzel verwendet werden, da sie im Vergleich zur Wurzel viel milder im Geschmack sind. Früher mischte man frische Krenblätter zum Spinat, da auch dieser nicht nur im Frühling, sondern ebenso im Herbst wieder Hochsaison hat.

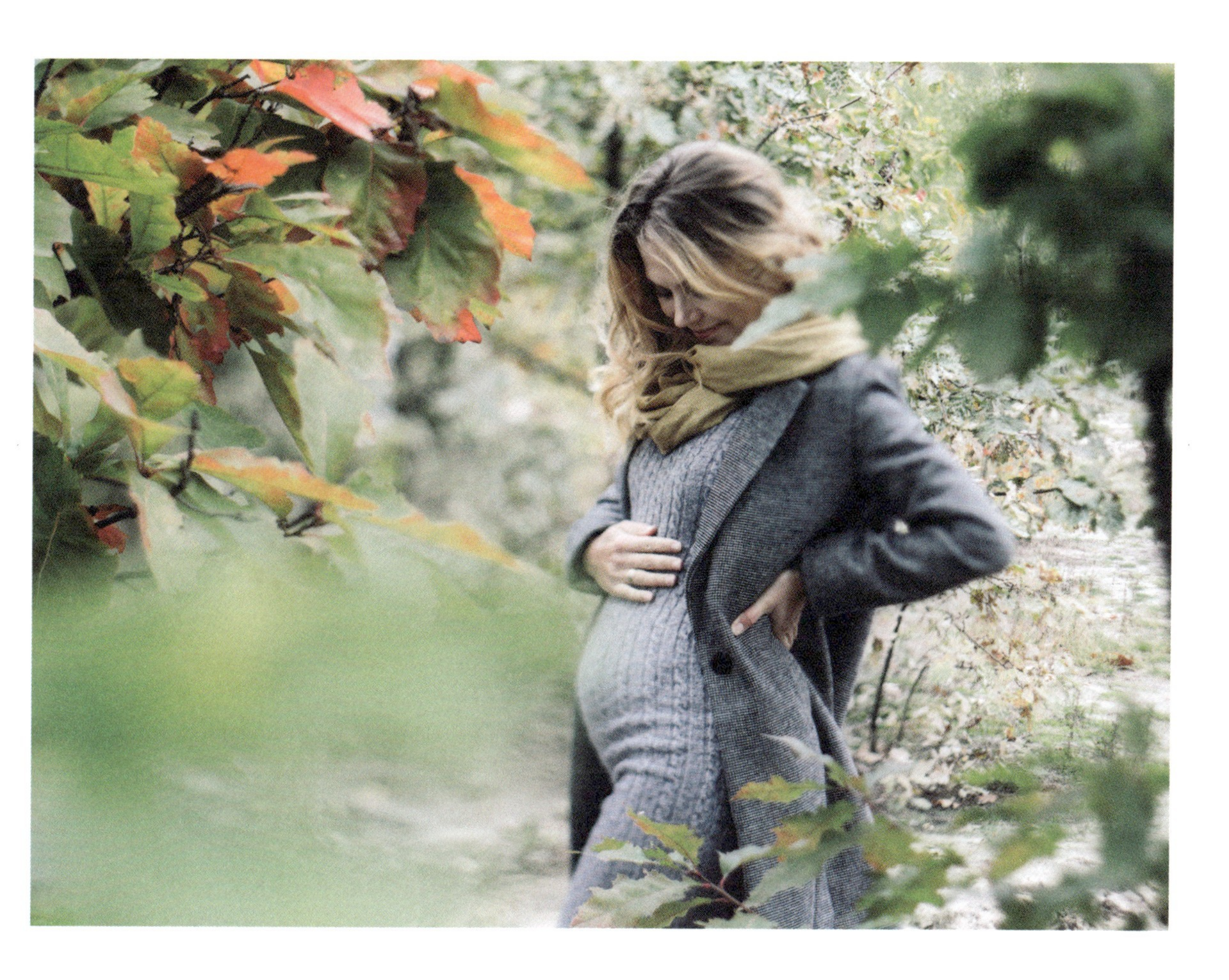

Für mich sind Wildkräuter sehr unterschiedlich. Einige davon binde ich sehr gerne in meine tägliche Ernährung mit ein, andere jedoch sind für mich große Helfer im alternativmedizinischen Bereich und werden daher nicht täglich konsumiert, sondern dann verwendet, wenn ihr Einsatz krankheitsbedingt benötigt wird. Besonders in der Schwangerschaft sollte man sehr umsichtig sein, da ein gesundes und gestärktes Immunsystem sehr wichtig ist. Schon bei den kleinsten Anzeichen ist es ratsam zu reagieren, damit man ein Ausbreiten von Bakterien und Viren unterbinden kann. Der Herbst meint es zum Glück sehr gut mit werdenden Mamas, da er ein paar Powerpflanzen gegen Ohrenschmerzen, aber auch bei Blasenbeschwerden und Husten bereithält.

Der Herbst meint es zum Glück sehr gut mit werdenden Mamas, da er ein paar Powerpflanzen gegen Ohrenschmerzen, aber auch bei Blasenbeschwerden und Husten bereithält.

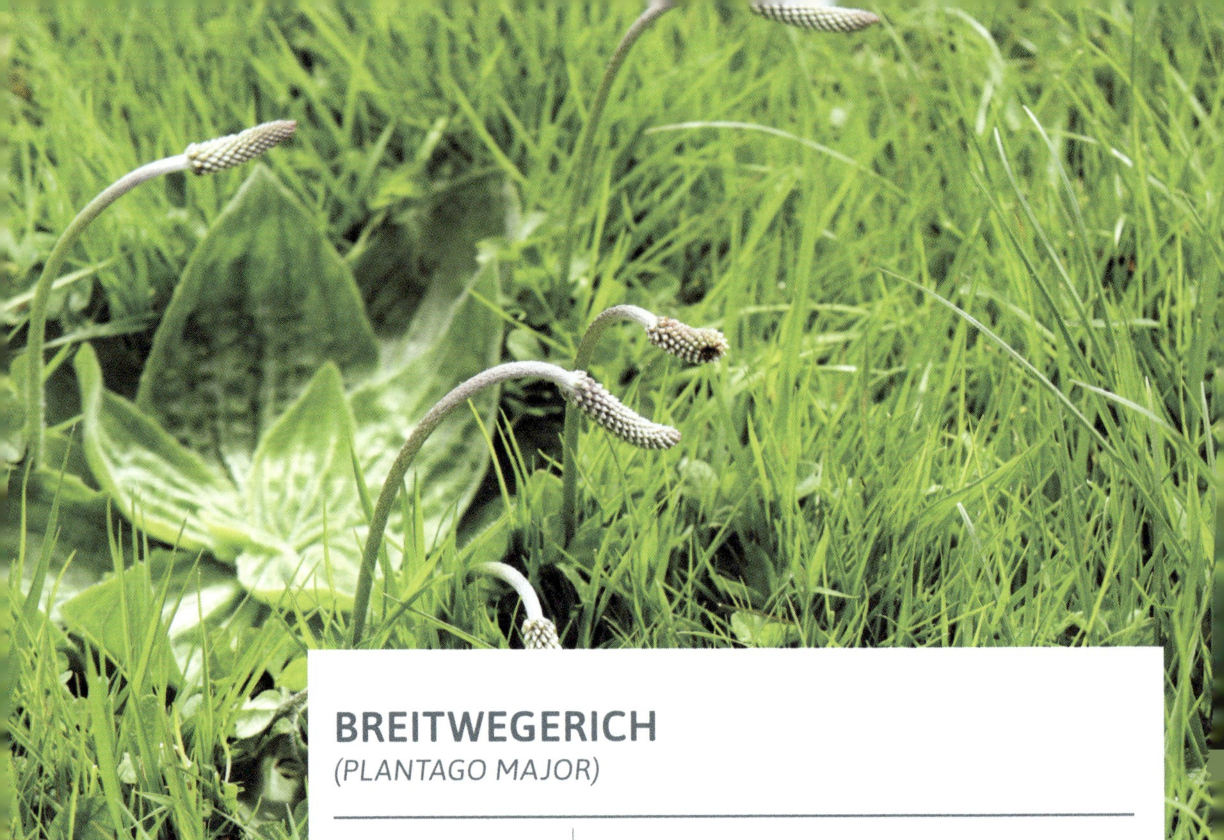

BREITWEGERICH

(PLANTAGO MAJOR)

Volksname:	Breitblättriger Wegerich
Blütezeit:	Juni bis Oktober
Verwendete Pflanzenteile:	Wurzel, Blätter, Blüten und Samen
Wichtige Inhaltsstoffe:	Schleimstoffe, Gerbstoffe, Kieselsäure, Aucubin, Catalpol, Asperulosid, Saponine
Anwendung:	Ohrenschmerzen, Husten, Halsentzündung, Mückenstiche, Verdauungsschwäche, Blasen an den Füßen, Verbrennungen
Verwendung:	junge Blätter für Kräuteraufstriche, Tee, Tinktur, Kräutersalz, Suppen, Samen können über Salat, aber auch Müsli gestreut werden
Sammeln in der Natur:	Wege, Wegränder, Wiesen
Aufbewahren/ Konservieren:	Blätter pflücken und auf einem Blech mit Küchenrolle ausgelegt im Schatten trocknen. Regelmäßig wenden und in einem Glasgefäß oder einer Papiertüte an einem lichtgeschützten Ort aufbewahren. Die Wurzel wird im Frühling oder im Herbst geerntet, gereinigt, grob gehackt und an einem dunklen und warmen Ort getrocknet. Samen aus den Samenkapseln entfernen, trocknen und in einem dunklen Glasbehälter aufbewahren.

Breitwegerich bei Ohrenschmerzen

Feuchtes Wetter und kühle Winde sind sehr oft schuld an den ersten Erkältungserscheinungen im Herbst. Leider bleiben auch unsere Ohren davon nicht immer verschont und die Angst vor einer bevorstehenden Mittelohrentzündung ist manchmal groß, da diese am erfolgreichsten mit Antibiotika behandelt wird, was in der Schwangerschaft wenn möglich vermieden werden sollte, da auch das Baby etwas davon abbekommt.

Bei den ersten Anzeichen von Ohrenschmerzen kann man sich die lindernde Eigenschaft des Breitwegerichs zunutze machen. → Denn wenn du die hellen Fäden der Blätter im Breitwegerich herausziehst, sie zusammen zu einem Knäuel drehst und dir diese ins Ohr steckst, kann es sein, dass deine Ohrenschmerzen bald besser werden. Es ist eine Anwendungsmöglichkeit, die schon seit Jahrhunderten in der Volksheilkunde praktiziert wird, jedoch im Lauf der Jahre schon wieder „fast" in Vergessenheit geraten ist. Interessant ist auch, dass aus dem Breitwegerich ein homöopathisches Mittel gegen Ohrenschmerzen erzeugt wird.

Diese Pflanze bietet eine wahrhaftig schonende Linderung, die absolut ungefährlich für den kleinen Bauchzwerg ist.

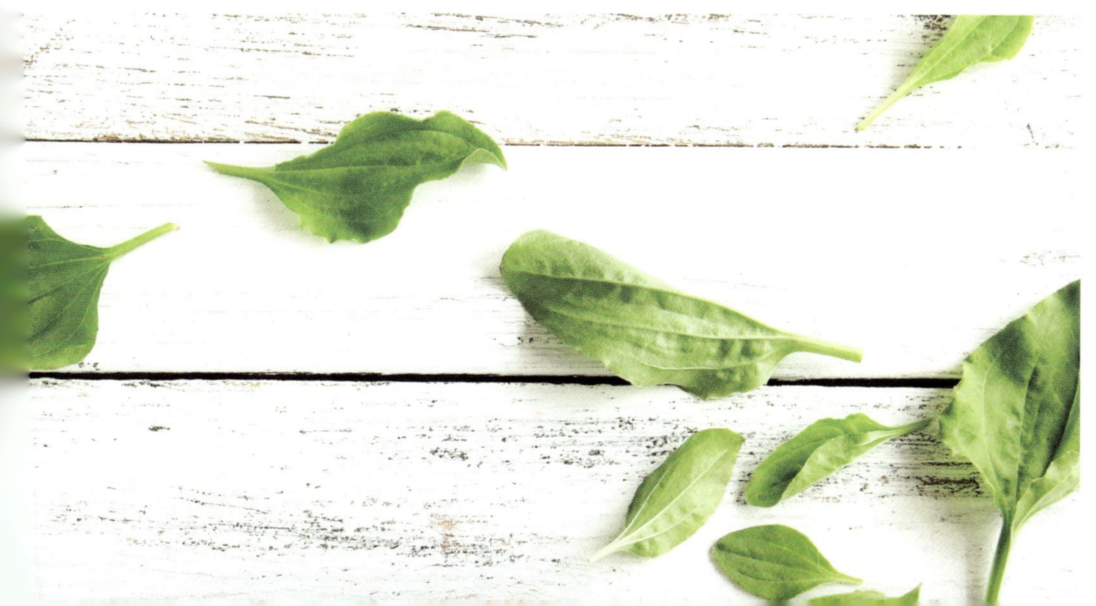

Kanadische Goldrute bei Blasenbeschwerden

Für mich ist diese Pflanze heilig, da meine persönliche Schwachstelle in der Schwangerschaft sehr oft die Blase war. Der Schauspieler Tom Hanks hatte für mich damals die beste Beschreibung über den Schmerz einer Blasenentzündung in seinem Film „The Green Mile" abgegeben, indem er sagte: „Es fühlte sich an, als würde man Rasierklingen pissen." Ich denke diese vielleicht nicht unbedingt schön formulierte Wortwahl trifft es jedoch perfekt.

Die Kanadische Goldrute ist eine wunderschöne große, gelb blühende Pflanze, die im Herbst das ganze Land mit ihrer Farbenpracht verzaubert und besonders im Blasen- und Nierenbereich dem Menschen gute Dienste leistet. Sie bewirkt eine direkte Leistungssteigerung der Nieren, löst Krämpfe und Schmerzen und weist eine antibakterielle und entzündungshemmende Wirkung auf.

Besonders bei Nieren-, aber auch Blasensteinen und Entzündungen in diesen Bereichen wird sie mittlerweile auch in der Schulmedizin sehr gerne eingesetzt. Das Wachstum der Blasensteine wird dank ihrer enthaltenen Stoffe gehemmt.

Besonders für Schwangere ist die Goldrute sehr geeignet, da manchmal werdende Mütter an Eiweiß im Urin leiden und dank den wichtigen Wirkstoffen der Pflanze dieses ausgeschieden werden kann. In Form von Tee, aber auch als Kapseln, kann sie gut konsumiert werden.

Es ist jedoch sehr wichtig, im Fall einer voranschreitenden Blasenentzündung unbedingt einen Arzt aufzusuchen, da sich die Bakterien in diesem Bereich sehr schnell vermehren können. Eine Urinprobe sollte besonders in der Schwangerschaft unbedingt gemacht werden und von Experimenten ist abzuraten.

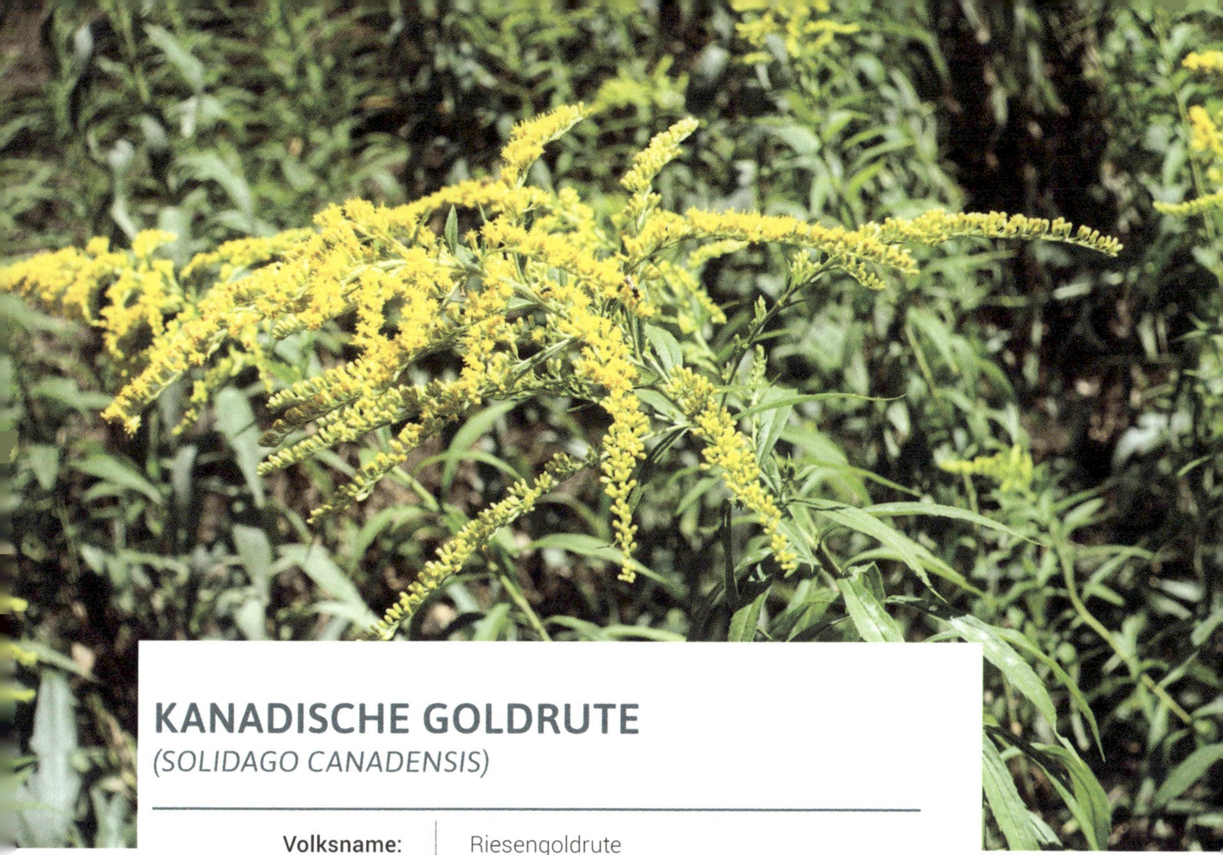

KANADISCHE GOLDRUTE
(SOLIDAGO CANADENSIS)

Volksname:	Riesengoldrute
Blütezeit:	Juli bis Oktober
Verwendete Pflanzenteile:	Blüten
Wichtige Inhaltsstoffe:	Saponine, Flavonoide, Gerbstoffe, Bitterstoffe, ätherisches Öl
Anwendung:	Blasenentzündung, Nierenentzündung, Nierensteine, Wassersucht, Wundheilung, Gicht, Rheuma
Verwendung:	junge Triebspitzen für Salate, Blüten für Kräutersalz, Tee und Tinktur
Sammeln in der Natur:	sonnige Standorte mit trockenen, sandigen Böden, Wegränder, Böschungen, Ufer, Schutt, brachliegende Äcker
Aufbewahren/ Konservieren:	Blüten pflücken und auf einem Blech mit Küchenrolle ausgelegt im Schatten trocknen. Regelmäßig wenden und in einem Glasgefäß oder einer Papiertüte an einem lichtgeschütztem Ort aufbewahren.

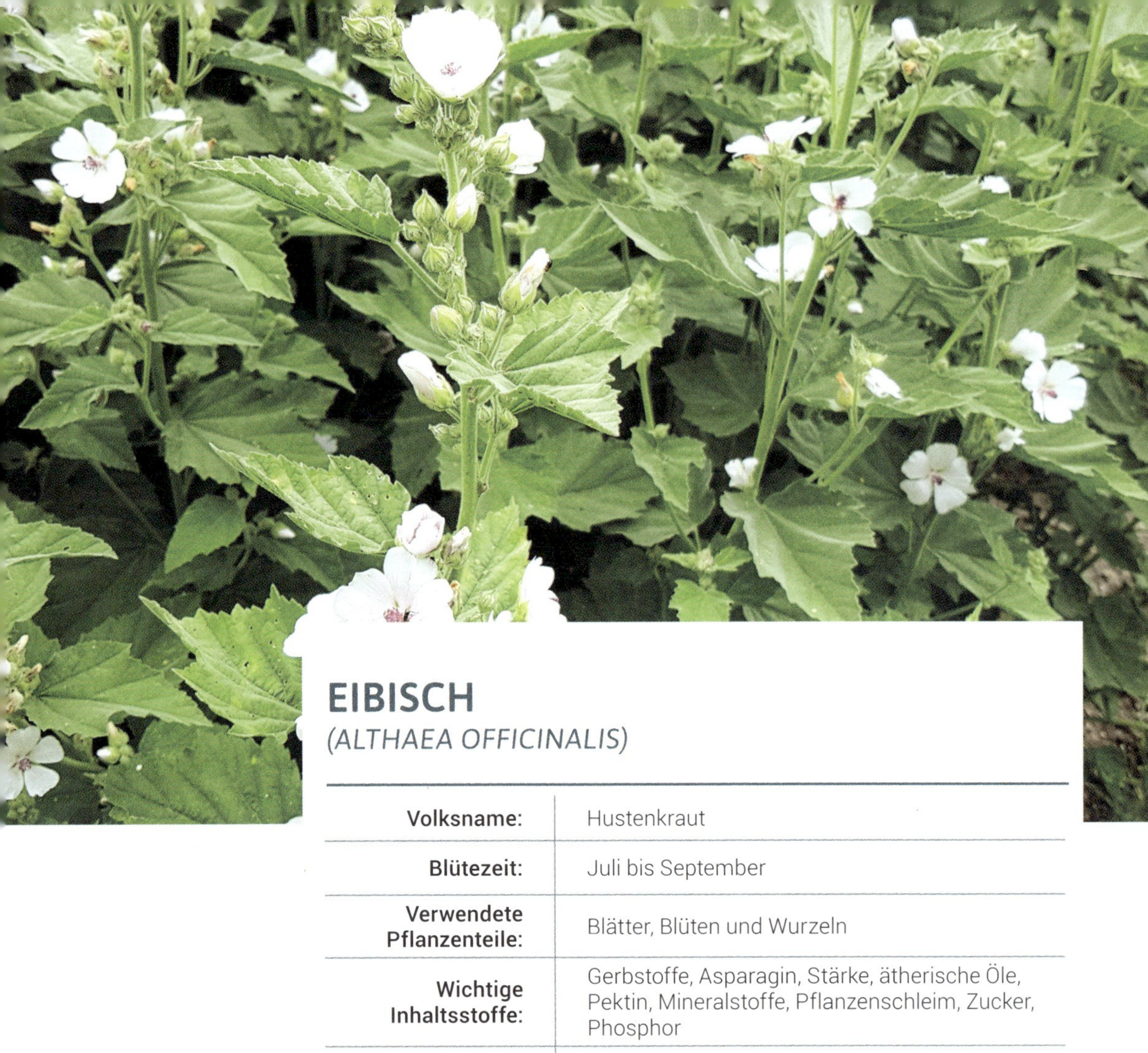

EIBISCH
(ALTHAEA OFFICINALIS)

Volksname:	Hustenkraut
Blütezeit:	Juli bis September
Verwendete Pflanzenteile:	Blätter, Blüten und Wurzeln
Wichtige Inhaltsstoffe:	Gerbstoffe, Asparagin, Stärke, ätherische Öle, Pektin, Mineralstoffe, Pflanzenschleim, Zucker, Phosphor
Anwendung:	Erkältung, Atemwegsbeschwerden, Heiserkeit, Husten, Bronchitis, Magenschmerzen, Senkung des Blutzuckers, Blasenleiden, Weißfluss, Durchfall
Verwendung:	Salate, Kräutersalz, Blütenzucker, Tee, Tinktur
Sammeln in der Natur:	feuchte Böden, sonnige Waldränder
Aufbewahren/ Konservieren:	Blätter und Blüten pflücken und auf einem Blech mit Küchenrolle ausgelegt im Schatten trocknen. Regelmäßig wenden und in einem Glasgefäß oder einer Papiertüte an einem lichtgeschütztem Ort aufbewahren. Die Wurzel wird im Frühling oder im Herbst geerntet, gereinigt, grob gehackt und an einem dunklen und warmen Ort getrocknet.

Eibisch bei Husten

Die Wurzel des Eibisch war neben dem Isländischen Moos mein persönlicher pflanzlicher Reizstiller bei Husten und kann in der Schwangerschaft jederzeit verwendet werden.

Der Eibisch wird schon seit Jahrhunderten bei Husten, aber auch Entzündungen im Mund- und Rachenraum sowie im Magen-Darm-Trakt eingesetzt. Dank seiner enthaltenen Schleimstoffe wirkt er hustenstillend und reizlindernd. Besonders bei Husten, der im Kehlkopf sitzt, ist diese Pflanze ein wahres Wundermittel. Neben natürlichen Eibisch-Hustensäften, die es in der Apotheke zu kaufen gibt, kann man auch die Wurzel und Blätter selbst ernten und als Tee konsumieren.

Wusstest du, dass Husten zu den Krankheiten gehört, die manchmal drei bis fünf Wochen benötigen, um richtig auszuheilen? Es ist daher sehr ratsam, in dieser Zeit besonders gut eingepackt durch die Welt zu marschieren, und auch darauf zu achten, den Hals mit einem Schal zu bedecken.

EIBISCHTEE BEI HUSTEN

Zubereitung/Anwendung:

1. Ein Esslöffel Eibischwurzel und ein Esslöffel Eibischblätter werden in getrocknetem und geschnittenen Zustand in 200 ml lauwarmem Wasser für zwei Stunden (oder über Nacht) angesetzt und in dieser Zeit öfters verrührt, damit sich die Schleimstoffe gut im Wasser lösen können.
2. Anschließend wird alles erwärmt und durch ein Sieb abgeseiht. Die Pflanzenrückstände werden entsorgt und der Tee ist trinkfertig.
3. Drei Tassen am Tag sind zu empfehlen.

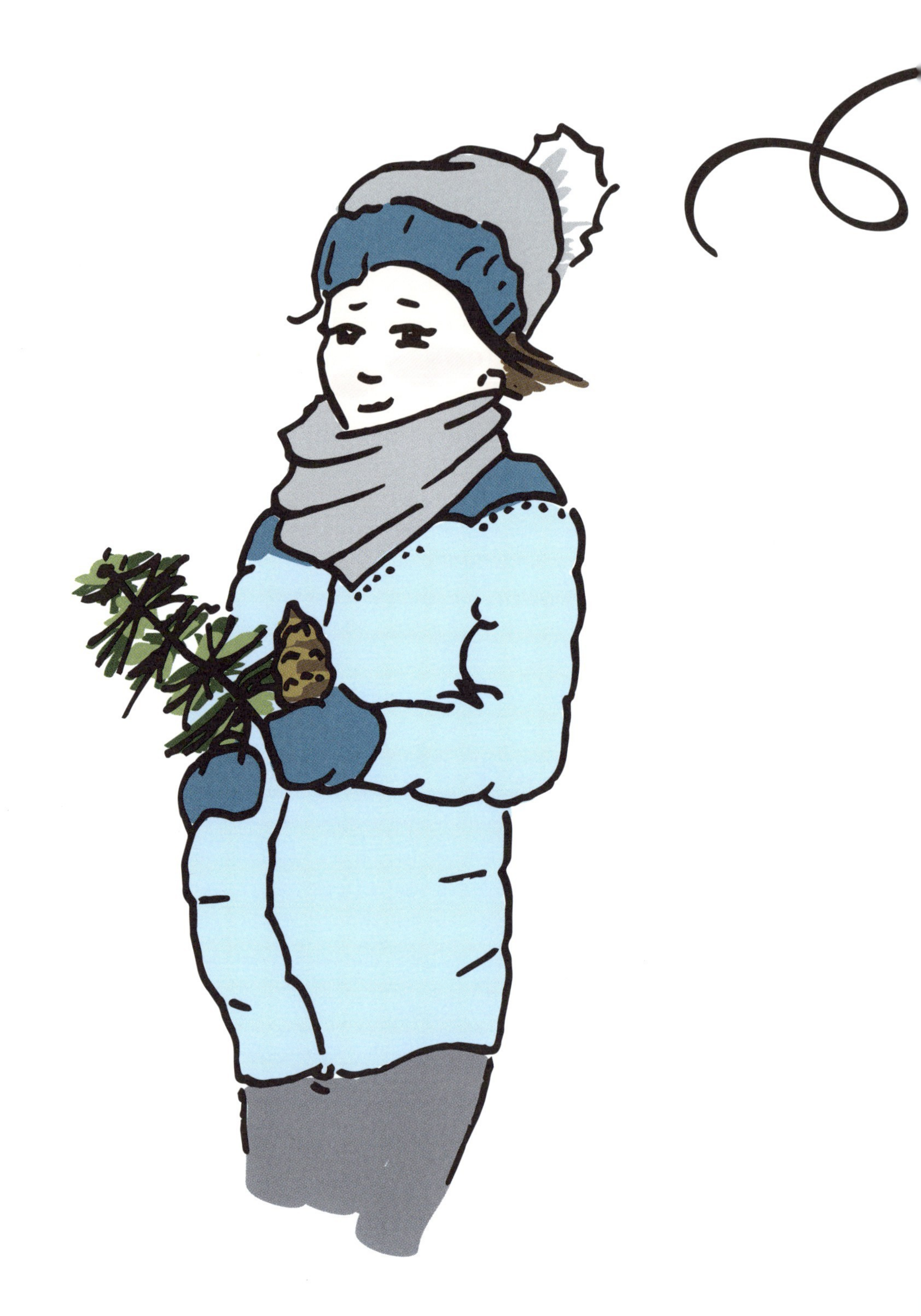

WINTER

Gewürze für Schwangere

Besonders bei den Gewürzen sind viele werdende Mamas sehr verunsichert, was konsumiert werden darf und was nicht. Vor so ziemlich jedem Gewürz wird gewarnt, da es in zu hoher Dosis starke unerwünschte Wirkungen aufweisen kann.

Vor Nelke, Zimt, Kardamom und Ingwer wird in vielen Babyforen gewarnt, aber heißt das automatisch auch, dass man im Winter auf Lebkuchen und Bratapfel verzichten soll? Und was ist mit indischer Küche, Currygerichten und den vielen anderen kulinarischen Köstlichkeiten, in denen vielerlei Gewürze eine große Rolle spielen?

Vor Nelke, Zimt, Kardamom und Ingwer wird in vielen Babyforen gewarnt, aber heißt das automatisch auch, dass man im Winter auf Lebkuchen und Bratapfel verzichten soll?

Meist ist nicht das Gewürz selbst der Auslöser möglicher Probleme, sondern die Dosis. Wenn jede kleinste Form von Zimt- oder Nelkenpulver Wehen auslösen würde, dann könnten wir uns doch jede künstliche Einleitung ersparen und stattdessen einfach einen Lebkuchen konsumieren. Aber so ist es nun auch wieder nicht. Vorsicht ist wahrhaftig geboten, besonders bei Gewürzen, da ihre Inhaltsstoffe sehr intensiv sind. Es heißt jedoch noch lange nicht, dass Schwangere sie komplett vermeiden sollen. Ganz im Gegenteil, viele Gewürze wie Kardamom steigern die Lebensenergie, andere wiederum stärken das Immunsystem und schützen vor Erkältungen. Es ist jedoch sehr ratsam, Gewürze nicht über einen längeren Zeitraum zu konsumieren und auch für diesen Bereich einen abwechslungsreichen Speiseplan zu gestalten. Wie bei vielen Pflanzen ist es die Dosis, die das Gift macht.

Ich selbst bin eine leidenschaftliche Hobbyköchin und habe auch während meiner drei Schwangerschaften viele Gewürze in kleinen Mengen in meine Küche mit eingebunden. Ich hatte dabei immer das Gefühl, dass sie mein Immunsystem stärkten und mich von innen heraus an kalten Wintertagen wärmten. Sie verliehen mir aber auch Kraft, neben zwei kleinen Kids noch einen dritten Kugelbauch herumzutragen und den Großfamilienalltag super zu bewältigen.

Besonders im Winter, wenn die Auswahl an frischen, regionalen Lebensmitteln durch das kalte Klima sehr begrenzt ist, kann man viele wichtige Nährstoffe über Gewürze aufnehmen.

Hier sind ein paar Beispiele, was in kleinen Mengen als Gewürz verwendet werden kann.

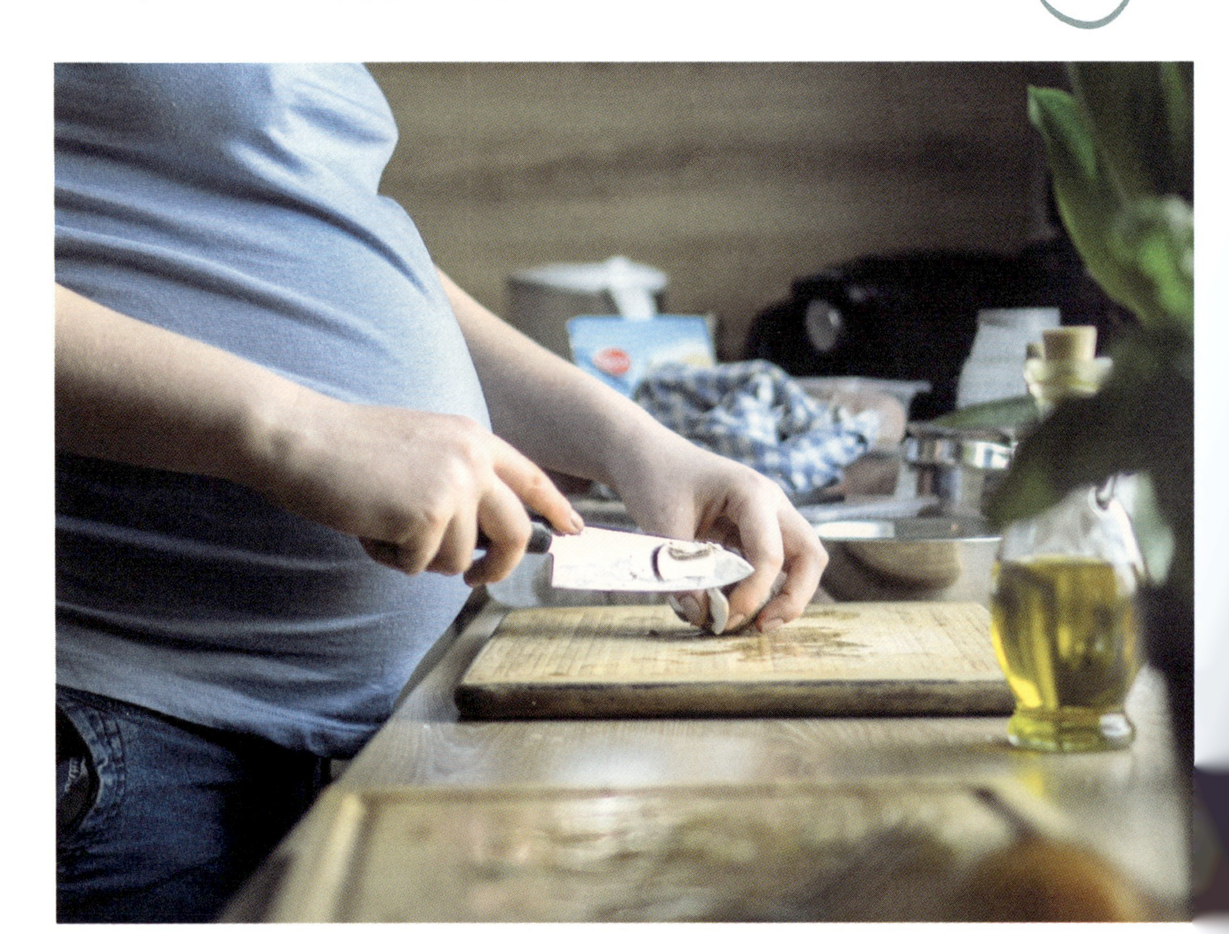

Anis

Dieses Gewürz findet man sehr häufig in Brot und Backwaren. Aber auch in der Weihnachtsbäckerei wird es gerne verwendet. In kleinen Mengen ist es völlig unbedenklich, in größeren stimuliert es allerdings die Gebärmutter. Auf Anisöl sollte während der Schwangerschaft verzichtet werden.

Medizinisch gesehen hat Anis eine antibakterielle, krampf- und schleimlösende Eigenschaft und kann das Wachstum verschiedener Bakterien und Pilze hemmen, die als Krankheitserreger des Menschen bekannt sind. Besonders bei Blähungen und Infektionen der oberen Atemwege wird Anis in der Naturheilkunde gerne verwendet.

Chili

Wer in der Schwangerschaft an Sodbrennen leidet, sollte vorsichtig mit Chili umgehen, da es dieses auslösen kann. Ansonsten ist es in kleinen Mengen unbedenklich. Sein Inhaltsstoff Capsaicin fördert die Durchblutung und ist ein wahrer Einheizer in der kalten Jahreszeit. Dank seiner schleimlösenden Wirkung lindert Chili Erkältungskrankheiten wie Husten und sorgt dafür, dass die Nase von Schnupfen befreit wird.

Ebenso interessant sind seine antibakteriellen, wurmtreibenden und kreislaufanregenden Eigenschaften.

Fenchel

Dieses Gewürz ist sehr oft in Fischgerichten, aber ebenso im Weihnachtsgebäck zu finden. Auch in der indischen Küche wird es sehr gerne eingesetzt. Obwohl Fenchel in großen Mengen die Gebärmutter stimulieren kann, ist der Genuss als Küchengewürz unbedenklich. Auf Fenchelöl sollte man jedoch verzichten.

Fenchel hat eine beruhigende Wirkung auf unser Verdauungssystem und ist ein großer Unterstützer bei Blähungen, Magenbeschwerden, Verstopfung, Durchfall, aber auch bei Husten.

Ingwer

Ingwer wird in der Weihnachtsbäckerei gerne in pulverisierter Form, aber auch kandiert verwendet und ist sehr oft Bestandteil von Lebkuchengewürzen. Aber auch in vielen Fleisch- und Fischgerichten wird es als traditionelles Küchengewürz verwendet.

In großen Mengen kann Ingwer Wehen auslösen, in kleinen Mengen hingegen ist es ein wahrer Linderer von Übelkeit und Erbrechen, wirkt aber auch bei Husten und Magen-Darm-Problemen. In die tägliche Ernährung würde ich ihn nicht mit einbinden, aber bei den oben genannten Problemen kann er kurzfristig eingesetzt große Hilfe leisten. Generell wirkt Ingwer antioxidativ, entgiftend, entzündungshemmend, schleimlösend und verdauungsfördernd.

Kardamom

Hierbei handelt es sich um ein asiatisches Gewürz, das zu den Ingwergewächsen gehört. Man findet ihn sehr häufig in Lebkuchengewürzmischungen, aber auch in der indischen Küche wird er vermehrt eingesetzt. Kardamom enthält Kampfer, der in großen Mengen Wehen auslösen kann. In kleinen Dosen ist dieses Gewürz jedoch unbedenklich.

Seine Samen enthalten ätherische Öle, die einen positiven Einfluss auf das Immunsystem haben. Ebenso wird ihm eine wohltuende Wirkung auf den Magen-Darm-Bereich nachgesagt und auch bei Blähungen ist er ein großer Unterstützer. Kardamom gehört zu den Pflanzen, die einen extrem hohen Eisengehalt aufweisen.

Kümmel

In sehr vielen Brotmischungen, aber auch in unserer traditionellen Hausmannskost wird Kümmel sehr gerne verwendet. In großen Mengen stimuliert er die Gebärmutter, in kleinen Mengen hingegen kann er gerne verwendet werden.

In der Naturheilkunde gehört er zu den beliebtesten Mittel bei Blähungen und Magen-Darm-Krämpfen. Ebenso unterstützt er die Leber-Gallen-Funktion und beseitigt ein unangenehmes Völlegefühl nach dem Essen.

Kurkuma

Kurkuma wird auch Gelbwurz oder indischer Safran genannt und gehört zur Familie der Ingwergewächse. Er ist reich an Curcumin, das eine entzündungshemmende, schmerzstillende, krebshemmende und schwermetallausleitende Wirkung besitzt. Zusätzlich wird ihm eine verdauungsfördernde Eigenschaft nachgesagt und auch bei Völlegefühl, Blähungen und starkem Druck im Bauch kann er Linderung verschaffen.

Aber auch bei diesem Gewürz sollte man eine hohe Dosis vermeiden und nur kleine Mengen konsumieren, da es zu hoch konzentriert Frühwehen auslösen kann.

Muskat

In so ziemlich jeder selbst gemachten Suppe ist die Muskatnuss ein Bestandteil. Sie ziert aber auch gerne in kleiner Menge Gerichte wie selbst gemachten Spinat oder Kartoffelkäse. Die Muskatnuss ist bekannt durch ihre stimmungsaufhellende und anregende Wirkung. Für werdende Mamas ist das Gewürz in kleinen Mengen unbedenklich und sogar gesund, denn es weist eine antibakterielle, beruhigende und krampflösende Eigenschaft auf und wird in der Naturheilkunde gerne bei Magenkrämpfen, Blähungen und Durchfall sowie Schlafstörungen verwendet. Eine Prise davon schadet nicht.

Nelke

Dieses Gewürz ist Hauptbestandteil im Lebkuchen, ist aber auch in vielen asiatischen Gerichten zu finden. Auch zum Aromatisieren von Rotkohl oder einem wärmenden Kinderpunsch eignet es sich hervorragend. Da es eine wehenfördernde Wirkung aufweist, sollte es nur in ganz kleinen Mengen konsumiert werden. Auf Nelkenöl ist jedoch unbedingt komplett zu verzichten.

In der Naturheilkunde wird die Nelke bevorzugt bei Zahnschmerzen, aber auch zur Förderung der Verdauung angewendet.

Paprika

Paprikapulver ist ein gemahlenes Gewürz aus der roten Paprika und kann in der Schwangerschaft verwendet werden. Man findet es im Gulasch, kann es aber auch bei der Zubereitung von einem Brathuhn und vielen anderen traditionellen Gerichten verwenden.

Pfeffer

Dieses Gewürz kann in der Schwangerschaft gerne konsumiert werden. Bei Sodbrennen sollte es jedoch vermieden werden, da es dieses durch seine Schärfe verstärken kann. Pfeffer peppt nicht nur das Essen auf, sondern hat auch eine fiebersenkende, entzündungshemmende und durchblutungsfördernde Wirkung. Er wird kombiniert mit Honig gerne als Hustenmittel eingenommen, aber auch bei Magenbeschwerden und zur Stärkung des Immunsystems war er einer meiner persönlichen Lieblinge in der Schwangerschaft.

In so ziemlich allen gesalzenen Gerichten findet man bei mir auch noch eine Prise Pfeffer.

Safran

In winzigen Mengen ist Safran unbedenklich. Auf große Mengen sollte jedoch unbedingt verzichtet werden, da er Fehlgeburten auslösen kann. Da Safran zu den teuersten Gewürzen der Welt gehört, ist eine Überdosis meist aus finanziellen Gründen schwer zu erreichen.

Grund für seinen hohen Preis ist die mühevolle Handarbeit bei der Ernte. Denn Safran wird aus den getrockneten roten Stempelfäden einer Krokusart (Crocus sativus) gewonnen, der pro Pflanze maximal drei Fäden entzogen werden können.

Für die Herstellung eines einzigen Kilos Safran müssen ca. 200.000 Blüten geerntet werden. Der hohe Preis erklärt sich daher von selbst.

Vanille

Vanille ist ein wunderbares Gewürz für Schwangere, da es bedenkenlos konsumiert werden kann und noch dazu wunderbar schmeckt. Sehr gerne findet man es im Weihnachtsgebäck, aber auch im klassischen Pudding und vielen anderen Süßspeisen.

Wusstest du, dass die Vanille eine Kletterorchidee ist, die sich gerne auf Bäume rankt, und aus jeder ihrer wunderschönen Blüten eine Vanilleschote wächst?

Zimt

Viele Länder der Welt würzen gerne mit Zimt, denn es ist nicht nur in unserer Küche, sondern auch in der indischen, orientalischen und asiatischen zu finden. Besonders in Süßspeisen wie Apfelstrudel, aber auch im Lebkuchen findet man Zimt mit hoher Wahrscheinlichkeit. In der Schwangerschaft darf Zimt sparsam konsumiert werden. Auf große Mengen soll man jedoch unbedingt verzichten, da es Gebärmutterkontraktionen fördern kann und wehenauslösend wirkt.

Auch das Zimtöl darf keinesfalls verwendet werden.

Volksmedizinisch gesehen hat das Gewürz eine verdauungsfördernde Wirkung und wird gerne bei Blähungen und Durchfall eingesetzt.

Beim Kauf von Zimt ist unbedingt zu beachten, dass man zum hochwertigen Ceylon-Zimt greift, da der Cumaringehalt viel niedriger ist als beim Cassis-Zimt und somit leberfreundlicher für Mama und Baby.

Kräuterheilkunde & Aromatherapie bei Erkältung & Co

Eine Erkältung oder ein grippaler Infekt kann in der Schwangerschaft oftmals eine große Herausforderung sein, da jegliche Einnahme von Antibiotika und vielen anderen Medikamenten zu dieser besonderen Zeit so gut es geht vermieden werden sollte.

EINE NATÜRLICHE AUSHEILUNG ist daher oberste Priorität und jede werdende Mama sollte ihrem Körper genügend Zeit und Ruhe geben, damit er sich bestmöglich regenerieren kann. Berufsbedingt ist es oftmals schwer, sich lange Ruhepausen zu gönnen, aber im Falle einer Schwangerschaft obliegt man vielen Ausnahmezuständen, für die ein Arbeitgeber Verständnis zeigen muss und dies in den meisten Fällen zum Glück auch tut.

Die Natur meint es gut mit den werdenden Mamas, denn sie ist reich an wertvollen Kräuterschätzen, die große Unterstützung und Linderung bringen können.

DIE NATUR MEINT ES GUT MIT DEN WERDENDEN MAMAS, denn sie ist reich an wertvollen Kräuterschätzen, die große Unterstützung und Linderung bringen können.

Neben vielerlei Tees bietet auch die Aromatherapie Hilfe, von der gerne Gebrauch gemacht werden kann, denn nicht alle ätherischen Öle sind tabu in der Schwangerschaft. Einige können gut zur Linderung der Beschwerden eingesetzt werden und sind für Mama und Baby ungefährlich. (*siehe auch die Tabelle auf Seite 16/17*)

In diesem Kapitel möchte ich euch meine persönlichen Unterstützer vorstellen, die mir bei HUSTEN, HALSWEH, FIEBER, BAUCHWEH & CO sehr geholfen haben. Dank ihnen konnte ich alle drei Schwangerschaften frei von Antibiotika und anderen Medikamenten überstehen, wofür ich natürlich mehr als dankbar bin.

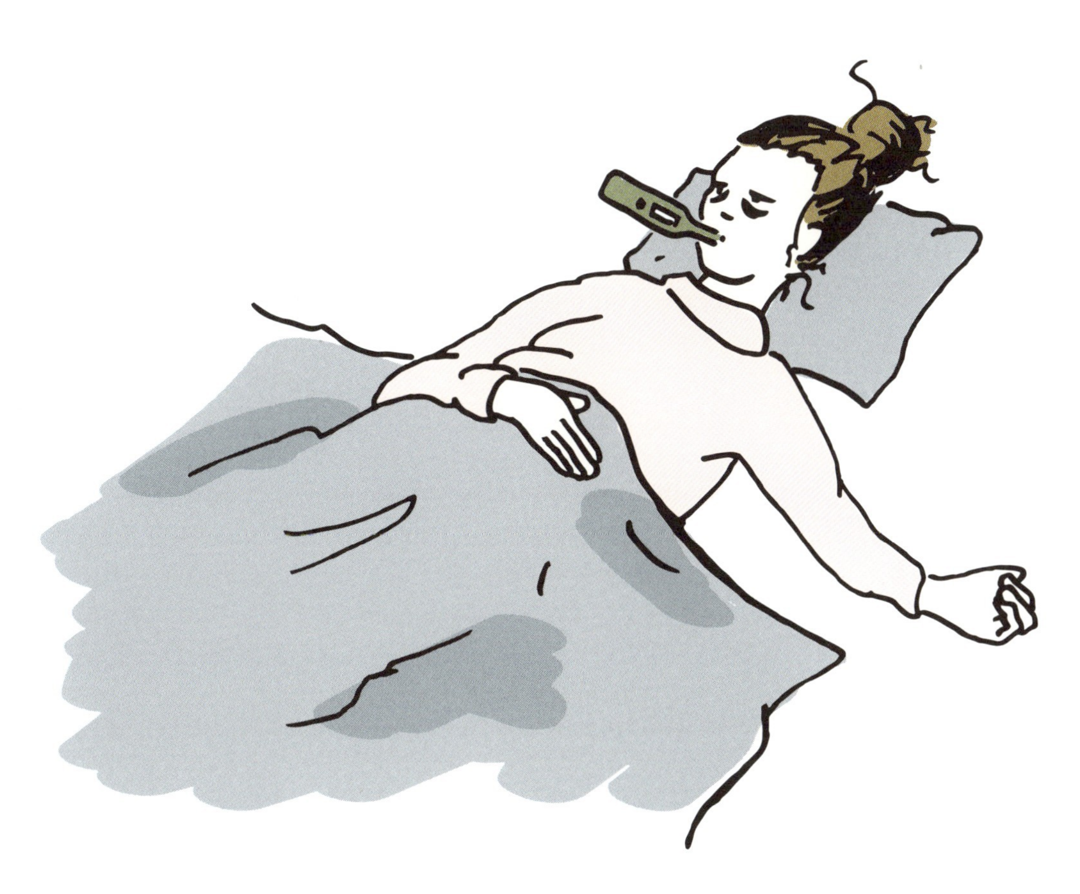

In der Naturheilkunde ist es sehr wichtig, schon bei den ersten Anzeichen von Unwohlsein zu handeln und nicht zu lange abzuwarten. Der Körper sendet zum Glück schon in frühen Stadien deutliche Zeichen und wenn man diese erkennt und rasch Gegenmaßnahmen setzt, dann kann man das schlimmste Übel meistens sehr gut verhindern. Absolute Ruhe und Zeit für sich sollten an oberster Stelle stehen. Dabei benötigt man sehr oft einen gesunden Egoismus, besonders wenn man schon Kinder hat, die ständig etwas brauchen. Die Papas sind in solchen Situationen besonders gefragt und dürfen den Pflegeurlaub nutzen, um der werdenden Mama alles abzunehmen. Aber auch Großeltern oder gute Freunde kann man in solch einer prekären Situation einspannen und etwas belasten. Schließlich freuen sie sich alle schon über den kleinen Bauchzwerg und fiebern mit einem mit in guten wie in nicht so guten Zeiten.

Die Papas sind in solchen Situationen besonders gefragt und dürfen den Pflegeurlaub nutzen, um der werdenden Mama alles abzunehmen.

Fieber

Wenn der Körper unter einem Infekt wie zum Beispiel Erkältung leidet, dann läuft das Immunsystem auf Hochtouren und versucht mit allen Mitteln gegen die Erreger anzukämpfen. Eines davon ist das Fieber. Es steigert die Durchblutung, wirkt hemmend auf die Vermehrungsrate von Bakterien sowie Viren und beschleunigt einige Stoffwechselvorgänge.

Schweißtreibende und fiebersenkende Teekräuter sind z. B. Holunder- und Lindenblüten.

In der Naturheilkunde werden bei hohem Fieber schweißtreibende und fiebersenkende Teekräuter eingesetzt, wie zum Beispiel **HOLUNDERBLÜTEN** oder **LINDENBLÜTEN**. → Zwei Teelöffel getrocknete Kräuter auf ein Glas heißes Wasser geben, 10 Minuten ziehen lassen, mehrmals täglich trinken.

Aber auch Pflanzen wie **KREN**, **INGWER**, **KNOBLAUCH** und die **ZITRONE** weisen eine natürliche fiebersenkende Wirkung auf und können bei Bedarf in die tägliche Küche mit eingebunden werden.

Allgemeine Maßnahmen bei Fieber:

› **ZITRONENPATSCHERL**: Man nimmt eine Schüssel und füllt sie mit ca. 200 ml warmem Wasser. Die Temperatur sollte immer circa 2 Grad kühler sein als die aktuelle Körpertemperatur. Anschließend wird eine Bio-Zitrone ausgepresst und mit dem Wasser vermischt. Man tunkt ein Baumwolltuch in das Zitronenwasser, windet es vorsichtig aus und wickelt es um beide Waden. Ca. 20 Minuten einwirken lassen und bei Bedarf wiederholen. Patscherl und Wickel immer nur bei warmen Füßen machen, nie bei kalten, da es den Körper sonst überlasten könnte.

› **VIEL TRINKEN**: Da bei Fieber der Körper sehr viel Wasser verliert, ist viel trinken ein absolutes Muss! Es heißt, dass man bei 38 Grad Fieber einen halben Liter Flüssigkeit zusätzlich zu sich nehmen soll. Bei höheren Werten ist es ratsam, für jedes weitere

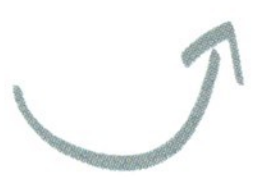

Grad einen extra Liter zu trinken. Geeignet sind lauwarmes Wasser oder fiebersenkende Kräutertees, am besten mit Honig gemischt.

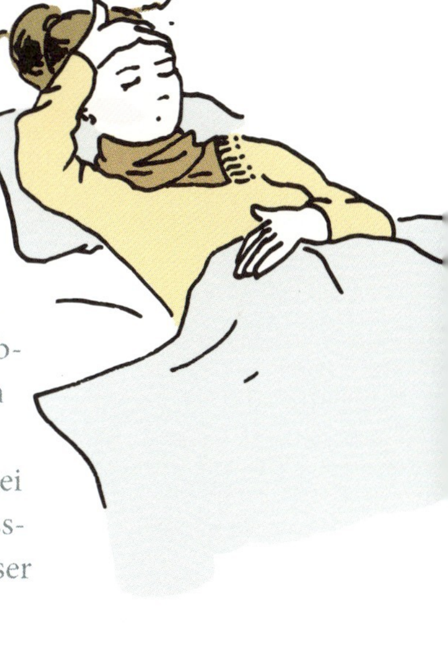

› **APFELESSIG GEGEN FIEBER:** Apfelessig eignet sich bei erhöhter Körpertemperatur gut zur innerlichen und äußerlichen Anwendung. Die enthaltene Säure beschleunigt die Hitzeabgabe über die Haut, während Mineralien die körpereigenen Reserven wieder auffüllen. Für die äußerliche Anwendung empfiehlt sich ein Fußbad mit Apfelessig (ein Teil Essig, zwei Teile warmes Wasser), für die innerliche kann man zwei Esslöffel Apfelessig mit etwas Honig auf ein Glas warmes Wasser vermischt trinken (bis zu 3 Mal täglich).

Husten

Ätherische Öle bei Husten

Für Schwangere geeignet sind Cajeput, Eukalyptus staigeriana, Eucalyptus radiata, Lavandula angustifolia.

Ätherische Öle sind bei Husten zum Inhalieren mit Salzwasser (maximal 1 Tropfen) oder für die Duftlampe sowie den Vernebler geeignet. Dafür genügen 3–4 Tropfen.

→ Auch Vollbäder mit ätherischen Ölen sind sehr empfehlenswert. Dazu verwendet man eine Packung Totes-Meer-Badesalz, drei Esslöffel Schlagobers (Sahne) und insgesamt zehn Tropfen ätherische Öle.

→ Aber auch 1–2 Tropfen ätherisches Öl, auf ein Halstuch aufgetragen, können Linderung verschaffen, da man den Duft permanent einatmet.

Empfohlene Kräuter bei Husten

Eibischwurzel/-blätter, Isländisches Moos, Süßholzwurzel, Spitzwegerichkraut, Lungenkraut, Thymian, Fenchel, Anis, Kümmel

Ätherische Öle bei Husten für die Duftlampe:
Cajeput, Eukalyptus staigeriana, Eucalyptus radiata, Lavandula angustifolia

Kräuterbei Husten für den Tee:
Eibischwurzel/-blätter, Isländisches Moos, Süßholzwurzel, Spitzwegerichkraut, Lungenkraut, Thymian, Fenchel, Anis, Kümmel

Allgemeine Maßnahmen bei Husten:

- **VIEL TRINKEN**: Um Bakterien und Viren aus dem Körper auszuspülen, sollte man mindestens zwei Liter Tee täglich trinken.

- **BEFEUCHTEN**: Besonders im Winter leidet man unter sehr trockener Luft. Daher ist es sehr zu empfehlen, bei Husten die Raumluft mit Hilfe eines Verdampfers zu befeuchten, zusammen mit ein paar Tropfen ätherischen Ölen.

- **VERSCHLEIMENDE LEBENSMITTEL** wie Milch sollten bei Husten nicht konsumiert werden.

- Mein persönliches Wundermittel bei Husten in der Schwangerschaft war der **INGWER**. Dieser sollte jedoch nicht täglich konsumiert werden, da er in großen Mengen Wehen auslösen kann. Bei Erkältungen kann er jedoch für einen kurzen Zeitraum als Unterstützer gerne verwendet werden. Ich würde diese Pflanze während der Schwangerschaft quasi als Medizin sehen und nur dann von ihr profitieren, wenn es nötig ist. Du kannst ihn in Suppen mitkochen oder 1–2 Ingwerscheiben, ca. 4 mm dick, dem Tee beimengen. Ingwer ist ein natürliches Antibiotikum mit sehr starker schleimlösender Wirkung.

- Ein weiterer großer Unterstützer bei Husten ist die **ZWIEBEL**. Sie wird in Würfel geschnitten und mit Kandiszucker bei schwacher Hitze aufgekocht. Wenn der Sud abgekühlt ist, wird er durch ein Tuch abgeseiht. Der Saft kann löffelweise getrunken werden.

- Einem **KARTOFFELWICKEL** wird ebenfalls eine positive Wirkung bei Husten zugesprochen, wobei hier vor allem die langsame, kontinuierliche Wärmeabgabe als förderlich gilt. Die weich gekochten Kartoffeln werden in ein Leinentuch eingeschlagen und zerquetscht. In sehr warmem Zustand wird die Masse auf die

Brust aufgelegt. Hier verbleibt der Kartoffelwickel, bis er gänzlich abgekühlt ist.

› Auch **AUFLAGEN AUS SÄCKCHEN MIT HEUBLUMEN** sind als Hausmittel gegen Husten geeignet. Fertige Säckchen gibt es im Handel. Bei festsitzendem Husten sind sie eine wahre Wohltat. Das Säckchen wird über Wasserdampf erwärmt, so heiß wie erträglich auf die Brust gelegt und mit einem Wolltuch umwickelt. Etwa 45 Minuten hält das Säckchen seine Wärme.

› Es gibt aber auch in der Apotheke sehr gute natürliche **HUSTENSÄFTE** sowie Lutschtabletten, die während der Schwangerschaft bedenkenlos eingenommen werden dürfen. Wer sich selbst einen Hustensaft herstellen möchte, dem empfehle ich den Rettich-Sirup.

SCHWARZER-RETTICH-SIRUP

Zubereitung:

1. *Vom Rettich eine Scheibe als Deckel abschneiden.*
2. *Den Rettich aushöhlen und den Inhalt in kleine Stücke schneiden.*
3. *Mit einer dicken Stricknadel ein Loch bis zur unteren Spitze des Rettichs ein paar Mal durchstechen.*
4. *Den geschnittenen Rettich gemischt mit Kandiszucker zu gleichen Teilen einfüllen.*
5. *Den Rettich auf ein leeres Glas (Tasse) setzen, den Deckel wieder auflegen und einen halben Tag an einem warmen Ort stehen lassen.*
6. *Der Zucker löst sich auf und entzieht dem Rettich viel Vitamin C sowie schleimlösende Stoffe. Den entstandenen Sirup teelöffelweise einnehmen.*

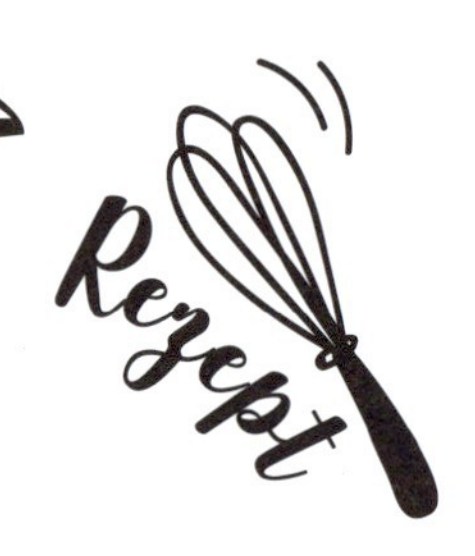

ERKÄLTUNGSSALBE

Zutaten:

- ✗ 4 g Bienenwachs
- ✗ 15 g Olivenöl
- ✗ 6 g Olivenbutter
- ✗ 4 Tr. ätherisches Eucalyptus-radiata- oder -staigeriana-Öl
- ✗ 4 Tr. ätherisches Cajeputöl
- ✗ 3 Tr. ätherisches Thymian-Typ-Linalool-Öl
- ✗ 2 Tr. ätherisches Myrtenöl
- ✗ 4 Tr. ätherisches Grapefruitöl

Haltbarkeit:
1 Jahr

Zubereitung:

1. Bienenwachs und Olivenöl in einem Becherglas bei siedendem Wasser zum Schmelzen bringen.
2. Danach vom Herd nehmen, die Olivenbutter dazugeben und so lange verrühren, bis sie ebenfalls geschmolzen ist.
3. Sobald die Salbe eine zähflüssige Konsistenz hat und etwas abgekühlt ist, können die ätherischen Öle abwechselnd dazugegeben werden und alles wird noch einmal gut verrührt.
4. Die Erkältungssalbe kann nun abgefüllt werden. Lichtgeschützt lagern, muss aber nicht im Kühlschrank sein.

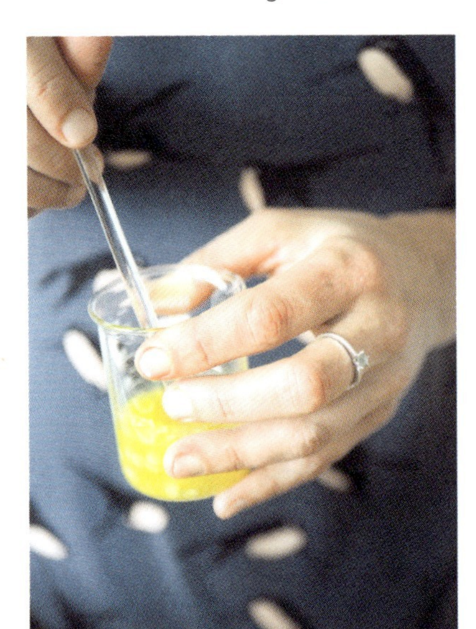

Anwendung:
Unterstützend bei Erkältungskrankheiten wie Husten, Schnupfen sowie Rachenkatarrh, Halsentzündung, Bronchitis und Angina.
Die Salbe kann bei Halsschmerzen äußerlich im Halsbereich eingearbeitet werden, bei Husten und Erkältung im Brustbereich und Rücken, aber auch auf den Fußsohlen. Ich verwende sie morgens, mittags und abends vor dem Schlafengehen.

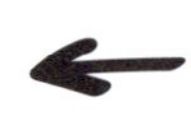
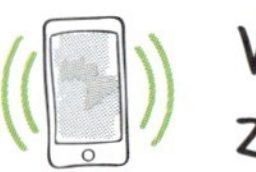

VIDEO
ZUM REZEPT

Magen-Darm-Beschwerden

Es gibt viele Kräuter für den Magen- und Darm-Bereich, die von Natur aus ätherische Öle beinhalten. Sie fördern Speichel- und Magensaftsekretion, die Bewegungsfähigkeit des Darms, reduzieren Blähungen, wirken entzündungshemmend und antibakteriell sowie krampflösend und beruhigend.

MAGEN-DARM-TEE

In der Schwangerschaft verwendete ich gerne folgende Kräuter als Tee:

- *Anissamen* → *2 x täglich 1 TL/Tasse (gemörsert)*
- *Fenchelsamen* → *2–3 x täglich 2 TL/Tasse (gemörsert)*
- *Ingwerwurzel, frisch* → *2 x täglich 1 Scheibe/Tasse*
- *Kamillenblüten* → *3–4 x täglich 2 TL/Tasse*
- *Kümmelsamen* → *2–3 x täglich 1–2 TL/Tasse (gemörsert)*
- *Lavendelblüten* → *1–3 x täglich 2 TL/Tasse*
- *Pfefferminzblätter* → *2 x täglich 2 TL/Tasse*
- *Thymianblätter* → *2–3 x täglich 2 TL/Tasse*

Durchfall

Quellstoffe wie Flohsamen oder Leinsamen sind ein Wundermittel bei Durchfall, denn sie binden Bakterientoxine sowie überschüssige Flüssigkeit, wirken reizlindernd, verdauungsfördernd und schützen die Magenschleimhaut. Da sie ein Volumen bis zum 12-fachen des Ausgangsvolumens annehmen können, sollte reichlichst Wasser dazu getrunken werden (Mischverhältnis: 1 Teil Samen, 10 Teile Wasser).

Auch natürliche Stoffe, die Gifte, Schlacken und Gärungsprodukte binden können, um diese auszuscheiden, sind eine große Hilfe bei Durchfall. Dazu zählen zum Beispiel Kohletabletten oder Heilerde. Diese sind in der Apotheke erhältlich (Dosierung laut Verpackung).

Bei Durchfall solltest du mindestens zwei Liter Flüssigkeit pro Tag zu dir nehmen. Durchfall wird sehr oft ausgelöst, da Bakterien die Darmschleimhaut irritieren. Der Körper startet eine natürliche Abwehrreaktion, nämlich den Durchfall, damit die Krankheitserreger so rasch wie möglich ausgeschieden werden.

Bei Aktivkohle handelt es sich um einen Kohlenstoff, der die Eigenschaft besitzt, offenporig wie ein Schwamm zu sein und in kleinste Teile zu zerfallen. Dadurch ist Aktivkohle in der Lage, andere Stoffe wie etwa Toxine, Chemikalien oder auch Geruchsmoleküle an ihrer Oberfläche an sich zu binden, um sie danach aus unserem Körper auszuscheiden. Medizinische Aktivkohle wird mehrheitlich aus pflanzlichen Rohstoffen wie Torf, Baumrinde oder Nussschalen gewonnen.

Dass Heilerde quellfähige Substanzen besitzt und giftige Stoffe, aber auch Bakterien binden kann, erklärt die positive Wirkung bei entzündlichen Darmerkrankungen und Durchfall. Heilerde ist ein natürliches, mineralisches Pulver, das aus Löss (einer Lehmart) gewonnen wird. Je nach Herkunft kann die Erde unterschiedliche Anteile an Mineralien wie Kieselsäure, Kalzium-, Aluminium-, Magnesium- und Natriumsalzen, Silizium, Eisenoxid, Manganverbindungen und Phosphaten aufweisen.

Allgemeine Maßnahmen bei Durchfall

› Bei anhaltendem Durchfall ist FLÜSSIGKEITSERSATZ sehr wichtig. Dafür eignen sich Tees (Fenchel, Anis, Kümmel) oder Wasser ohne Kohlensäure.

› Vorsichtiger SCHRITTWEISER NAHRUNGSAUFBAU ist ein wichtiger Punkt bei Durchfall. Geeignet sind geriebener Apfel mit zerquetschter Banane, dies soll jedoch erst nach einer halben Stunde gegessen werden, quasi wenn der Apfel braun ist. Anschließend folgen Zwieback, Schleimsuppen (Reis oder Haferschleim), Karottengemüse (wirkt stopfend), Kartoffelsuppe und fettarme Mahlzeiten.

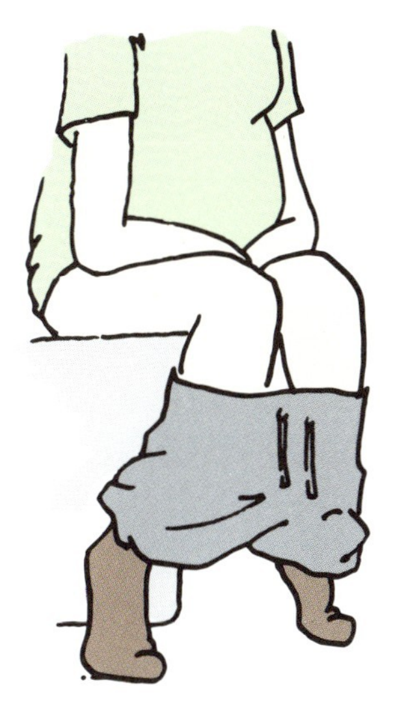

› **WARME BAUCHWICKEL ODER EINE WÄRMEFLASCHE** wirken entkrampfend und sind eine wahre Wohltat. Bei zu großem Babybauch ist das Kirschkernsäckchen empfehlenswerter, da es weniger wiegt und sich dem Bauch besser anpasst.

› Wer an Durchfall leidet, kann gerne **GETROCKNETE HEIDELBEERFRÜCHTE KAUEN**. Die Tagesdosis liegt bei 20–60 Gramm, wobei empfohlen wird, nicht alle auf einmal zu naschen, sondern mehrmals täglich 5–10 Gramm der ganzen Beere zu verzehren. Wichtig ist, dass nur die getrockneten Beeren gegessen werden, da die frischen aufgrund des Saftgehaltes zusammen mit den Fruchtsäuren Durchfall erzeugen können.

› **STOPFENDE LEBENSMITTEL**: Bananen, Karotten, aber auch ein geriebener Apfel machen den Stuhl fester und binden die Bakterien.

DURCHFALLSUPPE

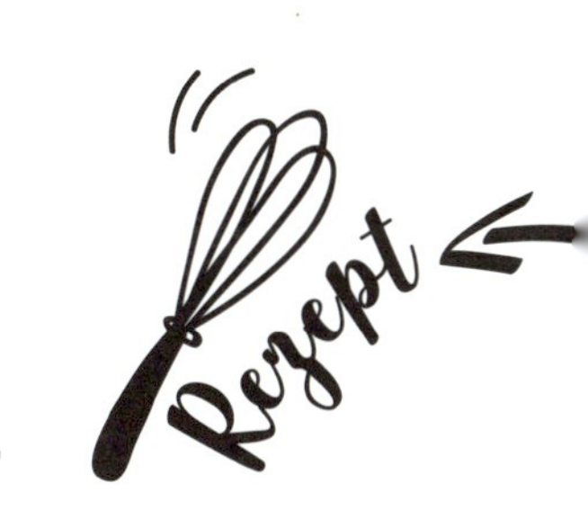

Zutaten:

- *5 Karotten*
- *250 ml Wasser*
- *1 Scheibe Ingwer*
- *½ TL Kokosöl*

Zubereitung:

1. *Wasser in einen Topf mit Deckel geben und zum Kochen bringen.*
2. *Karotten waschen, in kleine Stücke schneiden und mit dem Ingwer ins Wasser geben. Ca. 25 Minuten kochen, bis sie weich sind.*
3. *Nun alles mit dem Stabmixer pürieren und mit Salz abschmecken.*
4. *Zum Schluss kommt noch ein bisschen Kokosöl dazu, damit die fettlöslichen Vitamine, die in der Karotte enthalten sind, vom Körper aufgenommen werden können.*

TIPP: Die Suppe sollte zähflüssig und relativ dick sein. Ich mische sie auch gerne zum Reis oder zum Haferschleim, der zuvor mit Wasser und etwas Salz gekocht wurde.

Verstopfung

Pflanzen mit Füll- und Quellstoffen können bei Verstopfung erfolgreich eingesetzt werden. Dazu zählen: Flohsamen, Leinsamen, Fruchtfasern aus Äpfeln und Zitronen. Flohsamen und Leinsamen unbedingt mit ausreichend Flüssigkeit im Verhältnis 1:10 einnehmen. Tagesdosis liegt bei 10–30 Gramm bei Flohsamen und 45 Gramm bei Leinsamen. Beide sollten unbedingt geschrotet werden, da der Körper die Samen sonst unverdaut wieder ausscheiden würde.

Pflanzen mit abführender Wirkung sollten **nicht** konsumiert werden, da sie Wehen auslösen können.

Pflanzen mit abführender Wirkung sollten nicht konsumiert werden, da sie Wehen auslösen können.

Getrocknete Feigen und Pflaumen regen ebenfalls die Verdauung an.

Allgemeine Maßnahmen bei Verstopfung:

- Viel **KÖRPERLICHE BEWEGUNG**, da dadurch auch die Bewegung im Darm gefördert wird.
- Morgens rechtzeitig aufstehen, um Zeit für den **STUHLGANG** zu haben.
- Stuhldrang nie unterdrücken.
- Ein Glas **LAUWARMES WASSER** nach dem Aufstehen trinken.
- Leichte **BAUCHMASSAGE** vom rechten Unterbauch bis zum linken Unterbauch.
- **ERNÄHRUNGSUMSTELLUNG**: kein Zucker, keine Süßigkeiten, mehrere kleine statt weniger große Mahlzeiten.
- **VIEL TRINKEN**: 2–3 Liter pro Tag

Kein Zucker bei Verstopfung

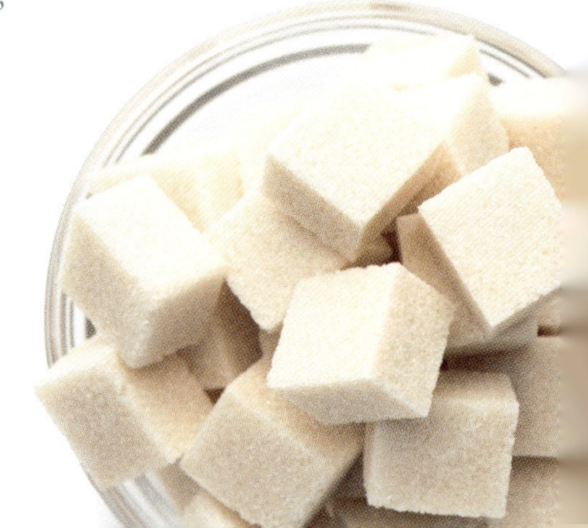

Halsweh

Sobald man das erste Kratzen im Hals verspürt, sollte man unbedingt gurgeln. Am besten mit einer SALBEITINKTUR oder KAMILLENBLÜTENTEE. → Von der Tinktur 1 Teelöffel mit 30 ml Wasser vermischen, eine Minute lang gurgeln und anschließend ausspucken. Sollte man 4–5 Mal täglich wiederholen.

Auch die Einnahme von PROPOLIS wird von Imkern sehr empfohlen. Man kann gereinigtes Propolis kauen oder es in Halsbonbons mischen. Ich selbst habe es gerne in der Schwangerschaft verwendet und war sehr begeistert von dem großen Geschenk der Bienen.

Empfehlenswert ist auch das Lutschen von HALSZUCKERL. Die Schleimhaut wird feucht gehalten und der Entzündungsreiz wird gelindert. In der Apotheke findet man gewiss wunderbare natürliche Halspastillen, die von Schwangeren ohne Bedenken konsumiert werden können.

Ein Rezept für Halszuckerl findest du auf der nächsten Seite!

Allgemeine Maßnahmen bei Halsweh:

› REICHLICH TRINKEN (mind. 2 Liter pro Tag). Teezubereitungen aus Salbei, Thymian und Kamille sind sehr gut geeignet.

› WEICHE ODER FLÜSSIGE KOST essen.

› MILCH VERMEIDEN, sie wirkt verschleimend.

› Unbedingt ein HALSTUCH TRAGEN und diesen Bereich immer warm halten. Auch dicke Socken sind sehr empfehlenswert und darauf achten, dass die Füße immer warm sind.

› LEINSAMEN haben einen schützenden Effekt auf die Schleimhäute und lindern Reizungen. Leinsamen-Wasser eignet sich daher als schonende Gurgellösung gegen Halsschmerzen. Die Lösung wird angefertigt, indem die Samen für mindestens eine halbe Stunde in lauwarmem Wasser eingeweicht werden. Samen durch ein Sieb abseihen und Flüssigkeit schluckweise trinken.

› Ein Teelöffel QUITTENKERNE in 100 ml lauwarmes Wasser einlegen, 30 Minuten stehen lassen, bis sich eine gelige Masse bildet. Kerne abseihen und die Flüssigkeit schluckweise trinken.

HALSZUCKERL

Zutaten:

- *100 g Birkenzucker (Xylit)*
- *1 TL Thymianblätter getrocknet*
- *1 TL Salbeiblätter getrocknet*
- *1 TL Kamillenblüten getrocknet*
- *1 Msp. Ingwerpulver*
- *½ Msp. Nelkenpulver*
- *1 TL Zitrone frisch gepresst*

Zubereitung:

1. *Thymianblätter, Salbeiblätter und Kamillenblüten in einer Kaffeemühle fein mahlen. Die gemahlenen Kräuter in eine kleine Schüssel geben und mit dem Nelkenpulver und Ingwerpulver gut vermischen.*
2. *Birkenzucker (Xylit) in einem Topf auf mittlerer Stufe erhitzen, so lange, bis der Zucker vollständig geschmolzen ist. Topf vom Herd nehmen, ein paar Minuten warten, bis der extrem heiße Zucker etwas runtergekühlt ist, und die Kräuter sowie die Zitrone dazugeben und ein paar Minuten gut verrühren.*
3. *Anschließend können die flüssigen Hustenzuckerl in Bonbonformen abgefüllt oder mit einem Teelöffel auf ein Backblech getropft werden.*
4. *Nach ein paar Stunden sind die Bonbons fest und können aus der Form genommen werden.*

Haltbarkeit:

1 Jahr

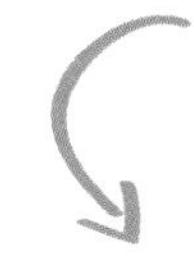

Schöne Bonbonformen bekommt man online!

Wusstest du, dass Xylit in vielen natürlichen Zahnpasten vorkommt und ein Zuckeraustauschstoff ist, den Bakterien nicht verwerten können.

Kopfschmerzen

Ätherische Öle bei Kopfweh

In der Aromatherapie werden ätherische Öle gerne bei Kopfschmerzen eingesetzt. Für Schwangere geeignet sind Eucalyptus radiata oder Eucalyptus staigeriana sowie das ätherische Öl des Lavendel.

Ätherische Öle bei Kopfschmerzen: Eucalyptus radiata, Eucalyptus staigeriana, Lavendel

Empfohlene Kräuter bei Kopfweh

Aber auch Kräuter können bei Kopfschmerzen gerne als Tee konsumiert werden. Geeignet sind Pfefferminzblätter kombiniert mit Ingwer. → Auf 200 ml heißes Wasser werden ein Teelöffel Pfefferminzblätter und eine Scheibe Ingwer empfohlen.

Kräuter bei Kopfschmerzen: Pfefferminz, Ingwer

Allgemeine Maßnahmen bei Kopfschmerzen:

- **VIEL WASSER TRINKEN** – die einfachsten Mittel sind oft die größte Unterstützung. Man gibt sehr oft seinem Körper zu wenig Flüssigkeit, so dass die Nährstoffe nicht transportiert werden können. Die geistigen und körperlichen Funktionen werden dadurch nicht aufrechterhalten, was zu Kopfschmerzen führen kann. Für eine gute Gesundheit sollte man jeden Tag zwei bis drei Liter Wasser trinken und salzhaltige Speisen reduzieren. Bei akuten Kopfschmerzen verspricht ein halber Liter lauwarmes Wasser ebenso schnelle Besserung.

- **ENTSPANNUNGSÜBUNGEN** und ganz viel Dehnen und Strecken bringen oftmals Erleichterung bei einem starken Druck im Kopf. Kopfschmerzen werden sehr häufig dadurch ausgelöst, dass die Muskulatur verspannt ist und die Bänder sich mit der Zeit verkürzen.

- **FRISCHE LUFT!** Sauerstoffmangel ist oftmals schuld an Kopfschmerzen. Durch etwas Bewegung wird vom Gehirn mehr Sauerstoff aufgenommen und dabei meist auch Stress abgebaut.

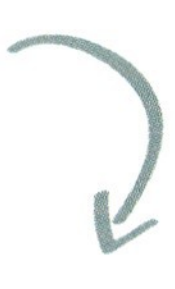

› **KALTER KAFFEE MIT ZITRONE!** Dank des Koffeins (deshalb sollte der Kaffee stark sein) wird die Durchblutung des Gehirns erhöht. Das enthaltene Vitamin C der Zitrone begünstigt die Bildung von Noradrenalin, welches den Kopfschmerz dämpft. Maximal zwei Tassen täglich trinken, da zu viel Koffein in der Schwangerschaft für das Baby nicht gut ist.

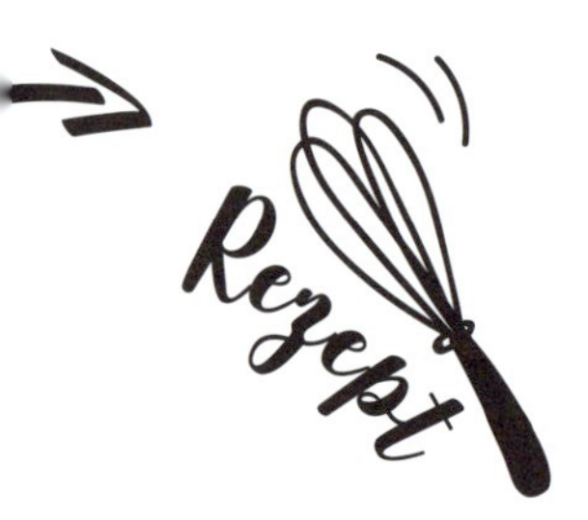

KRAFTSAFT, WENN DER SCHÄDEL BRUMMT

Zutaten:

- *1 Zitrone*
- *1 Scheibe Ingwer*
- *1 EL Pfefferminzblätter frisch oder getrocknet*
- *1 EL Honig*
- *250 ml Wasser*

Zubereitung/Anwendung:

1. *Ingwerscheibe und Pfefferminzblätter mit heißem Wasser übergießen und 10 Minuten ziehen lassen.*
2. *Anschließend Kräuter abseihen und die gepresste Zitrone sowie den Honig dazugeben, umrühren und 3 Tassen täglich trinken.*

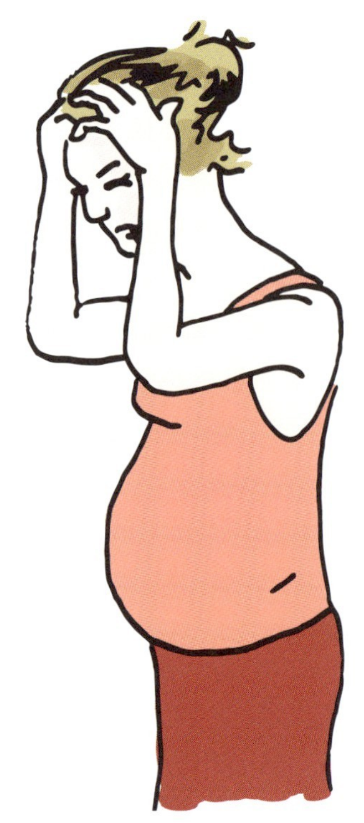

Ohrenschmerzen

Auch bei diesem Leid gibt es ein paar natürliche Mittel, die in der Schwangerschaft gerne verwendet werden können.

Zwiebel

Hierfür liegen verschiedene Varianten vor und jeder darf selbst entscheiden, was für ihn am sinnvollsten ist.

- Du kannst eine Zwiebel in kleine Stücke schneiden, diese in ein Taschentuch geben und die Zwiebel langsam zerdrücken, bis sich das Taschentuch mit Saft vollgesogen hat. Anschließend das zusammengewuzelte Taschentuch vorsichtig für 30 Minuten in die Ohrmuschel legen.
- Oder eine Zwiebel in kleine Stücke schneiden, auf ein Tuch legen und mit einem Stirnband zu fixieren.
- Die für mich wirkungsvollste Methode ist, eine Zwiebel durch die Knoblauchpresse zu pressen und ein bis zwei Tropfen von dem Saft ins Ohr zu tropfen. Das Ganze wird 3–4 Mal täglich wiederholt.

Schwedenbitter-Tropfen

So ziemlich jeder, der Bekanntschaft mit dem Schwedenbitter macht, ist begeistert über seine Wirkung. Auch bei Ohrenschmerzen ist er für mich ein großer Unterstützer. → Schwedenbitter auf etwas Watte geben, ausdrücken, zu einem großen Kügelchen formen und in die Ohrmuschel stecken. Diese sollte zuvor vorsichtig mit etwas Öl (Johanniskrautöl oder Olivenöl) benetzt werden, da die Schwedenbittertinktur Alkohol enthält und ohne Öl die Haut reizen könnte.

Wärme

Egal ob ein warmes Kirschkernsackerl, eine Wärmeflasche oder Rotlicht. Ich bin immer dahinter, das Ohr warm zu halten, denn

Wärme ist in diesem Fall ein sehr guter Helfer. Geschlafen wird mit einer Haube und auch ein Luftzug sollte zuhause vermieden werden.

Ätherische Öle bei Ohrenschmerzen: Lavendel, Cajeput, Eucalyptus staigeriana oder Eukalyptus radiata, Manuka, Kamille römisch

Kräuter bei Kopfschmerzen: Pfefferminz, Ingwer

Ätherische Öle bei Ohrenschmerzen

Auch die Aromatherapie hält ein paar Geschütze an ätherischen Ölen parat, die bei Ohrenschmerzen sehr gut angewendet werden können. Jedoch habe ich auf diesem Gebiet besonders bei mir und meinen drei Kids erfahren dürfen, dass nicht jedes Öl bei jedem gleich wirkt. Wo einer profitiert, kann der andere keine Veränderung empfinden, deshalb ist es wichtig zu beobachten und nur dann mit dem Öl fortzufahren, wenn man merkt, dass eine Verbesserung eintritt. Ansonsten einfach zu einem anderen eventuell passenderen Öl wechseln.

Zu den ätherischen Ölen, von denen ich bei Ohrenschmerzen Gebrauch mache, gehören Lavendel, Cajeput, Eucalyptus staigeriana oder Eukalyptus radiata, Manuka sowie Kamille römisch. Es ist jedoch wichtig zu beachten, dass ätherische Öle niemals pur in das Ohr getropft werden dürfen und immer mit einem Trägeröl/Basisöl wie zum Beispiel Olivenöl oder Johanniskrautöl verdünnt anzuwenden sind.

→ Dafür verwendest du ein Stück Watte, beträufelst es mit einem Basisöl und gibst 1–2 Tropfen ätherisches Öl auf dein Wattestück dazu. Danach kannst du es vorsichtig in die Ohrmuschel legen und mit einem Stirnband fixieren. Nach 30 Minuten wird alles entfernt und kann 4–5 Mal täglich wiederholt werden.

Knoblauch & Ingwer

Knoblauch und Ingwer zählen wie die Zwiebel zu jenen Pflanzen, die von Natur aus eine antibiotische Wirkung aufweisen und deshalb große Beliebtheit bei vielen Wehwehchen in der Volksmedizin haben.

→ Knoblauch oder Ingwer in kleine Stücke schneiden, auf ein Tuch legen und mit einem Stirnband am Ohr fixieren. Das Ganze nach 30 Minuten entfernen und mehrmals täglich wiederholen.

Schnupfen

Bei Schnupfen eignen sich Nasenspülungen mit Kochsalzlösungen hervorragend. Aber auch ätherische Öle können große Linderung verschaffen.

Ätherische Öle bei Schnupfen

Geeignet dafür sind schleimlösende Öle wie das ätherisches Cajeputöl oder ätherisches Eucalyptus radiata sowie Eucalyptus staigeriana. Diese Öle können entweder in einen Vernebler oder in eine Duftlampe gegeben werden, aber auch auf ein Halstuch getropft verschaffen sie große Abhilfe, da man sie ständig einatmet und dadurch die Nasengänge freibekommt. Verwendet werden 1–3 Tropfen, diese Menge genügt vollkommen.

Ätherische Öle bei Schnupfen: Cajeput, Eucalyptus radiata, Eucalyptus staigeriana

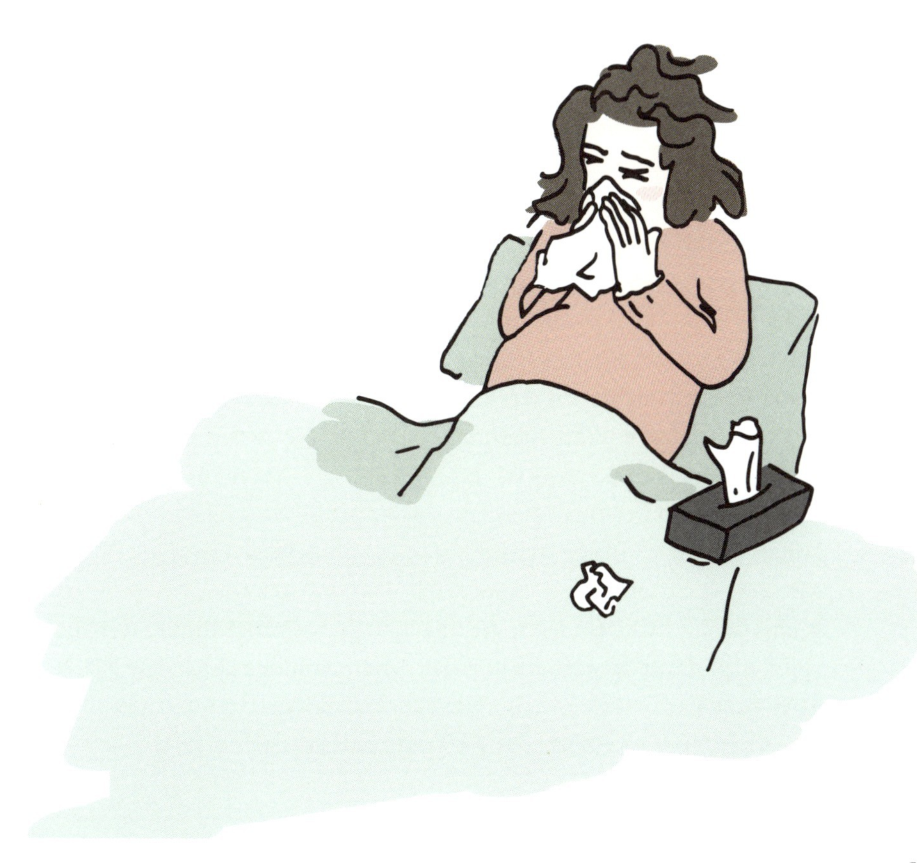

Schönheit und Entspannung

Im Laufe einer Schwangerschaft beginnt auch ein großer Wandel im eigenen Körper und viele Veränderungen treten auf.

Bevor der Bauch zu wachsen beginnt, startet eine für viele Frauen hervorragende Veränderung in den Brüsten, denn sie werden um einiges größer und sind wunderschön prall. Ich kann mich noch gut daran erinnern, wie ich begeistert vor dem Spiegel stand und es kaum fassen konnte, was mein Körper so alles von selbst schaffen kann. Das Ganze ist jedoch nicht von allzu langer Dauer, denn schon ein Weilchen später ist ein Babybauch nicht mehr zu verbergen. Doch auch diesen trug ich jedes Mal mit großem Stolz und fand mich und meinen Körper einfach perfekt.

Besonders im letzten Drittel der Schwangerschaft gibt es kleine Herausforderungen unsere Schönheit betreffend, wie z. B. das Rasieren der Beine, oder des Intimbereichs, das Lackieren der Zehennägel oder Besenreiser auf den Beinen …

Eine jede werdende Mama sollte diesen besonderen Zustand genießen und ihr Bäuchlein mit Ehren tragen, denn es ist wahrlich ein Wunder, wie sich alles von selbst zusammenbaut, wächst und entsteht.

Natürlich gibt es besonders im letzten Drittel der Schwangerschaft ein paar kleine Herausforderungen, über die gerne geschmunzelt werden darf. Eine davon ist das **RASIEREN** der Beine und noch komplizierter wird der Intimbereich, da der große Bauch jeden nur möglichen Blickwinkel verdeckt. Es startet ein kleines Ratespiel, oftmals mit einem zusätzlichen Spiegel als Unterstützung, und wenn gar nichts mehr hilft, findet man überraschte Männerblicke, wenn sie um Unterstützung gefragt werden. Aber auch das **LACKIEREN DER ZEHENNÄGEL** kann für manche Nagellack-Liebhaberin zu einem lustigen Abenteuer werden. Hier ist Treffsicherheit gefragt!

Bei meiner dritten Schwangerschaft merkte ich, dass mein Körper unter dieser Belastung etwas in Mitleidenschaft gezogen wurde. Ich war erschrocken über meine **BESENREISER** und hatte übertrieben gesagt Angst, zur lebendigen Krampfader zu werden. Ich war übersät mit Dellen und zweifelte kurz vor meinem Geburtstermin, ob ich danach alles wieder in den Griff bekommen würde. Doch viele Besenreiser, aber auch so einige **KRAMPFADERN** verschwinden nach der Geburt wieder von selbst, da nun wieder weniger Blut durch die Venen fließt und alles nicht mehr so oberflächlich liegt. Es macht also keinen Sinn, allzu viele Gedanken darüber zu verlieren, denn so wie alles entsteht, vergeht auch vieles im Anschluss wieder. Hier sind bloß ein wenig Zeit und Geduld gefragt, denn schließlich baute sich alles in den letzten neun bis zehn Monaten auf und es heißt oft, dass es auch diese Zeit wieder braucht, um seinen Körper wieder in Form zu haben.

Eine Schwangerschaft ist kein Modelcontest und man muss niemandem etwas beweisen, auch wenn uns in den Medien besonders bei den Stars oder Royals dies leider vermehrt vorgegaukelt wird. Das reale Leben der meisten Mamas sieht jedoch anders aus. Aber das ist nicht nur bei dir so oder bei mir, sondern bei den meisten Frauen ein Thema, das gerne etwas kaschiert wird, da man häufig denkt, man ist die einzige Betroffene. Gib deinem Körper Zeit und setzte dich bei dem Thema Schönheit ja nicht unter Druck, denn der Hauptfokus ist das Baby, das in einem stressfreien Umfeld aufwachsen soll. Und gewiss, irgendwann kommt wieder die Zeit, wo man sich regelmäßig die Laufschuhe anziehen kann, um etwas für sich zu tun.

Eine Schwangerschaft ist kein Modelcontest und man muss niemandem etwas beweisen!

Bis dahin genieße Momente voller Entspannung, schmiere dein Bäuchlein und freue dich über jeden Zentimeter, den es wächst, relaxe in der Badewanne, genieße Spaziergänge und nutze die Zeit, um Bücher zu lesen oder Lieblingsfilme zu sehen, denn es ist die letzte Ruhe vor dem Sturm.

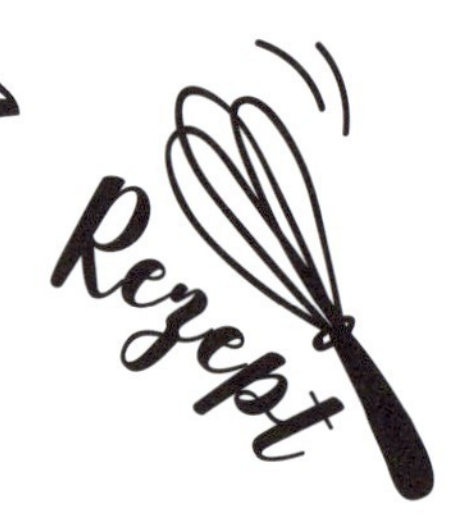

DUSCHPEELING „SCHOKOFRESH"

Zutaten:

- 10 g Kakaobutter
- 5 g Sheabutter (empfohlen desodorierte)
- 10 g Mandelöl
- 1 TL Kakaopulver
- 3–4 EL Zucker
- 1 TL Mandarinensaft gepresst

Zubereitung:

1. Kakaobutter und Sheabutter gemeinsam in einem Wasserbad bei niedriger Temperatur schmelzen und etwas abkühlen lassen.
2. Mandelöl und Kakaopulver dazugeben, verrühren und weiter etwas abkühlen lassen.
3. Zucker und Mandarinensaft einrühren (es soll eine sämig-zähflüssige Konsistenz ergeben). Das Peeling kann nun in einen Tiegel abgefüllt werden.

Haltbarkeit:
2–3 Wochen

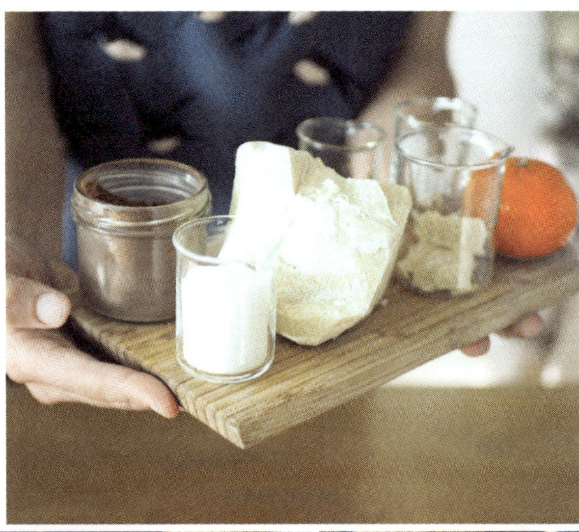

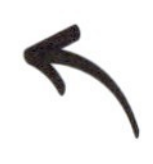

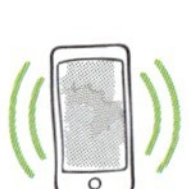

VIDEO ZUM REZEPT

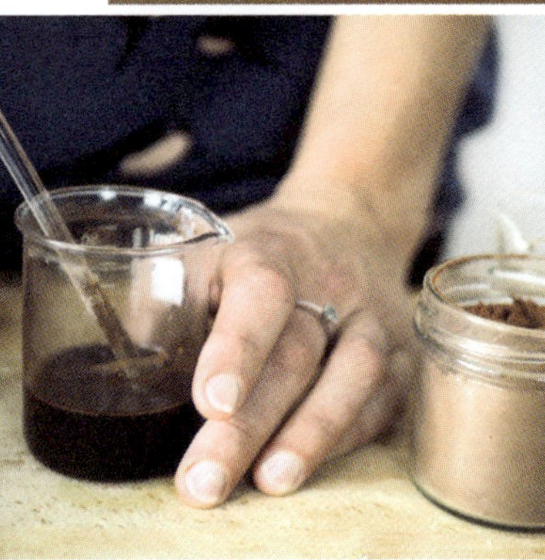

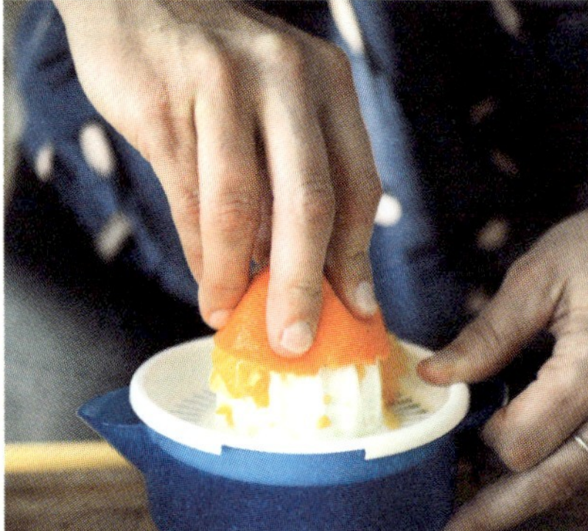

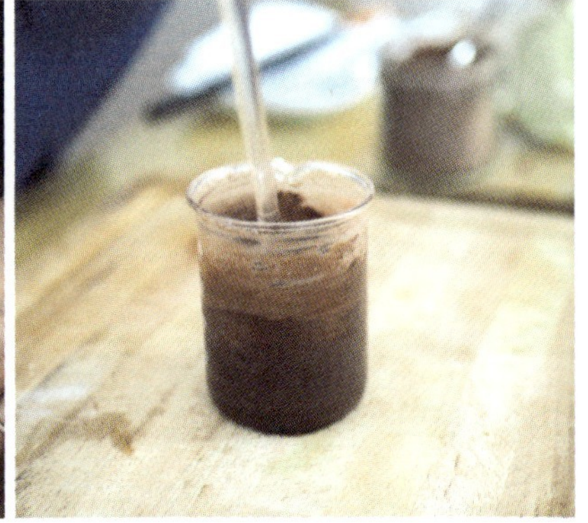

ENTSPANNENDES HONIGBAD

Rezept

Zutaten:

- ✗ *10 g Fluidlecithin BE*
- ✗ *40 g Mandelöl*
- ✗ *250 g Honig*
- ✗ *90 Tr. ätherisches Benzoe-Siam-Öl oder Benzoe-Resinoid-Öl*

Zubereitung:

1. *Honig mit Fluidlecithin BE und Mandelöl gut vermischen und in ein leeres Marmeladeglas mit Deckel abfüllen.*
2. *Ätherisches Öl dazutropfen und so lange einrühren, bis es sich mit dem Honiggemisch verbunden hat. Diese Mischung kann für 3–4 Vollbäder verwendet werden.*

Haltbarkeit:

6 Monate

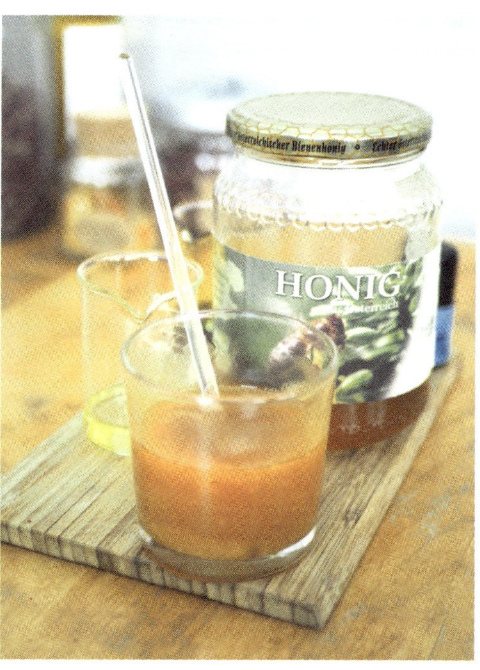

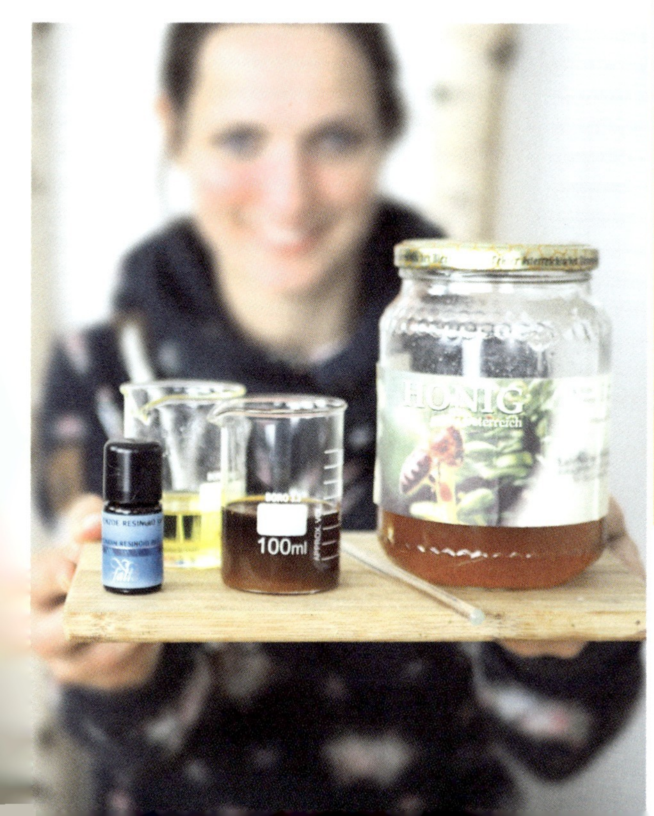

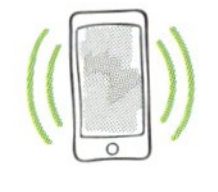

VIDEO
ZUM REZEPT

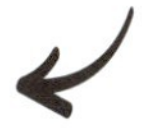

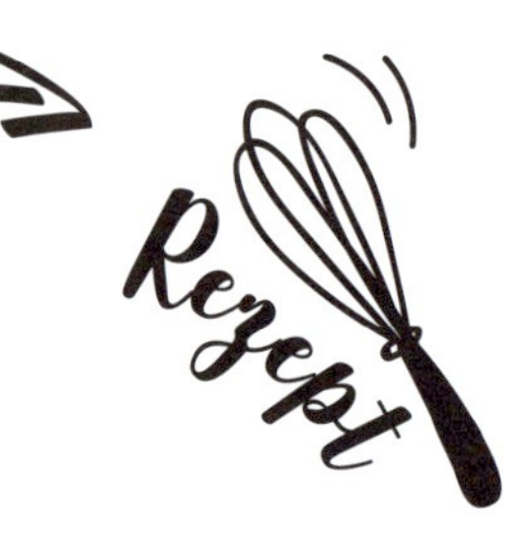

ERDENDE BADESALZMISCHUNG

Zutaten:

- 300 g grobkörniges Badesalz
- 20 g Milchpulver
- 3 EL Mandelöl
- 1 TL Rosenblüten getrocknet
- 1 TL Lavendelblüten getrocknet
- 1 TL Orangenschalen getrocknet
- 10 Tr. ätherisches Bergamottenöl
- 5 Tr. ätherisches Sandelholzöl
- 10 Tr. ätherisches Benzoeöl
- 10 Tr. ätherisches Grapefruitöl

Zubereitung:

1. Badesalz mit Milchpulver und Mandelöl gut vermischen.
2. Danach die Kräuter dazugeben und nochmals gut verrühren.
3. Die ätherischen Öle werden eingetropft, anschließend verrührt und die Mischung kann abgefüllt werden.

Haltbarkeit:

6 Monate

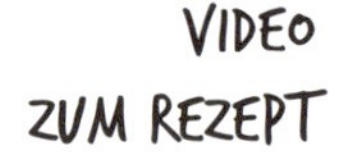

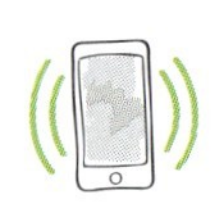

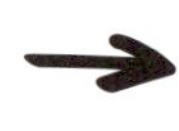

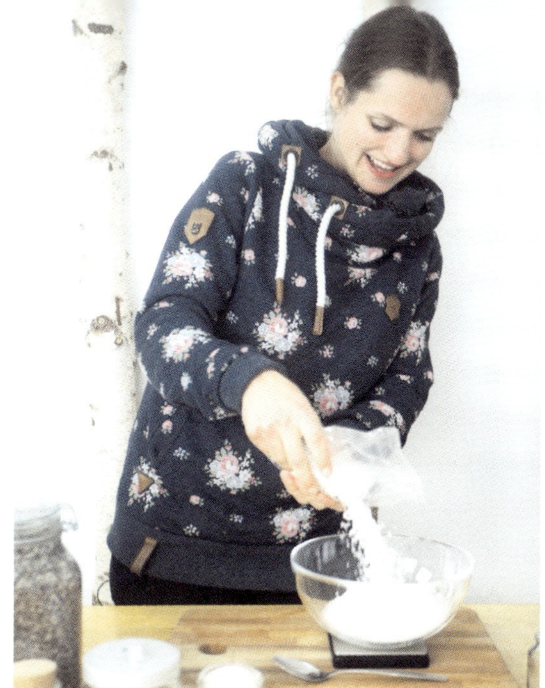

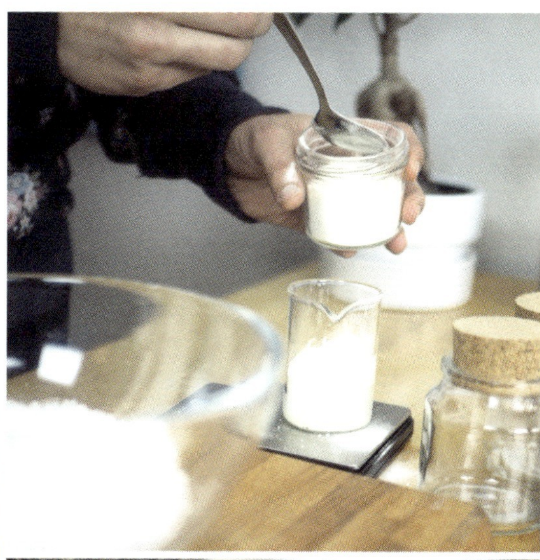

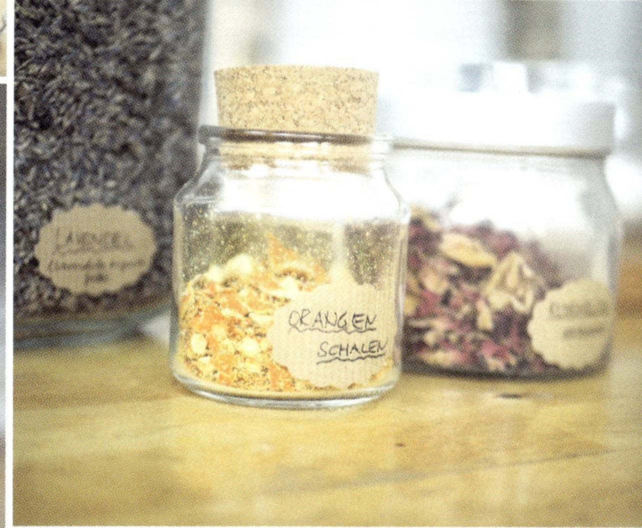

ORANGEN
SCHALEN

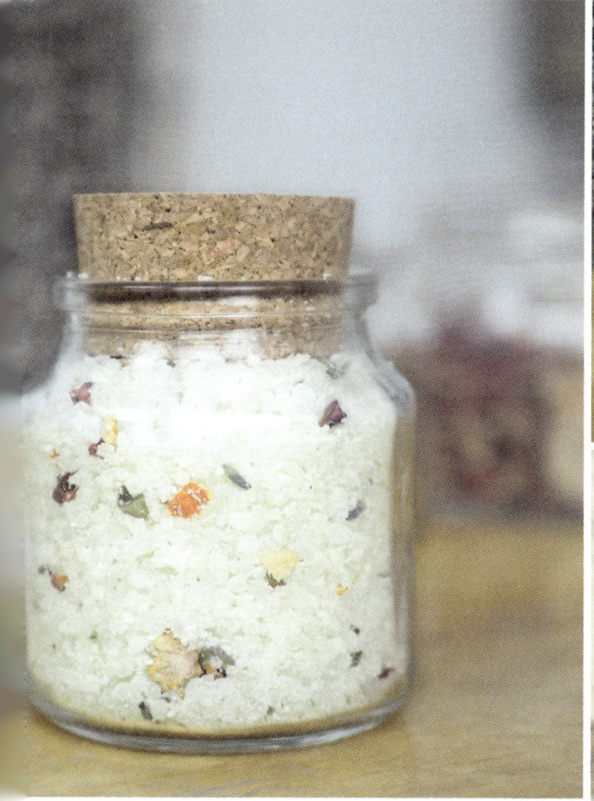

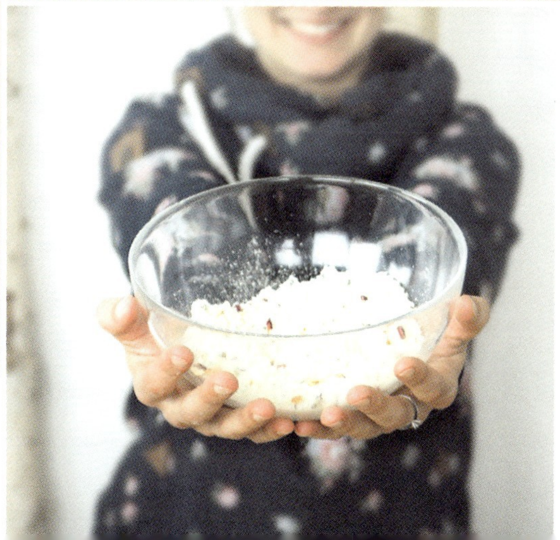

Anhang

Schlusswort

Dieses Buch zu schreiben war für mich etwas Besonderes, denn es war gleichzeitig ein Revuepassieren-Lassen meiner drei Schwangerschaften. Eine Zeit voller Gedanken über die Entstehung unserer Familie.

Wie viel Zeit ich damals verbrachte, mir den Kopf zu zerbrechen, wie man es richtig macht. Es gibt keine zweite Chance, daher sollte es von Anfang an perfekt sein. Ich habe Bücher förmlich studiert und klebte wissbegierig an den Lippen von Mamas, die über ihre Erfahrungen sprachen. Es schien mir, als wären meine Fühler zu diesem Thema bis zum Rand des Universums ausgestreckt und die vielen Informationen können unmöglich umgesetzt werden.

Es gibt so viele Möglichkeiten und Wege, Mittel und Methoden, wie man eine Schwangerschaft und vor allem das Mamadasein richtig bewältigt. Aber was ist richtig? Liegt es nicht im Anblick des Betrachters, da jeder seine eigene Sichtweise hat? Diese ist geprägt vom Umfeld, der Familie, dem eigenen Werdegang und von Erlebnissen.

Rückblickend gab es etwas sehr Wesentliches, auf das ich vertrauen durfte, das ich sogar teilweise selbst steuern konnte, zu meinem Wohle und zum Wohl meiner Familie und vor allem meiner Babys.

Es sind die Gedanken, aber auch die Gefühle, die ausschlaggebend über unser Wohlbefinden sind. Sie sind dafür zuständig, ob ich mich in Sicherheit fühle oder den Boden unter den Füßen verliere.

Ich bin überzeugt davon, dass jedes Baby schon im Bauch über die Empfindungen der Mutter Bescheid weiß und diese wahrscheinlich mitlebt. Für mich sind Empfindungen Bestandteile im Leben, die jeder Mensch selbst stärken oder dezimieren kann.

Ich bin überzeugt davon, dass jedes Baby schon im Bauch über die Empfindungen der Mutter Bescheid weiß und diese wahrscheinlich mitlebt.

Versuche Zufriedenheit zu spüren, fühle dich so sicher bei dir selbst, wie sich dein Baby bei dir sicher fühlen wird, sobald es auf der Welt ist. Vertraue auf Positives im Leben. Sei stolz auf deine Güte, deine Geduld und vor allem auf dein Mitgefühl. Befreie dich von jeglichen Zweifeln und Ängsten und beschäftige dich mit den schönen Dingen im Leben, halte sie fest und baue sie aus, auch wenn manche Situationen oft aussichtslos erscheinen.

Es gibt einen sehr prägenden Satz in meinem Leben, der mir noch heute bei Situationen, die für mich schwer zu bewältigen sind, eine große Stütze ist. *„So wie es kommt, so ist es recht"*. Dies sagte meine Uroma. Sie war damals schon in sehr hohem Alter und bettlägerig und sie wusste, dass jeder Tag ihr letzter sein konnte. Nicht nur ihr Mann war im Krieg gefallen, sondern auch zwei ihrer Kinder musste sie in noch jungem Alter zu Grabe tragen. Ihr Leben war gezeichnet von so viel Leid und Schicksalsschlägen und trotzdem kam dieser Satz von ihren Lippen, ehrlich und unvoreingenommen dem Leben gegenüber. So wie es kommt, ist es recht.

Mama sein heißt so viel mehr Verantwortung zu übernehmen. Es kommen Herausforderungen, mit denen man sich nicht einmal ansatzweise zuvor beschäftigt hat, aber genau das ist das Besondere. Es gibt kein Rezept vom perfekten Leben, aber es gibt viele Zutaten, die man verwenden kann, um sein eigenes Rezept vom Leben zu kreieren. Liebe und Hass, Zufriedenheit und Neid, Angst und Vertrauen und vieles mehr begleiten unseren Alltag. Wir lassen sie herein und schicken sie hinaus, geben sie weiter an unser Umfeld. Im hohen Alter sitzen wir im Endeffekt alle da, gezeichnet von unserem Dasein. Kaum ein altes Gesicht kann es verbergen, wie man tatsächlich gelebt hat. Denn es ist gezeichnet von Lachfalten oder von nach unten gerichteten Mundwinkeln. Zufriedenheit und Güte, aber auch Sorge und Zorn sind erkennbar und unser gelebtes Leben ist zum sichtbaren Spiegel für alle geworden.

Es gibt kein Rezept vom perfekten Leben, aber es gibt viele Zutaten, die man verwenden kann, um sein eigenes Rezept vom Leben zu kreieren.

Es ist eine wunderbare Aufgabe, diese kleinen Wesen in ihrer Entwicklung zu begleiten, aber es ist auch sehr wichtig, auf sich selbst und den Partner zu achten. Denn wenn es dir als Mama gut geht, dann geht es meistens allen gut.

In diesem Sinne wünsche ich jeder Mama viel Freude mit ihren Kindern, aber auch jedem Kind viel Freude mit seinen Eltern.

ICH MÖCHTE MICH BEDANKEN …

… *bei meinen Eltern Romana & Rainer Schrammel sowie meinen Schwiegereltern Beatrix & Karl Schreiber. Ohne eure Hilfe hätte ich nicht die nötige Zeit für dieses Buch aufbringen können. Besonders erwähne ich hier nochmals meine Schwiegermama Beatrix Schreiber, die uns heilsame Shiatsu-Übungen für das Buch gezeigt und ihren Praxisraum als Drehort zur Verfügung gestellt hat.*

… *bei meiner Jugendliebe Klemens Schreiber, dem Papa meiner drei Kids. Du gibst mir die nötige Unterstützung und den Freiraum, um mich entfalten zu können. Ich bin dir so dankbar für unsere quirlige Familie und das schöne Leben an deiner Seite.*

… *bei Laurenz Schreiber für die tollen Zeichnungen. Ich freue mich sehr, dass du mein Buch so bereichert hast.*

… *bei meiner Freundin Katharina Hofer, die in der 36. Schwangerschaftswoche ihren tollen Kugelbauch für die Videos in die Kamera gehalten hat.*

… *zu guter Letzt bei dem ganzen Team vom Freya Verlag, mit dem es ein Genuss war zusammenzuarbeiten!*

Über die Autorin

Judith Schrammel stammt aus einer naturliebenden Familie mit drei Kindern und durfte schon von Kind an vom Wissen ihrer Eltern und Großeltern über Naturheilkunde profitieren, das sie selbst an ihre eigenen drei Kinder weitergibt.

Mit Auszeichnung absolvierte sie die Ausbildung zur Dipl. Kräuterpädagogin in der Drumbl Akademie in Graz und unterrichtete später selbst eine Zeit lang verschiedene Module der Dipl. Kräuterpädagogik Ausbildung in der Vitalakademie Linz. Zusätzlich gründete sie ihr eigenes Unternehmen „Gesund mit Natur".
www.gesundmitnatur.at

Neben ihren verschiedenen Kursen schreibt sie regelmäßig Artikel rund um den Gesundheitsbereich, hält Vorträge und schreibt für Magazine. Mit ihrem Newsletter informiert sie zu jeder Jahreszeit mehrere tausend Leser, sie ist leidenschaftliche Bloggerin und auch immer wieder im Radio zu hören.

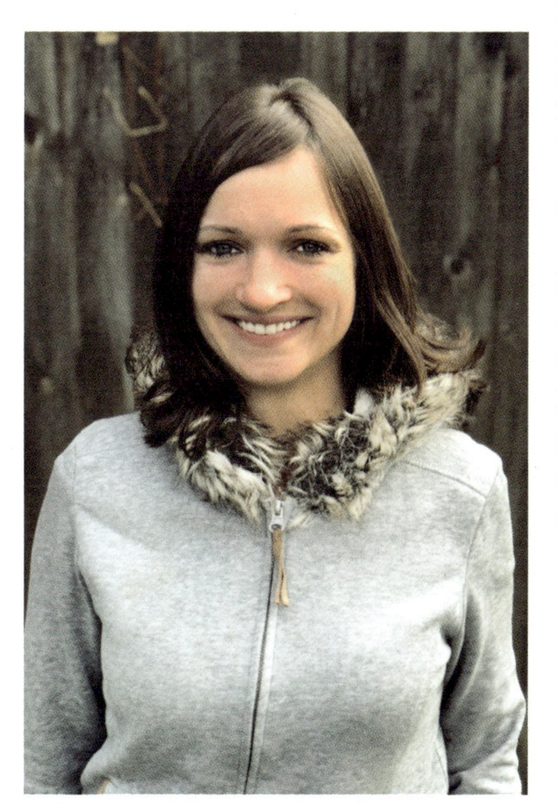

Mit ihrem Newsletter informiert sie zu jeder Jahreszeit mehrere tausend Leser und sie ist leidenschaftliche Bloggerin.

Es ist ihr wichtig, den Menschen etwas Gutes zu tun und ihnen zu zeigen, dass Mutter Erde nichts anderes ist als eine große Apotheke Gottes, aus der man immer schöpfen kann.

JUDITH SCHRAMMEL
UND IHR UNTERNEHMEN
WWW.GESUNDMITNATUR.AT

Interview mit Judith Schrammel

ALLES ÜBER ÄTHERISCHE ÖLE, EQUIPMENT ETC.

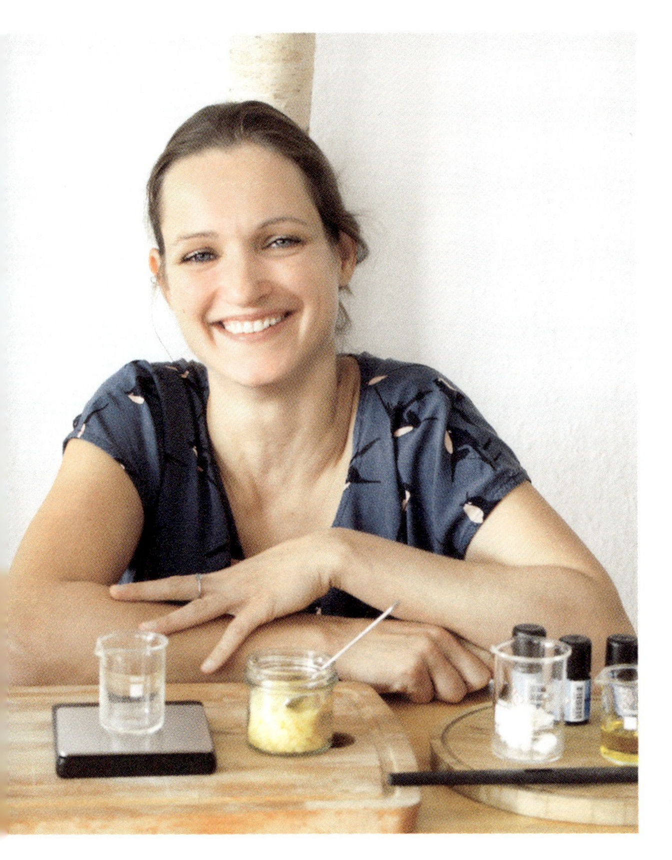

VIDEO ZUM INTERVIEW

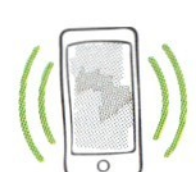

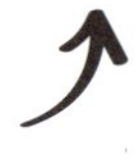

Ätherische Öle

Was bewirken ätherische Öle?

Ätherische Öle sind Duft- und Lockstoffe, die in einer Pflanze enthalten sind und mithilfe verschiedenster Verfahren wie zum Beispiel dem Destillieren gewonnen werden.

Ätherische Öle haben ein sehr breites Wirkungsspektrum auf den menschlichen Körper. Neben ihrem positiven Einfluss auf die Psyche gibt es auch viele ätherische Öle, die den Körper bei Krankheiten, Hautproblemen und vielem anderen unterstützen. Das liegt daran, dass manche ätherische Öle eine virentötende, bakterientötende und pilztötende Eigenschaft besitzen, andere wiederum dazu beitragen können, dass die Zellerneuerung rascher stattfindet oder die Wundheilung beschleunigt wird.

Warum ist der Preisunterschied bei ätherischen Ölen manchmal so groß?

Die Preise von ätherischen Ölen sind von Pflanze zu Pflanze sehr unterschiedlich, das liegt daran, dass in jeder Pflanze eine bestimmte Menge an ätherischem Öl enthalten ist, d. h. die Ausbeute verschieden ist.

Man benötigt zum Beispiel ungefähr 125 Kilo Lavendelblüten, damit man ein Kilo ätherisches Öl gewinnen kann. Bei Rosenblüten sind es dagegen mehrere Tonnen, um ein Kilo ätherisches Öl zu erhalten.

Worauf soll man beim Kauf von ätherischen Ölen achten?

Beim Kauf von ätherischen Ölen ist unbedingt zu beachten, dass es sich um ein 100 % naturreines ätherisches Öl handelt und nicht um ein synthetisches oder naturidentisches.

Kann man ätherische Öle auch pur verwenden?

Ätherische Öle sind hochkonzentriert und sollten bis auf ein paar Ausnahmen wie zum Beispiel Lavendel oder Rose niemals pur verwendet werden.

Der Umgang mit ätherischen Ölen sollte sehr bedacht sein, da man sie rasch überdosieren kann oder eventuell unwissend ein falsches Öl erwischt, das zum Beispiel auf Grund der Inhaltsstoffe nicht für Kinder, Schwangere oder eine andere Zielgruppe geeignet ist. Es ist daher ratsam, Kurse oder eine Ausbildung in diesem Bereich zu besuchen und keine Selbstversuche zu starten.

Equipment zum Selbermachen

Welches Equipment brauche ich für die Herstellung von Salben, Ölen etc.?

Wie beim Kuchenbacken benötigt man auch bei der Herstellung seiner eigenen Natur- und Heilmittel oder Salbenküche ein spezielles Zubehör, das einmal angeschafft werden muss. Es gibt aber viele Möglichkeiten, wie man das ganze kostengünstig halten kann und das eine oder andere Utensil durch ein bereits bestehendes aus dem Küchenkästchen ersetzt. Im Video erfährst du alles zu diesem Thema.

Was bekomme ich wo?

Viele Rohstoffe, aber auch das Gebinde, Bechergläser, Grammwaagen, ätherische Öle und weiteres Zubehör bekommst du in Naturkosmetik-Shops, die natürliche Rohstoffe anbieten. Hier sind ein paar Empfehlungen, wo ich für mich und meine Kurse gerne einkaufe:

www.diebrise.at
www.hinterauer.info
www.kraeuterundgeist.at
www.naturschoenheit.at

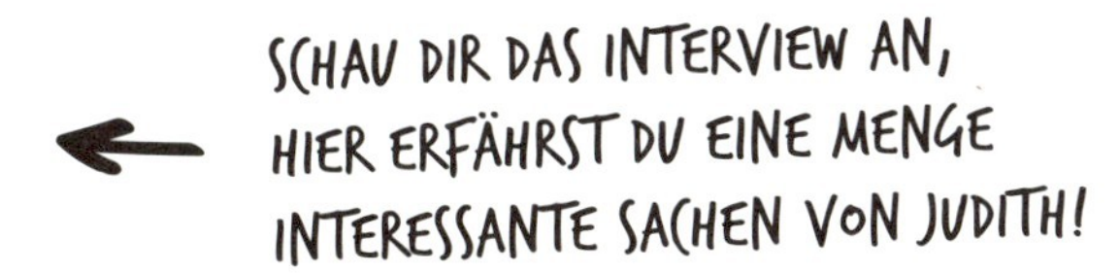

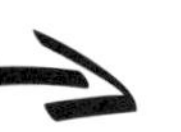

Rezepteverzeichnis

Kräuterverzeichnis

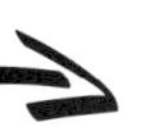

Literaturverzeichnis

Arnold Achmüller: Alpenmedizin vom Apotheker, Raetia Verlag (1. Auflage, Bozen 2018)

Prof. Dr. I. Elmadfa, Prof. Dr. E. Muskat: Die große GU Nährwert Kalorien Tabelle. München: GU Verlag (2018/2019)

Siegrid Hirsch & Felix Grünberger. Die Kräuter in meinem Garten. Linz: Freya Verlag (2013)

Klaus Oberbeil, Dr. med. Christiane Lentz: Obst und Gemüse als Medizin. Die besten Nahrungsmittel für Ihre Gesundheit. München: Südwest Verlag (2015)

Prof. Dr.Dr.h.c. mult. Heinz Schilcher, Dr. Manfred Fischer, Dr. Bruno Frank, Dr. Susanne Kammerer, Dr. Tankred Wegener: Leitfaden Phytotherapie. München: Urban & Fischer Verlag (5. Auflage 2016)

Dr. Kurt Schnaubelt: Praxis der Neuen Aromatherapie. Rezepte und Anwendungen. Köln: Vgs Verlagsgesellschaft (1998)

Dr. Kurt Schnaubelt: Neue Aromatherapie. Gesundheit und Wohlbefinden durch ätherische Öle. Köln: Vgs Verlagsgesellschaft (1995)

Ingeborg Stadelmann: Die Hebammensprechstunde. Wiggensbach: Stadelmann Verlag (2005)

Thanner, Moritz: Kinderheilkunde für Heilpraktiker und Heilberufe. Lehr-, Lern- und Praxisbuch. Stuttgart: Sonntag Verlag in MVS Medizinverlage (2004)

Richard Willfort: Gesundheit durch Heilkräuter. Erkennung, Wirkung und Anwendung der wichtigsten einheimischen Heilpflanzen. Linz: Rudolf Trauner Verlag (27. Auflage 2010)

Index

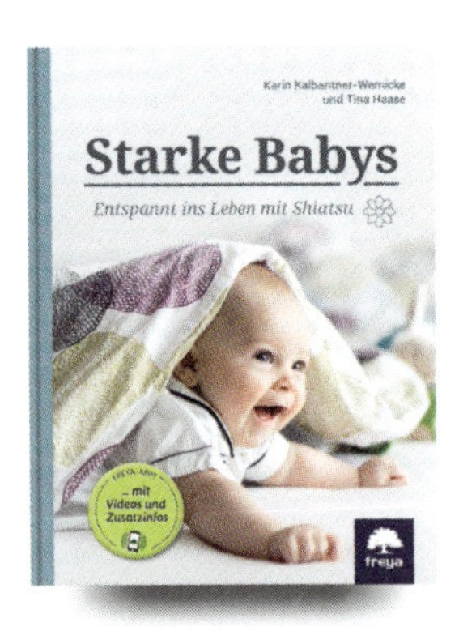

Karin Kalbantner-Wernicke & Tina Haase

Starke Babys

Entspannt ins Leben mit Shiatsu

Babys mit ihren feinsinnigen Empfindungen reagieren besonders gut auf Berührungen. Baby-Shiatsu ist daher eine ideale Behandlungsmethode. Eltern stimulieren mit sanftem Druck die noch nicht ausgereiften Energiebahnen des Kindes. Neben zahlreichen praktischen Angeboten beinhaltet das Buch auch Grundlagenwissen zum Thema Baby-Shiatsu, zur Entwicklung von Kindern aus östlicher und westlicher Sicht und Tipps für den Alltag. Eltern können die Anregungen anhand der Anleitungen leicht nachahmen und erlernen.

ISBN 978-3-99025-346-5

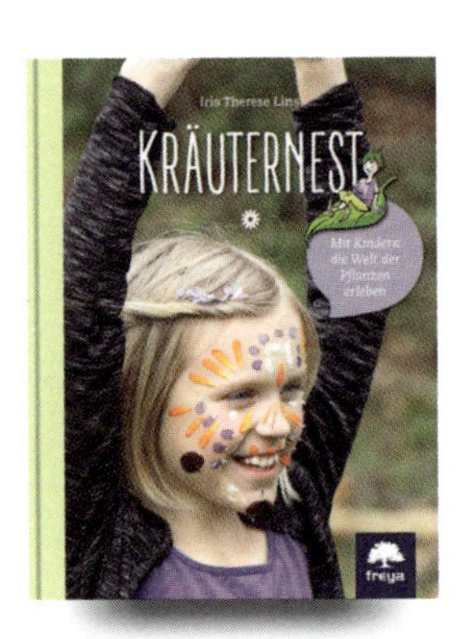

Iris Therese Lins

Kräuternest

Mit Kindern die Welt der Pflanzen erleben

21 Kräuter und Pflanzen stellt die diplomierte Kräuterpädagogin in diesem seltenen Kinderkräuterbuch zum Vor- und Selberlesen vor. Kindgerechte Erklärungen der lateinischen und volkstümlichen Namen wechseln sich ab mit Beschreibungen der zu verwendenden Kräuterteile, Sagen und Märchen rund um die jeweilige Pflanze kommen der kindlichen Fantasie entgegen. Aussehen und Heilwirkung von Ringelblume, Hirtentäschel & Co sowie Rezepte für Gaumen, Spiel und Spaß machen das Buch zu einem wertvollen Begleiter für Ausflüge in der Natur, wo man die liebevoll illustrierten Pflanzen mit den Exemplaren in der Natur vergleichen kann. Eine gute Gelegenheit, Wissen über unsere Heilpflanzen auf verständliche Art und Weise unseren Kindern weiterzugeben.

ISBN 978-3-99025-268-0

Weiteres Bildmaterial: © Fotolia: Marek Gottschalk (S.105 oben), behewa (S. 158), Ruckizo (S.162), LoloStock (S. 141, 71), makow, (S. 82 unten), alicja neumiler (S.107 links), A_Lein (S. 87), rachid amrous (S.90 unten), annabell2012 (S. 82 oben), Andrey Cherkasov (S.91), sianstock (S.54), S.H.exclusiv (S. 76), SvetaYak (S. 157), PickOne (S.111), argenlant (S.84 oben), Edalin (S.105 unten), Pavel (S. 166), troody (S. 94), Annett Seidler (S. 92 oben), Madeleine Steinbach (S. 89), rainbow33 (S.95), M.Dörr&M.Frommherz (S.96), vaaseenaa (S.31), Alexander (S.50), New Africa (S.102, 108, 107 rechts, 112, 125, 110), etfoto (S.88), hdesert (S.123), Fordvika (S.109), Mladen (S.139), alexkich (S.117), Anna (S.161), Alina (S.90 oben), Joaquin Corbalan (S.8), eflstudioart (S.159), Tono Balaguer (S.99), barmalini (S.104), tstock (S.121 unten), Prostock-studio (S.182), seva_blsv (S. 113), waechter-media.de (S.150), jessicahyde (Hintergrund S.3 & Cover)